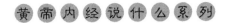

黄帝内经说什么系列

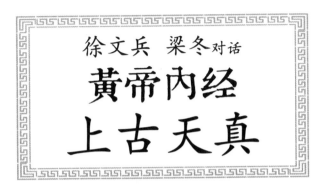

徐文兵 梁冬对话

黄帝內经
上古天真

天真的力量

徐文兵 梁冬 | 著

江西科学技术出版社

2017年 · 南昌

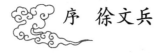 序　徐文兵

希望大家都能一直天真

我妈妈是我的中医入门启蒙老师，六七岁的时候，帮妈妈抄《黄帝内经》，那时我什么也不懂，但小孩子的记忆是一辈子的，"美其食，任其服，乐其俗，高下不相慕……"这样的句子从那时就印在我的脑子里了。

梁冬曾笑着说自己学中医后，人生最大的改变是不那么有攻击性了——和了。以前他在凤凰的时候，觉得自己很牛B——第一自己年轻，第二反正无知者无畏。他说自己是先"有知"，再重新回到"无知"，就这么个过程。

中医说白了，还是道家传承。道家是个被动的东西，它不会主动拉着你，"你一定要信我的教啊"，它不是，说是道不远人，但是你得等那个人去求道。古代讲"医不叩门"，没有说我敲开你们家门，说"你有病，我给你治病"，人家会说你丫才有病呢！它就是等着这个人来，向道去靠。

所以这个道的传播，包括中医的传播，它死不了——你说现在没有真正的中医了吧，我告诉你，民间有，民间还在传承。它的这种传播方式注定了它不会大红大紫，也注定它绝对不会烟消云散，它就是一个小河流水，自个儿流着，你爱到我这儿来洗洗脚、洗洗脸，欢迎，你不愿意来我也不去招你。所以我觉得中医和道学注定只能是少数人的享受，它不是大众娱乐的东西，也不是大众喜欢的东西。大众要是喜欢的话，是为什么？那是因为他病了，他要是没病的话，学什么道啊！老子熬夜打游戏还来不及呢，是吧？这是我个人的观点。

同样地，道家认为生命是最宝贵的，他才去研究怎么养生，怎么治病，

当然，得有个前提。你认为你那个车是你们家最贵的，你才会擦它修它维护它；你要是认为它不贵，你就扔那儿。

舍身取义其实是灭绝人性的教育，但我们现代人已经被这种教育渗透到了骨子里，当碰到事的时候，是加班加点完成工作还是睡觉，你绝对是舍身取义的。所以统治者教你们，一定要二十四小时开机啊。劳心者治人，劳力者治于人。

老天爷是公平的。那些失眠的到我这儿看病，我一看，哎哟，不是被开除的那个人，而是人事部经理，是开除别人的人，睡不着是劳心了，伤神了。有道理吧？其实当代的病，都出在这里——心有问题。所以很多时候我在治病，其实是在关注他们的心理问题。很多人被我治完病以后改变了，换了个活法。

我每次坐飞机前，会把一信封，里面有银行账号、钥匙，放在家里边——你要准备好死，现在才能活好；你老想着，明天再说，明天可能就摔死你。禅宗有个故事，最冷酷地揭示了一个道理——人生是什么？你掉下悬崖突然抓住根藤，底下有个猛虎，张着牙等着你，上面还有个耗子啃你的藤。这时候你咋办？你是痛苦还是焦虑？没事儿！一看旁边有个草莓，摘下来吃，哎，真甜！这就是人生，能做到这一点的人，活出来了。当然，你想做到这一点，且得磨练呢！你说老师把这课文讲了，讲了没用，必须得经过那个事儿，甚至是确实有了那种死的体会，死过一次，再活过来，感觉就会不一样，否则，天天的梦游。

现在人人都觉得累，不管有钱没钱，其实归根结底是因为把物质看得过重。"上古天真论"里讲"不肖、不惧于物，故合于道"，那这样的话，有追求是不是也是一种病呢？有句话叫"无欲则刚"，我说无欲就抑郁了，就更不像人了，是不是？深度抑郁的人，食欲没了，性欲没了，活着的欲望都没了，你无欲了吧，刚了吧，死了！人死了就硬了嘛，硬了就刚了。

老子说，"柔弱者生之徒也，刚强者死之徒也"。所以"无欲则刚"绝对是混蛋话。你看《黄帝内经》说什么？"各从其欲，皆得所愿"。在道家的理念里，同性恋去找女伴，虐待狂找个受虐狂，这是对的呀，你干吗要纠正人家？无欲是不对的，纵欲也是不对的。

道家就是比较聪明，它在纵欲和抑欲之间选了个什么呢？节欲。节，有张有弛，所以道家更有人情味，不像有的人，说什么不是为了色。连做爱的时候都不是为了欲，是为了大义，你说这不是变态吗？

当然，中医也忌过度。曾有人问我抽烟否，我当然抽烟了，中医不抽烟，还叫中医吗？中医眼里没有什么善恶之分，你说善恶都得看具体的人，随便拎出来一件事儿你说好与不好，那都是相对论。

一般人会觉得医生是有很多禁忌的，其实没有，只是忌过度。就抽烟这个事吧，那时候我们一入学，我们那个老教授，王绵之，他是中医世家出来的，为中央领导看病的，他看病是左手号脉，右手一支中华烟。我那时候就知道，混医生要混到抽中华烟。他是一根不带断的，就是一根快灭了又点一根，抽一上午。我就说，老师怎么抽烟啊？他说你不知道抽烟补肺气啊！老先生的身体一直挺硬朗。

我有个朋友做了个小手术，切了个脂肪瘤，医生说不能喝酒，不能抽烟，不能吃辣的，不能熬夜，诸如此类吧，哎哟，把他给烦死了。对于这种情况，就中医来讲，首先你得忌熬夜。人的自我修复全是在熟睡以后，你不完成，就会长异物。有个得淋巴癌死的演员叫李钰，助理说她为了拍戏，连续五天五夜不睡觉，人都木了。什么叫人都木了？失神了！你说你身体里长个东西，神还在，这位人都木了，长什么她都管不了了，所以熬夜是最伤人的。

其实你敲胆经也好，敲带脉也好，不如你让那个神它自个儿敲。我们活得都很刻意，白天都是意识行为，里面的神都被压着呢，只有晚上意识灭了，那个神才开始工作了。结果你晚上还不睡，还不让神工作，最后神就跟你拜拜了，黯然神伤，一走了之。

现在就是犯贱的时代，人云亦云，流行啥就来啥，没有个性，只讲"富"不讲"贵"。这一到饭馆，说，把你这儿最贵的菜给我上一遍！这是富人，有钱。一到饭馆，说今儿什么节气，我什么体质，我按我的要求点两道菜。这是贵人。贵在哪儿呢？人贵在有自知之明——我了解自己，我什么心性什么体质，又了解周围的环境。

当今社会大部分的人活得累而自责。像老子那时候的上古文化，是一种有生命力的东西。上古之人比较纯粹、通达，也明白很多生命的大道理，反倒是后来社会乱了，人心也乱了。

我们小时候听说，一个有智慧的老人，对一个家庭是多么多么重要。以前我们都没有感受到，你说他们这些老人，也不懂互联网，也不懂你们新的玩意儿，但是他们其实什么都懂，你跟他讲什么，他一句话就给你讲明白了。有些人不需要知道太多的事情，开了慧以后，很多东西是无所谓的。有很多老人，他们聪明，耳聪目明，心很敏感，你讲什么他们就立刻想了解；而且他们善良、快乐，也没有那么多焦虑。通达、洞察世事，经历了很多事情后仍然很快乐，因为他们懂天理、知人事，即使什么也没有，也没有多么难受，可以长命百岁。

距离上一本《黄帝内经·四气调神》出版已有3月，感谢所有读者的支持与厚爱。感谢所有为本系列丛书辛勤工作的人，你们的努力使得我和梁冬的对话能原汁原味地呈现。

很多人在大病快死，或者锒铛入狱的时候，才知道自己追求的东西是那么奇怪、那么不切实际，才终于明白自己当时热血沸腾地追求那些东西，其实是一种病态。所以，既然来到这世界，希望你们都能一直天真、一直幸福安康。

2013年7月2日

编辑心语

不读《黄帝内经》，你会后悔一辈子

2008 年 12 月 6 日，中央人民广播电台"中国之声"开办《国学堂》栏目，每周六、周日晚 11：00—12：00 播出，旨在解读我国博大精深的国学文化，并以全新风格的演绎使其获得新生。

著名中医专家徐文兵老师受名嘴梁冬所邀，与其在节目中畅谈《重新发现中医太美之黄帝内经》，一时间粉丝百万，好评如潮。

倾听一个媒体人与一名中医大师的生动讲解，那感觉像是在尽情吸氧，淋漓畅快的感觉萦绕在五脏六腑……

深夜，听两个男人在那里侃中医，徐大夫儒雅大方，梁才子博学幽默，二人相得益彰，其中还穿插着人生的道理，实在太精彩了，一个小时不够啊……

徐老师讲解的《黄帝内经》，给人以醍醐灌顶的启发，有时我听着听着都会不自觉笑出声来，原来我就是这样活着的呀……

这个节目播出了整整一年多，粉丝每天呈万数增长，吸引了《新周刊》在内的多家媒体进行专访。她所倡导的自然本真的活法和养生理念，激励造福了上百万的中国人。

节目停播后，无数的粉丝、听众翘首企盼，徐文兵老师的博客每天跟帖无数，有的人依然对《国学堂》依依不舍，有的人还在询问着健康和幸福的问题。

如今，我们以《重新发现中医太美之黄帝内经》为蓝本，加入大量徐文兵老师和梁冬先生的其他精彩对话，以及徐文兵老师多年积累的养生、处事智慧，进行了全面的完善后出版了这套"黄帝内经说什么"系列丛书，使得内容更加丰满翔实，风格更加贴近读者的阅读需求和习惯。

这部堪称为史上第一套最全面、最实用、最智慧的解读《黄帝内经》的经典著作，一共包含 5 本，分别为：《黄帝内经·四气调神》《黄帝内经·上古天真》《黄帝内经·异法方宜》《黄帝内经·金匮真言》《黄帝内经·天年》。

《黄帝内经》是一部关于天地宇宙、生命现象的伟大著作，是智慧之书，分为《素问》和《灵枢》两部分，其中《素问》和《灵枢》各八十一篇。《黄帝内经·四气调神》所解读的是《素问》的第二篇，主要教我们如何有效吸取四季及身边环境的正能量，顺应天时而活；《黄帝内经·上古天真》所解读的是《素问》的第一篇，主要教我们回归最本真的生活理想，笑傲生老病死的智慧；《黄帝内经·异法方宜》所解读的是《素问》的第十二篇，主要讲述各种地理环境对人们生活各方面的影响，教你找对自己的好风水；《黄帝内经·金匮真言》所解读的是《素问》的第四篇，主要讲述气候变化对人的影响，教你借助天时让人生省力；《黄帝内经·天年》所解读的是《灵枢》的第五十四篇，主要教你度过生老病死难关的各种诀窍。

今年 4 月，丛书的第一本《黄帝内经·四气调神》已成功出版，上市后受到广大听众、观众、读者的热捧，我们在此感激所有读者的厚爱，以及徐文兵老师和梁冬先生的鼎力支持。如今第二本《黄帝内经·上古天真》也即将上市，心里的感觉就如同自己钟爱的一个宝贝，即将拿出来与百万人分享。

徐老师曾说，"经过了人生的一些挫折、起伏、悲欢离合以后，突然有一天，我拿起《黄帝内经》，一看就想流眼泪。为什么？书中都跟你说了，这是怎么回事儿，该怎么做；如果不这样做会招致什么恶果。"可我们常常是因为没有拿起她，也没有按照她所说的那样做。

愿竭尽所能给你一份最完美的阅读体验，愿你在书中能感受到这两个其实很普通的男人的真诚自然，愿你健康，愿你幸福。

编者谨识

2013.7.2

目录

第四章
怎么才叫活得舒服／103

第十二章
大多数的人都是死于内心的忧患/327

《黄帝内经·素问》

上古天真论

昔在黄帝，生而神灵，弱而能言，幼而徇齐，长而敦敏，成而登天。

乃问于天师曰：余闻上古之人，春秋皆度百岁，而动作不衰；今时之人，年半百而动作皆衰者。时世异耶？人将失之耶？

岐伯对曰：上古之人，其知道者，法于阴阳，和于术数，食饮有节，起居有常，不妄作劳，故能形与神俱，而尽终其天年，度百岁乃去。

今时之人不然也，以酒为浆，以妄为常，醉以入房，以欲竭其精，以耗散其真，不知持满，不时御神，务快其心，逆于生乐，起居无节，故半百而衰也。

夫上古圣人之教下也，皆谓之虚邪贼风，避之有时，恬惔虚无，真气从之，精神内守，病安从来。

是以志闲而少欲，心安而不惧，形劳而不倦，气从以顺，各从其欲，皆得所愿。故美其食，任其服，乐其俗，高下不相慕，其民故曰朴。

是以嗜欲不能劳其目，淫邪不能惑其心，愚智贤不肖，不惧于物，故合于道。所以能年皆度百岁而动作不衰者，以其德全不危也。

帝曰：人年老而无子者，材力尽邪？将天数然也？

岐伯曰：女子七岁。肾气盛，齿更发长。二七而天癸至，任脉通，太冲脉盛，月事以时下，故有子；三七肾气平均，故真牙生而长极；四七筋骨坚，发长极，身体盛壮；五七阳明脉衰，面始焦，发始堕；六七三阳脉衰于上，面皆焦，发始白；七七任脉虚，太冲脉衰少，天癸竭，地道不通，故形坏而无子也。

丈夫八岁，肾气实，发长齿更；二八肾气盛，天癸至，精气溢泻，阴阳和，故能有子；三八肾气平均，筋骨劲强，故真牙生而长极；四八筋骨隆盛，肌肉满壮；五八肾气衰，发堕齿槁；六八阳气衰竭于上，面焦，发鬓颁白；七八肝气衰，筋不能动；八八天癸竭，精少，肾脏衰，形体皆极，则齿发去。

肾者主水，受五脏六腑之精而藏之，故五脏盛，乃能泻。今五脏皆衰，筋骨解堕，天癸尽矣，故发鬓白，身体重，行步不正，而无子耳。

帝曰：有其年已老而有子者：何也？

岐伯曰：此其天寿过度，气脉常通，而肾气有余也。此虽有子，男不过尽八八，女不过尽七七，而天地之精气皆竭矣。

帝曰：夫道者，年皆百岁，能有子乎？

岐伯曰：夫道者，能却老而全形，身年虽寿，能生子也。

黄帝曰：余闻上古有真人者，提挈天地，把握阴阳，呼吸精气，独立守神，肌肉若一，故能寿敝天地，无有终时，此其道生。

中古之时，有至人者，淳德全道，和于阴阳，调于四时，去世离俗，积精全神，游行天地之间，视听八达之外，此盖益其寿命而强者也。亦归于真人。

其次有圣人者，处天地之和，从八风之理，适嗜欲于世俗之间，无恚嗔之心，行不欲离于世，被服章，举不欲观于俗，外不劳形于事，内无思想之患，以恬愉为务，以自得为功，形体不敝，精神不散，亦可以百数。

其次有贤人者，法则天地，象似日月，辨列星辰，逆从阴阳，分别四时，将从上古合同于道，亦可使益寿而有极时。

第一章
天真的人最幸福

道家的成功叫返璞归真。它把那些苛罚自己、雕琢自己的东西都看得极为凶残，它以保存自己的纯真天性为追求目标。

道家是说，你要是老想去利用这种机巧、物质的东西，而不去发挥自己的本性的话，虽然貌似得到了成功，其实是大失败。

有一些人能活到一百岁，而且活得很好，而有些人却半百而衰，为什么？我妈妈是中医，她吃斋念佛有十多年了，她那天跟我说了一句话，"现在的人需要的不多，想要的多"。

经文：

昔在黄帝，生而神灵，弱而能言，幼而徇齐，长而敦敏，成而登天。乃问于天师曰：余闻上古之人，春秋皆度百岁，而动作不衰；今时之人，年半百而动作皆衰者，时世异耶？人将失之耶？岐伯对曰：上古之人，其知道者，法于阴阳，和于术数。

1. 天真的人能得天助

梁冬：中医是非常博大精深的，作为一门能够通晓宇宙道理的学问，过去这一两百年来可以说饱受诟病，很多人都不太理解。所以，我们特别希望能够用一种崭新的视角，用我们现代人都能理解的语言，重新去讲讲我们的中医。

尤其值得一提的是《黄帝内经》，它是一本足足可以让很多人一辈子都舍不得读完的书。

可能很多朋友在不同的地方都听说过这本书。但在我看来，讲《黄帝内经》讲得最有趣的人就是徐文兵老师。

徐文兵：过奖。

梁冬：徐老师，你一看就是贵人。以前都说"贱人多语，贵人沉默"。

徐文兵：不是，先得听你说，你抛砖我引玉。

《黄帝内经》分上、下两部，第一部叫《素问》，它有八十一篇，第二部叫《灵枢》，也有八十一篇，合起来一百六十二篇。

梁冬：《素问》和《灵枢》有什么讲究吗？

徐文兵：《素问》是简单的，互联网上有一个词叫FAQ，就是 Frequently Asked Questions，意思是经常会被问到的一些问题。这种问题都带有普及性。

《素问》解答了中医对生命，对天、地与生命的关系的一些最基本问题，所以它是一本关于中医基础理论的书；《灵枢》是指人的气和人的神灵沟通的那个节点、关节点。枢是关键，就是我们开阖门的门轴，它一动整个门就动，所以《灵枢》是讲针灸

◀《黄帝内经》是一本足足可以让很多人一辈子都舍不得读完的书。

◀《素问》解答了中医对生命，对天、地与生命的关系的一些最基本问题。

穴位的书。

梁冬：既然有《黄帝内经》，那是不是还有《黄帝外经》呢？

徐文兵：汉朝刘向整理的《汉书·艺文志》里面明确提到说《黄帝内经》是十八卷，《黄帝外经》有三十七卷，但是《黄帝外经》已经失传了。

梁冬：实在是太过可惜。因为据我所知，《黄帝内经》很多时候是讲道理、讲法则，而《黄帝外经》里可能还有很多的操作方法。

▶《黄帝外经》里可能有很多的操作方法。

徐文兵：关于《黄帝外经》的解释有很多种。古代道家写书，经常把两本书分成内篇和外篇，比如《庄子》有内、外篇，《抱朴子》也有。可能《黄帝内经》阐述了一些中医的理论，而《黄帝外经》阐述了另外一些，实际上也许都是理论。因为被称为"经"的东西，它指的是道路和方向，而不是"论"，也就是说不是技术层面上的东西。

▶ 被称为"经"的东西，它指的是道路和方向，而不是"论"，也就是说不是技术层面上的东西。

梁冬：有人说，《黄帝外经》里讲了不少外科手术方面的理论。

徐文兵：有这种说法。有人说，华佗的那些高超的外科技术，不是凭空掉下来的，也是师承了《黄帝内经》的内容。还有，中医现在用的整骨、整形法也是如此。像名动京城的那位双桥老太太——罗老太太，治病救人所用的都是祖传下来的整骨手法——其实也是《黄帝外经》的一部分内容。还有，华佗临死前写了一本叫《青囊经》的书，总结了他外科麻醉的药方等内容，想传给狱卒，结果那厮不接受，他只好"索火而烧之"；但还留下了如何给动物做手术的部分，比如人们给猪、鸡等动物做阉割手术的方法。现在看来，这种手术非常精巧，创口小，而且感染率低，愈合快。

实际上，中国的外科技术，在古代华佗那会儿就已经达到了很高的境界。

梁冬：中国古代在很长一段时间里，一些优秀的外科技术

26

全都是从对动物的手术方法里移植过来的吗？

徐文兵：可以这么说。从对经络的认识来讲，中医说人有十二正经、奇经八脉，有三百六十个腧穴；另外古代那些很高明的巫师或者医师还观察到了动物也有经络、腧穴，比如说猪、狗等都有足三里穴。这些观察者都是高人，他们有望气的本领，扁鹊就是其中一人。《史记》记载，扁鹊学医学成以后能够"尽见五脏症结"，也就是说他有一种超人的感觉能力，凭这种感觉能力去扎针做手术，那水平就相当高。

梁冬：就像现在拿小白鼠做实验，在其身上扎一下穴位，很多人觉得这简直太可笑了，其实从另外一个更高的程度上来说，不见得是错的。

徐文兵：对，万物有灵，万物有气。现在还有人给树扎针灸呢，比如树生病了，在它的躯干和分支上不同的地方，给它扎上针，然后它的病就好了。

梁冬：真是太神奇了，这也同样证明了中国古人早在几千年前就比现代的西方人有更强烈的环球意识。

什么叫环球意识呢？不光所有的人是平等的，而且人、动物、植物，在某种程度上都是平等的，因为它们拥有同样的系统。

徐文兵：对！古代的人和天、地，和动物、植物都有沟通，它们有一种特殊的交流方式。这种交流方式叫"神通"，就是在神的层面上与它们沟通。

梁冬：这会不会太玄了一点？

徐文兵：是"玄"，我们今天谈的中医就离不开一个"玄"字。

梁冬：当时的古代人是怎么样和动物、植物沟通的呢？我们现代人经常说家里养条狗狗，时间长了之后你跟它是有默契的，你看一眼，它都知道你要什么。

徐文兵：这就是我们讲的在神的层次上沟通。眼睛是心灵的窗户，你看狗一眼，狗看你一眼，你和它的眼神就有一个交

▶ 现在还有人给树扎针灸呢，比如树生病了，在它的躯干和分支上不同的地方，给它扎上针，然后它的病就好了。

◀ 不光所有的人是平等的，而且人、动物、植物，在某种程度上都是平等的，因为它们拥有同样的系统。

◀ 古代的人和天、地，和动物、植物都有沟通，它们有一种特殊的交流方式。

世间万物都是平等的，都拥有同样的系统，如果你摒弃杂念，会发现可在神的层面与万物沟通。

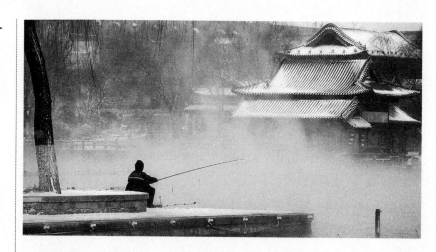

▶ 眼睛是心灵的窗户，你看狗一眼，狗看你一眼，你和它的眼神就有一个交流，这绝对不是通过语言能达到的。

▶ 黄帝能够驱动一支动物部队跟敌人作战，这说明他起码跟这些动物有不错的交流。

流，这绝对不是通过语言能达到的。

梁冬：假设我们现在这个录音棚外面有一只猫，我看它的时候它也在看我，那我就可能会想，我看它是一只猫，它看我成什么呢？

徐文兵：是一堆肉。就所谓"子非我，安知我不知鱼之乐"，但是"他人有心"，我们可以"忖度之"。我们发自内心地去体会一下就能感觉到，这是种感觉，可能说不出来。黄帝和蚩尤大战的时候，其中黄帝取胜的一个关键原因，就是黄帝有一支特种部队——熊罴虎豹。其中，罴是一种大熊，是一种大狗熊。

梁冬：是不是现在已经绝种了的一种动物？

徐文兵：很多动物现在都绝种了。

梁冬：对，就像以前有一种长着很长牙的那种大象嘛。

徐文兵：猛犸。

梁冬：对！

徐文兵：黄帝能够驱动这样一支动物部队跟敌人作战，这说明他起码跟这些动物有不错的交流。

2. 中医就是"伪科学"

梁冬：你说《封神演义》是编的呢，还是真有其人其事？

徐文兵：这个《封神演义》的书名有点错误，应该叫《封仙演义》。我们经常说神仙，其实，"神"不是"仙"，"神"是一种无形的存在，处在我们讲的那个"玄"的层次。而"仙"是人，具体的人。所以《封神演义》封的都是"仙"。它以道家的姜子牙姜尚（也是道家的鼻祖）等为封仙的主要人物，然后把这些具有某种特异功能的各色人等排了一下队。

梁冬：现在一说到特异功能，大家可能都持怀疑态度，感觉是一个笑话。因为曾经一度，大家都觉得特异功能这种话是不能提的。

徐文兵：什么是特异功能？比如说品酒师，同样几杯酒往这儿一倒，一喝，这是哪年的，法国哪个庄园出产的葡萄酒，人家会明明白白地告诉你。咱们喝都傻喝，就觉得是酸也不酸、甜也不甜的东西。你说这是特异功能吗？

孔子评论易牙是一个好厨师，因为把两条河里边的水混在一块儿让易牙品，他能准确无误地告诉你哪杯水是哪条河的，这也是特异功能。

我们现在都把特异功能神话了，好像是有点玄，不大存在，其实上面所讲的这些就是特异功能。古代人们认识中医的方法离不开某种与生俱来的功能，特异功能其实每个人都有，这是人的真性情，只不过在后天被蒙蔽掉了，但有些人还保存着。所以《黄帝内经》第一章就讲"上古天真论"，所谓天真，就是还没有来得及受污染、受蒙蔽的人的那种状态。

◀《封神演义》的书名有点错误，应该叫《封仙演义》。

◀ 特异功能其实每个人都有，这是人的真性情，只不过在后天被蒙蔽掉了，但有些人还保存着。

◀ 所谓天真，就是还没有来得及受污染、受蒙蔽的人的那种状态。

梁冬：咱们现在不是老说食物污染吗，所以要吃有机鸡蛋，有机蔬菜什么的，这样对吗？

徐文兵：现在讲的所谓有机的东西还是停留在物质层面上，"物质"就是唯物主义那个物质。而中医认识到的有机的概念要比它复杂得多。你说你吃的东西没受一点污染，没施过化肥，没这个没那个，但是，菜是在大棚里长的，它所得到的那个天地之气就不对，那都是邪气。

什么叫天地之气？春生、夏长、秋收、冬藏，这就是天地之气。你非要搭一个大棚，然后把那些菜种在里面，长出来的虽然还是那个形，还是那个样，但吃起来没那个味儿，这叫没有得天地之气。现在很多人吃东西还分析里面含多少什么氨基酸、脂肪，含这种那种矿物质。而中医看到的是更玄的东西，是它背后的能量。

但是，你光有能量也不行，能量往哪个方向走也很重要。比如说你开个车，我开个车，咱俩都奔广东，你往北开，我往南开（这就是方向）。你虽然年轻，能量比我足，但你方向错了，你的神就乱了。所以中医讲的顺应天地之气，实际上说的是能量和方向这些东西。

梁冬：在中国的所有医典里面，最重要的一本书是《黄帝内经》。它里面排在第一篇的文章，居然叫"上古天真论"。足可见，这个"上古天真论"有多么重要。

徐文兵：首先说"上古天真"的意思。一直以来，道家是讲究"道法自然"的，认为老天自然赋予你的能量或者能力是最高超的，所以自然的反义词就是"人为"，我们说做作，北京话叫"作"。这个人加上一个为，合起来一个字"伪"。

有人老说中医是伪科学，伪科学没错，中医就是伪科学，不是科学，但中医是另外一门认识自然的学问。

梁冬：对，在到达真理的路途上有很多的路径，科学是其

▶ 春生、夏长、秋收、冬藏，这就是天地之气。

▶ 现在很多人吃东西还分析里面含多少什么氨基酸、脂肪，含这种那种矿物质。而中医看到的是更玄的东西，是它背后的能量。

▶ 中医就是伪科学，不是科学，但中医是另外一门认识自然的学问。

中一种。宗教、艺术、文学都是。同时，我觉得我们对于科学的这种界定不一样。可能从另外一个角度上来说，中医是另外一种广阔的科学，也说不一定。

徐文兵：不怕中医是伪科学，就怕科学是伪真理。当中医是伪科学，而科学又是伪真理的时候，我们是伪伪真理，正好负负为正，我们就是真理。

我们说"天真"，天——自然赋予你的能力。在这种能力面前，你还是谦卑一些，不要把人为"作"出来的那种东西，凌驾于自然之上。

梁冬：不天真的男人就是"伪哥"。还有，你刚刚说到的天真就是那种率真的以及和天地一体的状态吗？

徐文兵：就是不加任何雕饰、特别是人为粉饰雕琢的东西，另外，道家认为"今不如昔"，时代越进步，人为的东西越多、越高级，离天真越远。而追求这种天真的唯一办法不是在现在世界上去找，而是返璞归真，回到远古时代，这就是"上古"。那时候的人们是最接近自然、最天真的。

梁冬：社会进步的另外一种表述，就是距离自然越来越远的一个过程。

徐文兵：对，人的本性越来越被压抑，越来越被伤害。

梁冬：套句时髦的词叫越来越"异化"。

徐文兵：异化的结果就是人活得越来越痛苦，越来越不自然。所以从第一篇"上古天真论"来讲，我们就得出这么一个结论，人想回归到自己自然纯朴的本性就要做两件事儿：一是尽可能地亲近自然；第二尽可能回归传统，或者叫亲近传统，回归自然。这就是"上古天真论"第一个教你要做的事儿。

◀ 当中医是伪科学，而科学又是伪真理的时候，我们是伪伪真理，正好负负为正，我们就是真理。

◀ 不要把人为"作"出来的那种东西，凌驾于自然之上。

◀ 追求天真的唯一办法不是在现在世界上去找，而是返璞归真，回到远古时代，这就是"上古"。那时候的人们是最接近自然，最天真的。

◀ 人想回归到自己自然纯朴的本性就要做两件事儿：一是尽可能地亲近自然；第二尽可能回归传统，或者叫亲近传统，回归自然。这就是"上古天真论"第一个教你要做的事儿。

3. 第六感强的人是慧者

"昔在黄帝，生而神灵"

▶ 如果你想学习
《黄帝内经》，就得
去学古汉语，去
理解古文中每个
字的意思，这样
你才能真正跟古
人进行沟通。

▶ 我们中国人
总是认为外来的
和尚会念经，都
是对外来的宗教
顶礼膜拜，忘了
我们自己也同样
有这样伟大的
人、这样伟大的
学问。

梁冬：接下来就是"昔在黄帝，生而神灵，弱而能言，幼而徇齐，长而敦敏，成而登天"，24 个字就把黄帝的一辈子讲完了。

徐文兵：对，把一生概括了。

梁冬：你说你怎么能够不觉得中国文化太美。

徐文兵：另外，关于我们如何用现代语言去诠释《黄帝内经》的问题，我个人认为诠释不了。如果你想学习《黄帝内经》，就得去学古汉语，去理解古文中每个字的意思，这样你才能真正跟古人进行沟通。假如你把这些东西翻译成大白话，就好像拿中国话来翻译外国诗，或者把中国诗翻译成外国话一样，没味，也没有神韵。

我们先讲"生而神灵"，意思是说这个人生下来就不一样。

我们中国人总是认为外来的和尚会念经，都是对外来的宗教顶礼膜拜，忘了我们自己也同样有这样伟大的人、这样伟大的学问，还有这样的使者带来上天的信息，同样在阐释、在告诉我们天地是怎么回事。这些人其中的一个就是黄帝。所谓"昔在黄帝，生而神灵"，是说他生下来就有与天地沟通的本领。

什么叫"神灵"？我们现在称呼什么为"神灵"？什么又叫"神"呢？

梁冬：我认为所谓的"神"就是所有有意识和无意识的东西的集合。

徐文兵：唯心的吗？

梁冬：也是唯物的。比如市场上所有人都作出了买股票和卖股票的决定，结果，你就看到股票的曲线有升有跌，就好像有人画出来一样，一会儿涨了一会儿又跌了。但是，这种曲线并不是某一个人画出来的，而是所有人根据自我独立判断而出来的，就如同有一个人在画。我认为，它其实是一个比喻，它实际上是把所有人的共同力叠加到一起并呈现出来的一个形象。这是我对"神"的理解。

徐文兵：有这么一个故事，关于禅宗的，讲的是风动、幡动。两个小和尚看那个旗幡在飘，就展开了讨论，一个小和尚说："哎，幡在动。"另外一个说："不是幡在动，是风在动，是风吹幡动。"然后你是第三个小和尚，我问你："谁让幡动？"

梁冬：心，对吧？

徐文兵：太远了，谁让风动？

梁冬：天地？

徐文兵：天还是地？

梁冬：天。

徐文兵：后来来了第三个小和尚，他说："是地球自转产生了风。"又来了第四个小和尚，问："谁让地球转？"

梁冬：太阳。

徐文兵：谁让太阳发光？

梁冬：不知道。

徐文兵：总有的吧？你得往上追呀！

梁冬：不知道。

徐文兵：银河，宇宙，再往根上倒，谁让宇宙动？

梁冬：那只能是霍金了。

徐文兵：最后和尚的老师就出来了，说："心动。"什么叫"心"？

梁冬：心就是神。

徐文兵：对。在中国古代文化中，"心"和"神"是同义

◀ 股票的曲线并不是某一个人画出来的，而是所有人根据自我独立判断而出来的，就如同有一个人在画。

◀ 什么叫"心"？心就是神。

词。所以，我们说的这些物质，还有它的运动，推到它的基点、原点，就是"灵"。这个"灵"，我们给它取个名字，西方人叫"God"——"造物主"，我们叫"神"。你查一下《说文解字》，"神，引申万物者"。

梁冬：所以它右边是一个"申"字。

徐文兵：对，天地万物都是从那儿过来的。或者你翻译成英文"who created everything"，造物主。很多人说我们中国人是无神论者，我说我们中国人是有神的。中国原来就叫"神州"，是神眷顾的地方，中国人不是没娘的孩子，可是，现在我们都把神给忘了。

梁冬：会记起来的。

徐文兵：神，是创造万物的。神是天，灵是人。你看"灵"的繁体字怎么写？靈！上面一个"雨"，中间三个"口"，底下一个"巫"。

这个"巫"，就是我们现在鄙视的"巫婆""神汉"。"巫"其实是中国古代最高的智慧分子。

梁冬：每一个民族都是这样的。

徐文兵：可没有一个民族像有些中国人一样把自己的最高智慧分子踩在脚底下，甚至一说起"巫"来都带一种恶毒、贬义的语气。

梁冬：那咱们说"灵"字。

徐文兵：一说"灵"就离不开"巫"啊！什么叫"巫"？"巫"的上边一横代表"天"，下边一横代表"地"，中间是沟通天地的。左边这人代表活人，右边那人代表死人，它是沟通天地人鬼的那个灵媒、媒介，这叫"巫"。

梁冬：然，然也。

徐文兵：再问一个问题，巫是男的？还是女的？

梁冬：巫应该是男的。

▶ 中国原来就叫"神州"，是神眷顾的地方，中国人不是没娘的孩子，可是，现在我们都把神给忘了。

▶ "巫"其实是中国古代最高的智慧分子。

34

徐文兵：能够跟天地鬼神沟通的人，绝对不是人为意识很强的人，而是一个很感性的人，很有第六感的人。你想，这种功能是男人具备还是女人具备？

梁冬：我以为是男人，因为"巫"字中间有一竖。

徐文兵：不是，真正的巫都是女的。男人后来慢慢也开始有了这种本事，男巫叫"觋"，所有的男巫都是跟女人学出来的，叫"巫觋"，先有巫后有觋。巫是有这种特殊本领的人。当一个巫，通过三个口念咒语去祈求下雨，而雨真正下来的时候，这个状态就叫"灵"，我们说："哎呀，真灵！灵验！"

梁冬：用西方话叫"It works"。

徐文兵：对！

梁冬：我这样讲的原因是要告诉大家，徐老师不仅懂中医，而且很懂英文，是可以用英语向西方人讲中医的人。

徐文兵："生而神灵"，就是说，黄帝一生下来，虽然是个男的，但是他有与天地鬼神沟通的本领。我们说小孩子生下来聪明不聪明，机灵不机灵，也有这里面的因素存在。但是，黄帝的聪明是大聪明，是"慧"，而不是"智"。

梁冬："智"和"慧"有什么区别？

徐文兵："智"和"慧"区别很大，不过现代人都不讲这个区别。我告诉你两个成语你就明白了。有句话叫"急中生智"，"慧"该怎么说？

梁冬：戒、定、慧。

徐文兵："静极生慧"。我们说"急中生智""静极生慧"，一个是着急上火时迸发出的灵感，一个是在极度安静无欲无求状态下迸发出来的东西，二者完全不一样。

再深入一点来说，智不带"心"，它不动心、不动神。智就是"知日"，就是说它研究的是看得见、摸得着的东西。就像一个明晃晃的太阳挂在那儿，咱们都在讨论它，除非你是瞎子，否

◀ 能够跟天地鬼神沟通的人，绝对不是人为意识很强的人，而是一个很感性的人，很有第六感的人。

◀ "急中生智""静极生慧"，一个是着急上火时迸发出的灵感，一个是在极度安静无欲无求状态下迸发出来的东西。

则只要是长了眼睛的人都能看见。所以，肉眼凡胎的人都可以讨论的学问叫"智"。

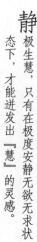

"慧"，首先它带心，只要带心的东西都通"神"。而且，它上面是两个"丰"字，这意味着极大丰富、不可想象的内容，没有穷尽。

而那个"慧"，首先它带心，只要带心的东西都通"神"。而且，它上面是两个"丰"字，这意味着极大丰富、不可想象的内容，没有穷尽。"慧"中间的这个字就像回归的"归"字的右半边儿，象征着一种哲学；这"拐弯"的东西就像我们讲的乐极生悲，到时候就会拐弯儿的。

所以，"慧"不是像研究"智"的学问那样，什么"1+1=2，2+2=4"，无穷无尽的。到了"慧"这境界，实际上就告诉你一个道理：多了不好，太强势了也不好，抱朴守拙倒是挺好。但你要从"智"的角度来看就觉得这人是个傻冒，若按"慧"来讲，哎，高人！这就是"智"和"慧"的区别。

静极生慧，只有在极度安静无欲无求状态下，才能迸发出『慧』的灵感。

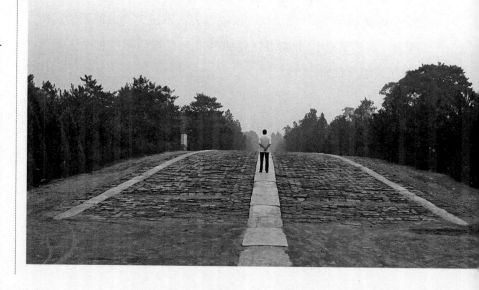

4. 如何在20岁之前出口成章

"弱而能言"

梁冬：黄帝当年刚刚出生的时候就"生而神灵"，之后就"弱而能言"，什么叫"弱而能言"？

徐文兵："弱而能言"里的这个"言"，不是随便胡说八道，也不是小孩子咿呀学语。我们做人，儒家讲应该立德、立言、立功，所谓三立。古人起名字，不是参照《道德经》就是四书五经。比如楚图南，图南就是鲲鹏。《庄子·逍遥游》第一篇说，北方有鲲，然后变成大鹏往南飞，是谓图南！

梁冬：那这个"弱而能言"到底是什么意思？

徐文兵：既然儒家把"立言"当成人生的一大任务，这个"言"就是能够出口成章，讲出一些非常经典的话来的意思。

梁冬：就是随口就能说出"三大纪律，八项注意""打土豪，分田地"。

徐文兵：比那个要高。我们中医讲，古代很多书是不著文字而是口传心授的。这种口传心授出来的东西，都是现在《黄帝内经》中那些经典文字。"弱"，是说"弱冠"，指二十岁以前。也就是说黄帝在二十岁以前就已经能够出口成章，说出一些很经典的话来了，这叫"弱而能言"。

◀ 我们做人，儒家讲应该立德、立言、立功，所谓三立。

◀ 古代很多书是不著文字而是口传心授的。

5. 天生再聪明也需拜师学艺

"幼而徇齐"

梁冬："弱而能言"后面一句是"幼而徇齐"。

徐文兵：古人有一句话叫"循规蹈矩"，还有一句叫"见贤思齐"，什么意思？你光"生而神灵"还不够，还需要什么？拜师学艺，所以"幼而徇齐"是说黄帝自幼跟了很多的名师，得到了他们的灌顶、提携、言传身教、耳提面命，这是讲他求学的一个过程。《黄帝内经》始终贯穿着"黄帝问于岐伯曰"，这岐伯就是天师——天子的老师，是黄帝的一个重要领路人。

你"生而神灵"，也可能就有点儿聪明，或者是有点儿特殊本领，但如果你再得到名师名家的指点，就能上更高的台阶了。

天生有点聪明底子，也需要找到好的老师，得到他们的指点，方能如虎添翼。

梁冬：也就是说黄帝年轻时受到了太多高人齐心协力的提拔和教育，当然，他本身这个胚子质量也高，是吧？

徐文兵：有根基，否则磨砖成不了镜。你"生而神灵"，也可能就有点儿聪明，或者是有点儿特殊本领，但如果你再得到名师名家的指点，就能上更高的台阶了。

6.生命的强大在于"虚其心，实其腹"

"长而敦敏"

梁冬：接下来说"长而敦敏"。我特别喜欢这句话！我甚至想过，若是我以后有儿子，就叫"梁敦敏"，因为我觉着"敦敏"这两个字，实在是太优雅、太漂亮了。你想想看，如果有一个男孩子，长得憨憨厚厚的，但是内心又极其聪敏，那得多少人喜欢啊！

徐文兵：这个词是有大智慧的。但是一般人都不认识，什么叫"敦"？什么叫"敏"？

梁冬：我记得以前有一个人叫"夏侯惇"。

徐文兵：我们经常说一个词叫"胖墩""门墩"，这个"敦"是指下盘特别稳的人。读《黄帝内经》的话，首先要懂得一些道家的功法，比如说站桩、静坐。道家站桩有一个基本的要求，叫"气沉丹田""虚其心，实其腹""离中虚，坎中满"。离是心，心火；坎是肾，就是我们讲的丹田那一块位置。而"站桩"是让人保持一个什么样的状态呢？下边很重，就像不倒翁似的，有深根。这时，丹田是实的，是充满的，而心胸是虚的——"虚其心"。

梁冬：应该是坎中满，离中虚，心中虚。

徐文兵：现在人肾是虚的，是坎中虚，把自己的肾精全流失掉了，搞得心火蒸腾得特别厉害、特别旺。所以真正养生的人是要"离中虚"，要保持虚心、实腹，肾精足。

"敦敏"是说心、肾的状态。"敦"是肾精很足，"敏"是指"心"虚时感觉就非常的敏锐。这种状态下容易出"慧"，这叫"长而敦敏"。

◀ 现在人肾是虚的，是坎中虚，把自己的肾精全流失掉了，搞得心火蒸腾得特别厉害、特别旺。

◀ "敦"是肾精很足，"敏"是指"心"虚时感觉就非常的敏锐。这种状态下容易出"慧"。

梁冬：古人讲虚心，不仅仅是说我们平常要保持低调，还阐明虚心其实有很重要的物质基础、生理基础。

徐文兵：我始终认为，成佛也好、悟道也好、性高潮也好，都是有生理基础的。经络不通，生理基础不具备的话，那个状态就出不来。

梁冬：从中医的角度讲，虚心是指什么？

徐文兵：中医讲的虚心，是指心不被蒙蔽。有种病态叫痰迷心窍。

梁冬：有些女同学总是批评她老公，叫作"猪油蒙了心"。

徐文兵：或者叫"精虫上脑"，这都是心不虚了。

梁冬：心不虚，它的物质基础是不是说心上真的蒙上了什么东西？心肌梗塞，就是不虚心吗？

徐文兵：对呀，那就是实住了。脑梗、脑萎缩、心肌梗塞，都是不虚心的表现。包括抑郁症，它不仅仅是有淤血，而且还寒心，心寒齿冷。心本身是火，却被冰冻了。

梁冬：就是说，心的血气不足，温度不够。

徐文兵：除了温度不够、气血不足以外，还有邪气进来，所以这些人要自残自杀。

梁冬：邪气这个事情，可以足足讲上两天，咱们现在先不讲"邪""正"这两个字。"长而敦敏"是说"虚其心，实其腹"。现代人是虚其腹、实其心，猪油蒙了心。所以我们常常看到一些人满脸的暗疮，那其实不是真正意义上的上火，用中医的话来说，是虚火上扬，实际上火都在上面，下面都没有了。所以好的中医治疗暗疮都不用寒凉的药，而是用热药，这是大智慧。

徐文兵：你已经比很多中医高明多了。

梁冬：失敬失敬。"长而敦敏"太有意思了，两个字就讲出了从虚心到实腹，甚至猪油蒙心的内容。

▶ 成佛也好、悟道也好、性高潮也好，都是有生理基础的。

▶ 脑梗、脑萎缩、心肌梗塞，都是不虚心的表现。

▶ 好的中医治疗暗疮都不用寒凉的药，而是用热药，这是大智慧。

7. 越"天真"，越成功

"成而登天"

梁冬：最后一句话说的是黄帝"成而登天"。

徐文兵："成而登天"讲的是：黄帝在统一天下以后，来到山上修行，后来天上下来一条龙，把他带到天宫去了。还有一帮跟他一起修炼的人攀龙附凤，扯着龙尾巴、龙鳞角也走了。

梁冬：这是一种比喻或是寓言吧？

徐文兵：这是道家修行的一个境界。《黄帝内经》也讲了，道家修炼有四个境界，叫"真、至、圣、贤"。我们经常说的圣人，好像高得不得了，在道家里其实排名第三，算不上什么。道家真正的最高境界叫真人。这种真人，能游行于天地之间，视听于八达之外。

孔子是圣人，他的弟子叫七十二贤人。儒家的鼻祖孔子在道家看来，也只是一个圣人，是生活在世俗中的一位境界比较高的人。道家讲的真人是孙思邈——孙真人，还有那个丘处机——丘真人，北京白云观就是丘处机那会儿建起来的。

梁冬：很多人对丘处机的理解是从《射雕英雄传》来的，但实际上真人在中国古代是一个非常高的境界。

徐文兵：黄帝修到了这个境界，叫"成而登天"，登天是到了真人的境界。

梁冬：我还以为成功人士就是当老板了，登天嘛，天子。

徐文兵：天子还是个人，修到真人就可以魂魄离体，游行于天地之间，在时空中穿梭。

梁冬："昔在黄帝，生而神灵，弱而能言，幼而徇齐，长而

◀ 道家真正的最高境界叫真人。这种真人，能游行于天地之间，视听于八达之外。

◀ 孔子是圣人，他的弟子叫七十二贤人。

敦敏，成而登天"，24 个字讲了黄帝的一生。相信朋友们从这 24 个字里面看到了一个事业成功人士的一辈子。以前的成功是你真正地明白了世界真理的成功，现代的成功境界低很多啊！充其量就是有一点钱而已，有一点合法的钱就算是成功人士。

徐文兵：对，每个人对成功的理解不一样。道家的成功叫返璞归真。它把那些苛罚自己、雕琢自己的东西都看得极为凶残，它以保存自己的纯真天性为追求目标。

实际上，《庄子》整本书都讲的是道家挤兑儒家的事情。孔子的学生看见一个老头抱着一桶水浇地，就问他："你怎么不弄个水车呢？水车又省劲，效果又好。"结果人家说："你是孔子的学生吧？"意思是说你动了这种机巧之心，就失去了纯朴天然的本性，耍的是小聪明。所以，道家反对这种"奇技淫巧"，反对花哨人为的东西。

你看我们小时候学《劝学篇》，荀子是孔子孙子的学生，他讲的也是儒家的那一套。他讲什么呢？"假舟楫者，非能水也，而绝江河"，是说能划船的人善于利用船，学会这个技巧后，虽然不会游泳，却可以航行很远，这是儒家的思想。道家是说，你要是老想去利用这种机巧、物质的东西，而不去发挥自己的本性的话，虽然貌似得到了成功，其实是大失败。

讲到养生，有一些人能活到一百岁，而且活得很好，而有些人却半百而衰，为什么？我妈妈是中医，她吃斋念佛有十多年了，她那天跟我说了一句话，"现在的人需要的不多，想要的多"。

梁冬：您妈妈不小心接触出到了一个很重要的东西。

徐文兵：不小心提出了一个很重要的问题。

梁冬：有一个很有名的营销学大师叫菲利普·克特勒，学营销、广告的人大多读过他的书，他说，大部分商品营销要做什么呢？就是要去把需求转换成欲求。比如现在，很多有手机的人不需要换新的。

徐文兵：煽动他们购买的欲望。

梁冬：对，本来大家不需要一部新手机，你忽悠他买，就是卖拐嘛。从这句话里你会发现，整个中国的传统文化和现代文明发展出来的逻辑体系，有极大的需要互相兼容的部分，说白了，就是有极大的矛盾部分。

徐文兵：所以，如果你想健康养生，就要识别出谁在煽你的情，谁让你欲火焚身。很多人在大病快死，或者锒铛入狱的时候，才知道自己追求的东西是那么奇怪、那么不切实际，才终于明白自己当时热血沸腾地追求那些东西，其实是一种病态。

梁冬：我在十年前采访过当时红遍两岸三地的四个广告人，当时我问了一个问题，"作为一个广告人，你们忽悠人家买了那么多不需要的东西，不会忏悔吗？"这四位都差不多三四十岁，是伟大的广告界老兵，他们竟然异口同声地告诉我："会！"事实上他们觉得这辈子做的最错误的事就是制造了太多没有必要的欲望，纯粹是因为客户需要做的。

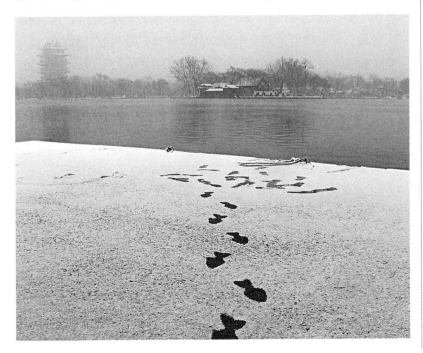

很多人在大病快死，或者锒铛入狱的时候，才知道自己追求的东西是那么奇怪，那么不切实际，才终于明白自己当时热血沸腾地追求那些东西，其实是一种病态。

很多人都会在一切来不及的时候，才明白曾经的追求是多么的无意义。走得太远，忘了当初如何出发。

8. 年过百岁依然可以手脚灵活

"春秋皆度百岁，而动作不衰"

梁冬：接下来是"乃问于天师曰，余闻上古之人，春秋皆度百岁而动作不衰"。什么叫做"动作不衰"？

徐文兵：这是离我们约四千五百年的黄帝在问他的老师上古之人度百岁而"动作不衰"的原因。其实，这个"上古"就是我们现在说的三黄五帝时期的开始——伏羲、女娲的时代。

梁冬：六七千年前？

徐文兵：不止，比这还早。按南怀瑾先生的解释，中国的文化从盘古开天地开始，那是很久远的。我们现在都学西方的历史，知道考古必须拿出实证来。所以他说这个"上古"就是我们道家理想的最自然纯朴的生活状态时间段，那种状态是什么呢？你想想，人能够在地球上生存靠的是什么？我们既没有虎豹的爪牙之利，也没有兔子、羊、鹿的奔跑之快。

梁冬：更没有蟑螂的繁殖能力。

徐文兵：人靠什么能生存下来？凭什么你就成了万物之灵？在发明武器弓箭弹药之前，人靠什么生存？

梁冬：这问题问得太深了，您直接说吧。

徐文兵：靠的就是"生而神灵"，人本来有一种与天地沟通的本领，有一种对将来灾害的预知能力，这是通神的。人得天地之全气，所以通神通灵，动物草木得天地之偏气，因而它们部分通灵。在母系社会女性领导天下的时候，人是靠体力干活的，是不是？那时需要狩猎、耕种，按理说应该选一个膀大腰圆，肌肉发达的男人当头啊，为什么选一个女人呢？

▶ "上古"就是我们道家理想的最自然纯朴的生活状态时间段。

▶ 人本来有一种与天地沟通的本领，有一种对将来灾害的预知能力，这是通神的。

因为领导这个氏族部落的人，应该是一个能与天地沟通的人。比如说，汶川要地震了，这个女巫就说："咱们走吧，离开这儿！"她有这种能力，而其他的动物没有。

黄帝都已经"生而神灵"了，但在一些问题上还怀着无比钦敬的心情问他的老师岐伯。岐伯，我考证他应该是现在巫山西陵峡一带一个部落的大巫师。而黄帝后来娶了嫘祖，四川人，就是养蚕的那个鼻祖，他们的部落通婚合并以后，黄帝就把大巫师岐伯请到中原做了他的老师。我们可以到巫峡去看看，那儿还有古代的观星台。为什么叫巫山、巫峡？因为那儿是古代大巫聚集的地方。

他对他的天师说："余闻上古之人，春秋皆度百岁，而动作不衰。"也就是说，上古那个年代，人活到一百岁了动作还没有衰退，这是什么原因呢？这里，我先讲一下"动"和"作"的意思。"动"的繁体字"動"：左边是一个重力的"重"，右边是一个"发力"的"力"，其实和我们的脚后跟有关系，我们管脚后跟叫"踵"。

梁冬：摩肩接踵。

徐文兵：道家叫"踵息"，脚后跟还会呼吸。所谓"动"是指脚后跟发力。所谓"作"，一个单立人加一个"乍"，意为动手，人的五指乍开。

梁冬：那"动手动脚"的意思是什么？

徐文兵：动手叫"作"，动脚叫"动"，合起来叫"动作"。

有一句话叫"人老先老腿"。为什么？就是人气血不够了，但为了心脑脏腑的需要，就首先牺牲它的末梢，因而腿脚就开始不灵便了，手也不灵巧了。可是上古之人活到一百岁，腿脚、手没有一点儿衰弱的迹象，这就叫"动作不衰"。

梁冬：你看很多身体不好的人，比如说糖尿病人，他们可能最开始受伤的是脚。

为什么叫巫山、巫峡？因为那儿是古代大巫聚集的地方。

所谓"动"是指脚后跟发力。所谓"作"，一个单立人加一个"乍"，意为动手，人的五指乍开。

人气血不够了，但为了心脑脏腑的需要，就首先牺牲它的末梢，因而腿脚就开始不灵便了，手也不灵巧了。

▶ 气血不足的人，需要保全自己的时候，就得先牺牲自己的肢体。

▶ 现代西方人在健身房里健身其实很蠢，他们都是锻炼四肢，不锻炼内脏的。

徐文兵：蜥蜴遇到危险的时候，尾巴"啪"一下断了。气血不足的人，需要保全自己的时候，就得先牺牲自己的肢体。

梁冬：现代西方人在健身房里健身其实很蠢，他们都是锻炼四肢，不锻炼内脏的。

徐文兵：他们在健体，美其名曰"健身"。

梁冬：体和身又不一样？

徐文兵：不一样，身是身躯躯干，体是四肢。所以"动作不衰"指的是他们的手和腿脚都很灵便，其原因在于他的身躯是健康、气血充足的。

梁冬：黄帝还说："今时之人，年半百而动作皆衰者，时世异耶？人将失之耶？"

徐文兵：这句话意思是说，他那个年代的人，年半百，动作皆衰，走不动路，迈不开腿了，手也捏不了精细的东西，这是时代变化造成的呢，还是人失之耶？失之的是什么？是道，是指人违背了自然变化的规律，还是人没有掌握自然变化的规律呢？这是黄帝的问题。显然他已经知道，肯定是人违背了规律的原因。

梁冬：咱们小时候，学语文修辞都讲究提问、设问、反问，这是典型的设问句，诱供。

徐文兵：黄帝其实是希望老师岐伯能详细地给他讲解一下，虽然他自己已经意识到，肯定是人做的不对劲了。

9. 方向错了，再努力也白搭

梁冬：根据黄帝的提问，岐伯就回答说，"上古之人，其知道者，法于阴阳，和于术数。"这个"知"和"道"，是动宾词组，不仅是说"I know"，而是"I know what it is"。

徐文兵：I know the way。所谓道，简单地说它就是自然变化的规律。而我们得顺着它走，因为自然界变化的规律是不以我们的意志为转移的。可是，我们现在人都是一拍脑门按照自己的臆想妄想去做，这想象恰恰是逆天道行的。所以，上古那些遵循天地自然变化规律的人，首先他得知"道"。第二，知"道"后他怎么去做呢？"法于阴阳，和于术数"。

梁冬："法"，为什么是三点水一个去呢？

徐文兵：从道家传承来讲，我们强调四个字，道、法、术、器。道是天道，法是人定的，主要看你怎么跟着天道去做。世间有善法，有恶法，你违背天道的那个法就是恶法。术是技术层面上的操作，器是指有形的物质或者工具。工欲善其事，必先利其器。比如说，我们要去广州，开车去，你开奥迪，我开奥拓。这是什么层面上的的差别？道、法、术、器？

梁冬：属于器的差别。

徐文兵：梁冬开奥迪，徐文兵开奥拓，谁先到广州？

梁冬：那应该是奥迪吧？

徐文兵：不一定。

梁冬：对，得看方向。

徐文兵：就好像咱们当年跟日本鬼子、国民党打仗一样。人家全副美械，我们小米加步枪，谁赢？不在器上，有比器更重要的

> ◀ 所谓道，简单地说它就是自然变化的规律。而我们得顺着它走，因为自然界变化的规律是不以我们的意志为转移的。

> ◀ 道是天道，法是人定的，主要看你怎么跟着天道去做。世间有善法，有恶法，你违背天道的那个法就是恶法。

> ◀ 术是技术层面上的操作，器是指有形的物质或者工具。

事情，也就是第二层次——术。你开奥迪，但你是个新手，驾驶技术极次；我开奥拓，可我是老司机，我不往沟里开，谁先到？

梁冬：奥拓。

徐文兵：对，奥拓可能就先到了。但是问题又来了，假如梁冬开个奥迪，驾驶技术比我好，我开的是奥拓，驾驶技术很烂，谁先到？

梁冬：那肯定是我了。

徐文兵：还不一定。这就是第三个层面——法，就是你取的方法。比如说，我们开的车本来就是用来走路的，你非要在水上走。或者你开着很好的车，驾驶技术也很好，但走的是国道、二级公路，而我走的是高速公路，我们所取的法也不同，那谁先到？话又说回来了，你开着奥迪，驾驶技术也很好，还上着高速公路，你一定先到吗？

梁冬：那也不一定，这次我学精了。

徐文兵：最后一个更重要的问题，最关键的是"道"。知道有个成语叫"南辕北辙"吗？你老人家开的是奥迪，驾驶技术也好，走的又是高速公路，可是你往莫斯科那个方向开了，咱俩谁先到广州？我开个奥拓，技术烂，走的是羊肠小道，可是我的方向是对的。那答案就很明显了。我们现在人关注的都是些物质技术条件上的事情，没人关心道，没人关心那个大方向。

梁冬：这就是为什么巴菲特炒股能够赚到钱的原因，他从来不看技术层面。

徐文兵：这就是中医养生为什么好的原因，它可能技术含量很低，高精科技层次不高，但是它方向是对的。我们现在很多人开着奔驰往沟里走，技术越高，结果离健康的方向越远。所以，我看到很多人朝着错误的方向孜孜以求，心里面觉得很遗憾。

梁冬：没事偷着乐。

徐文兵：我干嘛乐，我要是乐就是一种病态。我不过对此产生了一种悲悯之心。

▶ 我们现在人关注的都是些物质技术条件上的事情，没人关心道，没人关心那个大方向。

▶ 中医可能技术含量很低，高精科技层次不高，但是它方向是对的。

10. "男怕入错行，女怕嫁错郎"

"法于阴阳，和于术数"

徐文兵：当我们说"道"很玄很虚空的时候，岐伯老师就说了，你可以取法阴阳。阴阳的变化是看得见的。什么叫阴阳？简单来讲，昼夜就是阴阳，白天是阳，晚上是阴。男女是阴阳，四季是阴阳。

梁冬：头尾是阴阳。

徐文兵：如果你想法于阴阳，却不知道怎么做的话，你可以跟着老天给你的这些明示的现象去做，日出而作，日落而息，对不对？我们现在是怎么做的呢？逆于阴阳，白天睡觉，晚上工作。

梁冬：而且，现在很多人晚上去洗桑拿，按道理说，晚上应该收敛，因为你所有的神经细胞、气血都是收敛的。

徐文兵：晚上打游戏、泡吧。

梁冬：这都是不法于阴阳的做法，都是属于绝对的不法分子。

徐文兵：对待四季我们也要"法于阴阳"。《黄帝内经》第二章讲"四气调神大论"，讲到春生、夏长、秋收、冬藏，就是告诉人应该怎样顺着天地四季的变化去调养自己的身体。到冬天我们本来应该收敛闭藏，但好多人却喜欢冬泳，说是与天斗、与地斗。

梁冬：但是据我所知，好多搞冬泳的人还活得挺长的。

徐文兵：你这是光看贼吃饭，不看贼挨打；光看贪官的耀武扬威、荣华富贵，没看他背后受的那些罪。你知道有多少人因为冬泳死掉吗？你知道有多少人学冬泳以后病得很惨吗？这些人都不敢上电视对着镜头说"我多年不感冒了"，他们都是被违反

◀ 如果你想法于阴阳，却不知道怎么做的话，你可以跟着老天给你的这些明示的现象去做，日出而作，日落而息。

◀ 很多人都是光看贼吃饭，不看贼挨打；光看贪官的耀武扬威、荣华富贵，没看他背后受的那些罪。

49

自然规律的行为伤害了。

梁冬：作为一位医生，您在这些方面很有权威性，毕竟您看过不少这样的病人。

徐文兵：冬天也有常青的树——松柏，你要搞清楚自己是不是松柏后，再决定是否去冬泳。如果不是松柏，你还是好好地披着棉猴儿悠着点。其实，这些"法于阴阳"说起来很玄，但确实很简单。我们经常说"祝你好运"，你顺应天地运势的变化走，当然就能交好运，你非跟它犟着来就要倒霉，就要走背运。

梁冬：就像现在的股市，明明大势在跌，有的人总想抄底，老觉得自己能抄上，结果全被套牢！以为3000点是底了吧，抄一下，2500点才是底了吧！无穷无尽！

徐文兵：最高境界是不炒股。你这么抄与不抄都是在做错事。

梁冬：今天我成功拒绝了一个让我去开户的朋友。他告诉我现在底已经很低了，不可能再低了，国家要救市了。你看美国救市，越救越不灵，之前7000亿的时候反应很强烈，等到8000亿的救市方案出台的时候，市场反而没感觉了。所以说古代的人，是很聪明的人，"其知道者，法于阴阳，和于术数"。

徐文兵：术，是一种预测未来的本事，通过打卦、计算，去预测一些适合或不适合做的事情。比如说，中医把数字分为阴阳，奇数为阳，偶数为阴。

另外，你把这个一个点、三个点、五个点摆开以后，它是一个锐角。三是进攻性的方阵，若是把四或者八摆那儿，四平八稳，是防御型的。所以这就分成阴阳。天地变化的阴阳你是可见的，这些数字变化的阴阳却不可见。你要是阳气特别旺，就选个阴数，这叫和。阳气不足呢，就选个阳数，这叫"和于术数"。

梁冬：如果我最近阳气不足了，我就选一个1391391391的手机号码。

徐文兵：你看现在不少人都爱选8，广东人说"8"是

"发"，我告诉你，8是个很阴的数，一般人镇不住，你看"八"的繁体字怎么写？

梁冬：捌，一个"扌"，一个"别"。

徐文兵：分手，拜拜。所以八是个分手数，很多人选了很多的八，结果妻离子散，原因就在于选的数不对。

包括"九"，它是阳气极旺的一个数，古代只有皇帝能用，一般人不能用。

"和于术数"是什么意思？就是你通过这种计算把万物归为阴阳之后，去调和它。如果自己的气势镇不住，有些数字你就要慎选。所以，我建议，普通人选3、4、5就挺好，那些极阴极阳的数都不要选。如果你具有雄才大略，能做大事，你就去选这些数。

梁冬：赶明儿选一个手机号，133……联通。

徐文兵：3、4、5适合普通百姓，可是很多人就讨厌这个4。

梁冬：4是一个什么样的数字？

徐文兵：四平八稳，4是一个坚定的防御数，比较稳。另外，这个"术"，古代是指职业，意味着你选择什么样的职业谋生。孟子说过一句话叫"术不可不慎"，就是说，选择职业一定要慎重。为什么呢？因为职业对一个人身心健康的影响特别大。

梁冬：我爸就说过"男怕入错行，女怕嫁错郎"。

徐文兵：我们在中学学过方苞的《狱中杂记》，他写那个狱吏的黑暗，对人性的摧残，最后他想起孟子说的这句话来。其实，孟子这句话的原意是这么说的，他说"矢人唯恐不伤人，函人唯恐伤人"。

就是说，做弓箭的人，他整天想着要把箭头磨得特别尖，生怕这个箭做得不好，不能把人杀死，所以他整天想的都是害人；可是那个做盾牌、盔甲的人，整天就想怎么把盔甲做得特别厚，把人保护得特别好，这种职业就给他造就出一种慈爱关爱之心。所以，你选择不同的职业，结果也完全不一样。

八是个分手数，很多人选了很多的八，结果妻离子散，原因就在于选的数不对。

如果自己的气势镇不住，有些数字你就要慎选。

普通人选3、4、5就挺好，那些极阴极阳的数都不要选。

选择职业一定要慎重。因为职业对一个人身心健康的影响特别大。

你每天都要做的事情，直接影响到你的身心健康。充满慈爱的工作，会滋润你的心田；戾气十足的工作，只会让你的身心都逐渐干涸。

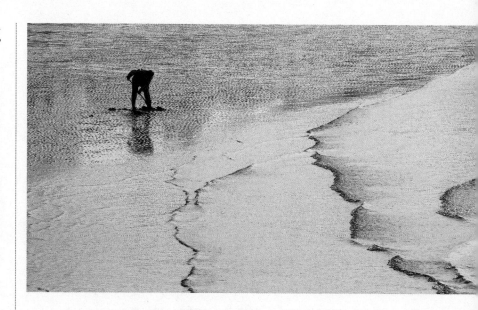

> ▶ 古代人分职业不像我们现在，谁挣得多，谁就红。是看谁做的职业契合人心，说的话、做的事不违心，这个职业就最高级。

> ▶ 一定要根据自己的本性去选择职业，否则的话，你会活得很惨。

梁冬：人性都不一样了。

徐文兵：后来他讲"巫匠亦然"。"巫"指医生，他们生怕自己技术不好，不能把人抢救过来；可那些做棺材的"匠"呢，却整天盼着，怎么还不死人？多死几个人我多卖些棺材。所以你看，一个发的是慈悲心，一个是发的什么？恶毒之心。

这种"术"对人的身心、人的本性影响太大了，所以我们要"和于术数"，慎重地选择职业。古代为什么把人的职业分成九流？上九流、中九流、下九流。他分职业不像我们现在，谁挣得多，谁就红。他是怎么分的呢？是看谁做的职业契合人心，说的话、做的事不违心，这个职业就最高级。一定要根据自己的本性去选择职业，否则的话，你会活得很惨。

第二章
现在的人需要的不多，想要的却很多

现在的人吧，需要的不多，想要的多。

你有妄想不可怕，可怕的是你把这种妄想当成了注定，把不正常当成了正常。

任何东西没有好与不好，过则为灾，一过那个量，超过了你的消化能力，就会造成灾难。

"醉以入房"后面其实蕴含着深刻的道理。如果你觉得这一次比较愉快的话，下一次就会以更大的不愉快来作为代价。这是一种典型的透支！

经文：

食饮有节，起居有常，不妄作劳，故能形与神俱，而尽终其天年，度百岁乃去。今时之人不然也，以酒为浆，以妄为常，醉以入房，以欲竭其精，以耗散其真，不知持满，不时御神，务快其心，逆于生乐，起居无节，故半百而衰也。

1.别把"道"和"理"混为一谈

梁冬：前面我们讲了"上古天真论"的前三四十个字，讲了很多。其中每个字里面所蕴含的道理都太深刻了。徐老师，这个道和理是不是两个概念？

徐文兵："道"是看不见摸不着，说不清道不明的东西，是需要你用心去悟的，而"理"是看得见的。"理"，它其实是个玉字边儿，古代雕琢玉石的时候，要顺着玉石的纹路，这个纹路就是理。顺着这个纹路治玉就比较省力。所以"道"和"理"是不一样的。

梁冬：以前说"玉不琢不成器"，引申为对人才的打磨——你不光要打磨他，还得顺着他的心性打磨。

徐文兵：对，打磨他是人为，而他本身所具备的那个纹路是浑然天成的。你顺着他本来的纹路方向去打磨，就能制出一块好玉来；否则就可能把这块天然的美物给毁掉。

梁冬：暴殄天物。

◀ "道"是看不见摸不着，说不清道不明的东西，是需要你用心去悟的，而"理"是看得见的。

◀ 对人才你不光要打磨他，还得顺着他的心性打磨。

2. 干啥事都要"和于术数"

梁冬：前面我们已经讲过"和于术数"，这里我们再补充一些内容。徐老师，这句话中特别提到的"术数"中的"术"和"数"是否一样？

徐文兵：当然不一样，这个"木"字加一点写成的"术"是简体字。繁体字是"術"。它泛指的是谋生的技术或者职业。

所谓"术不可不慎"，就是说人选择职业一定要谨慎。中国古代的择业标准是：选择这个职业不光是为了糊口，还要有益于我们的身心健康。如果你选择的职业对身心有伤害的话，那宁可不要做。

梁冬：这话让我很有感触，其实很多人对工作都充满了焦虑。

徐文兵：岂止是焦虑！有些人简直是充满了仇恨、恐惧、愤怒，所有不好的情绪都是这个工作给他带来的。最后还可能做了一辈子，带着一身的伤病半途而废。

梁冬：还没来得及一辈子工作。

徐文兵：所以孟子说"术不可不慎"，就是教我们一定要选择那些让你发自内心喜爱，能关爱自己、关爱他人的工作，而不是去当什么弓箭制作手，整天就想着怎么把人弄死，以此为乐。另外，你要选择身心统一的工作，像内心不高兴可又表达不出来，强撑着去做的工作，对你同样也是一种伤害。

梁冬：什么工作是你内心觉得很喜欢但又说不出来的呢？

徐文兵：就是说你心里本来对这件事很高兴，但是你要装，比如说我看见有个人摔倒了，特想笑，但我又觉得，不能笑啊，这样不礼貌或者不道德。

梁冬：那到底是应该笑还是不应该笑呢？

▶ 中国古代的择业标准是：选择这个职业不光是为了糊口，还要有益于我们的身心健康。

▶ 我们一定要选择那些让你发自内心喜爱，能关爱自己、关爱他人的工作，而不是去当什么弓箭制作手，整天就想着怎么把人弄死，以此为乐。

▶ 你要选择身心统一的工作，像内心不高兴可又表达不出来，强撑着去做的工作，对你同样也是一种伤害。

徐文兵：从本性来讲，你应该笑。

梁冬：是想笑就笑吗？

徐文兵：不是，当你见人有所失若己有所得，见人有所不幸自己觉得很快乐的时候，说明你处于一种阴性负面的状态。你体内有阴寒、仇恨的东西需要流露和表达，正好有一个机会，你就把它表达了出来。也就是说你的身体不正常的时候，你需要有一个表达的方式。

梁冬：不应该压抑。

徐文兵：对，就跟齐达内一样。他被人用很恶毒的话骂了，骂的是他姐姐、他妈妈，怎么办？齐达内选择一头将他撞倒，拿一红牌儿下去了。

在身心方面，他没有受到任何损害，他以牙还牙，报仇了，自己心里不憋屈。但是从结果来看，他受到了惩罚，挨了个红牌儿，法国也把世界杯奖牌给丢了。不过，如果他憋着这口恶气继续踢球，可能最后赢了比赛，也跟大家一块儿在那儿欢呼，但心里面还是会难受，因为那口恶气儿一直没吐出来。

所以选择什么关键在于自己怎么想，也要看时间、地点和场合。这就说到了职业的选择，古人说，如果做跟自己内心相矛盾、抵触的职业，这职业就是最下贱的，最不建议人选择。

梁冬：中国古代人们是怎么选择职业的呢？

徐文兵：古代把优伶、娼妓放在下九流，认为那是最低等的职业，它不是以人的收入多少来衡定的。

梁冬：咱们要强调一下，这个是中国古代的标准。

徐文兵：这也说明一个问题，现在的一些演艺界明星，我们应该注意他们心理的保健。我看过很多可歌可泣的事迹，比如一个演员的父亲去世了，可他今天晚上还有演出，于是就先回家给父亲磕个头，然后强作欢颜继续给大家做表演。

从职业道德的角度来讲，这种行为非常好，这人也应该受人

◀ 当你见人有所失若己有所得，见人有所不幸自己觉得很快乐的时候，说明你处于一种阴性负面的状态。你体内有阴寒、仇恨的东西需要流露和表达……

◀ 古人说，如果做跟自己内心相矛盾、抵触的职业，这职业就是最下贱的，最不建议人选择。

◀ 对现在的一些演艺界明星，我们应该注意他们心理的保健。

尊敬；但从医学角度来讲，他内心很痛苦，但还要装作一副很高兴的样子，这对他本身就是一种很大的伤害，时间长了就会有病。

很多喜剧演员，他们给大家带来了不少欢乐，但他本人却是一个严重的抑郁症患者。这样的案例古今中外都有，比如外国的憨豆先生和跳楼自杀的张国荣，他们都是给大家带来很多欢乐笑声的演员，但自己却患有严重的心理疾病。

梁冬：所以说，如果一个演员不知道身心冲突会给自己带来莫大的伤害是不幸的；如果他知道了仍然这样做，那我们除了表示尊敬之外，还要做些别的事情来帮助他们。

徐文兵：一定要给他们关爱，帮助他们去调整心理。我听说很多很优秀的演员在入戏以后很长时间出不来，陷在近乎魔怔、疯癫的状态。比如说拍汉武大帝的时候，焦晃先生就进入那样的状态好长时间出不来。

梁冬：演林黛玉的陈晓旭也是很典型的，我估计她后来一辈子都没走出来。

徐文兵：但是有些人认为她追求的东西是一种成功，她也认为是一种成功，所以死了也无所谓。但道家的观点是什么？生命是最宝贵的、不可替代的，没有什么比生命更重要。如果你觉得我演了林黛玉，就得把林黛玉的那种状态给表达出来，最后延伸到自己生活中，然后不惜牺牲自己的生命，那我也没办法，那是你价值观的问题。

梁冬：徐老师，每次跟您聊天我都觉得特别有意思。能够用八分钟说一个字。让我们重新发现这些天天在用、如此熟悉的字，居然蕴含了那么多我们所不知道的东西，让我们觉得自己如此的无知。所以人的谦卑就产生了。

徐文兵：我经常说现在中国人有一大通病，叫认字不识字。这字认得吗？认得。啥意思？不知道。

梁冬：我们说古代的人，由于"和于术数"，所以就活得比

▶ 如果一个演员不知道身心冲突会给自己带来莫大的伤害是不幸的；如果他知道了仍然这样做，那我们除了表示尊敬之外，还要做些别的事情来帮助他们。

▶ 生命是最宝贵的、不可替代的，没有什么比生命更重要。

▶ 现在中国人有一大通病，叫认字不识字。

较长。前面那个"术"，是说他不做拧巴自己的事儿，我适合做就去做了，不像现在的人，为了供房子什么的，有些时候被迫选择了一个自己不是很喜欢的工作，扭曲了自己。那"和于术数"里还有一个"数"，就是算数的"数"，数学的"数"，怎么解？

徐文兵："和于术数"前面有一句话叫"法于阴阳"，阴阳我们讲了，是看得见的。四季的变化是阴阳，昼夜的变化也是阴阳，日出而作，日落而息，春生夏长，秋收冬藏，这都是顺应阴阳。

但有些看不见、摸不着的，或者是你没法想象的呢。古人就告诉你了，数字里面也有阴阳，你也要去顺它，一三五七九，奇数是阳；二四六八零，偶数为阴。这样的话，你选择合适的日子、时辰、自己的吉祥数字，都可以调整阴阳。

梁冬：这是古代的观点，现在你怎么看？

徐文兵：我们觉得以前的人太自大了，以为按自己的意志去努力做事就能成，其实左右一件事情成功的因素有很多，看不见摸不着的因素也有，与其那样，宁可信其有，不可信其无。

梁冬：比如说我是一个阳人，就是阴阳的"阳"。我阳气比较足，那我应该选择阳的数字来顺应自己呢，还是选择一个阴的数字来补贴自己呢？

徐文兵：那也要分你要干什么。如果天亮了，你要出去，去拼搏，去工作，去奋斗，那就应该选择阳的数字，火上要浇点儿油，助推。但到晚上，该休息了，该闭藏的时候，或者是外边环境不好，风刀霜剑严相逼，我准备收敛一下，那就要选阴的数字。选择阴阳，取决于你要干什么。

梁冬：所以工作手机应该是 1391391391。

徐文兵：对，要奇数。休息手机则另说。

梁冬：休息手机 13000000000。

徐文兵：就是关机，不在服务区。

◀ 四季的变化是阴阳，昼夜的变化也是阴阳。

◀ 数字里面也有阴阳，一三五七九，奇数是阳；二四六八零，偶数为阴。

◀ 其实左右一件事情成功的因素有很多，看不见摸不着的因素也有，与其那样，宁可信其有，不可信其无。

3. 物无美恶，过则为灾

"食饮有节"

梁冬：接下来我们讲"食饮有节"。许多古代的人之所以长寿，还有一个原因就是"食饮有节"。"食"就是食物，"饮"就是饮料。这句话的意思是说吃饭喝水，都得有节。

这个"节"是节制的意思？还是节奏的意思？

徐文兵：人碰到好吃、好喝的东西，会有发自本能的一种天然属性，他想要不停地吃、不停地喝。

梁冬：多吃、多占、多拿。

徐文兵：不停地吃喝，这是生物的本能，这是自然的东西。可能有人要说，你们不是要求顺应自然吗？就让我们吃呗！但你这种吃法很可能成为我们所说的纵欲，就是放纵你的欲望，就好像男人见了美女一样，发自本能地想要，而且想多要。

这种欲如果不加控制的话，那喝的得喝死，吃的得撑死。所以道家有一个理论，叫取中，不提倡纵欲，也不提倡压抑、禁欲，在禁欲和纵欲之间选了个中，叫节欲。

这个节是什么？有节制或者有节奏。甚至吃饭喝水都要讲究节制和节奏。

梁冬：这个可以量化吗？

徐文兵：没法儿量化，就是根据个人的身体情况不同来选择。比如说喝水，现在有一些人提倡每天要多喝水，电视广播上也常常说，人一病就要多喝水。感冒了，多喝水。这样喝水，可能给人造成很大伤害。

任何东西多了、过了都要出问题，所以道家有种理论，叫

▶ 欲如果不加控制的话，那喝的得喝死，吃的得撑死。所以道家有一个理论，叫取中，不提倡纵欲，也不提倡压抑、禁欲，在禁欲和纵欲之间选了个中，叫节欲。

▶ 吃饭喝水都要讲究节制和节奏。

物无美恶，过则为灾。任何东西没有好与不好，一旦过了那个量，超过了你的消化能力以后，就会造成灾难。

梁冬：那一个人一般喝多少水就过了？

徐文兵：关于这点，你的身体比你的意识更清楚。我们现在都说，你渴了再喝水就迟了。我说不对，只有病人才会那样，而健康的人知道他什么时候该喝，什么时候该吃。

说到食饮有节，我们要强调几个问题：一，是不是要按时吃饭？二，是不是要多喝水？

按时吃饭，针对的是健康人。健康人的生物钟和天地是同步的，所以他会在早晨七点到九点——胃经当令的时候，觉得饿，觉得饥，此时正好吃早餐。

饥和饿也不一样，饥是胃肠空了，饿是内心的一种感觉，想吃东西了。到了中午，也就是心经当令的时候，我们会觉得饥饿，要吃午饭；到了晚上七点到九点，心包经当令的时候，我们还会觉得饿。这说的是健康人，所以健康人会按点儿吃饭。

那么亚健康或者不健康的人会出现什么问题呢？很多人都说，不吃早饭有害健康，要得胆结石，等等，却没人想到是不是要问问那个人，早晨七点到九点的时候，你饥不饥？饿不饿？很多人头天晚上吃撑了或者睡晚了，第二天早晨起来胃还是涨的，而且一刷牙就忍不住要干呕、干哕，而这会儿如果再吃早餐，吃鸡蛋、牛奶或其他阴寒难消化的东西，就等于吃毒药。

所以，食饮有节的意思是：要顺应天地、生物钟的变化。而顺应生物钟的变化，就要观察自己的饥饿程度。要知道，人比动物优秀的一个主要原因就是不走极端，不会吃饭吃得快撑到嗓子眼儿。

人们常说吃饭要七八分饱，为什么只要七八分饱？因为胃是有弹性的，年轻的时候胃弹性好，塞多少东西都能很快消化掉。岁数大了后，胃气弱了或者弹性减轻了，你一下子塞进那么多东西，它就不蠕动了。这时候人就会出现什么？吃完东西不消

任何东西没有好与不好，一旦过了那个量，超过了你的消化能力以后，就会造成灾难。

饥和饿也不一样，饥是胃肠空了，饿是内心的一种感觉，想吃东西了。

人比动物优秀的一个主要原因就是不走极端，不会吃饭吃得快撑到嗓子眼儿。

化，北京话叫"硌硬"，就是心口窝那儿像堵了个东西，下不去，古人又形容叫"块垒"。

梁冬：用他人杯中酒浇自己心中块垒。

徐文兵：对呀，喝酒或者吃一些辣饭，能暂时让自己感觉好一点，因为辣能促进消化，但这都是暂时的。

懂得养生的上古之人对吃饭和喝水都是有节奏有控制的。不像现在的很多人，吃饭狼吞虎咽，嘴里还嚼着呢，筷子已经杵到盘子里了。

梁冬：眼睛还看着别人锅里的。

徐文兵：这些人都是欲望比较强，心火比较旺的人，吃饭也快。

梁冬：这种人通常会得什么病？

徐文兵：这些人都属于躁动不宁、心火旺、欲望过剩这种类型，严重的甚至会欲火焚身。

另外，关于饮水这个问题，古人主张不渴不喝。

梁冬：现在的观点可不是这样的。

徐文兵：现在提倡不渴也要灌水，而且每天要灌八杯水。

梁冬：杯子还不一样呢。

徐文兵：对，而且灌得这个人是一肚子水，一摸肚子，"咣""咣"全是水的声音。有的人还不停地小便，还说我排毒呢。其实这么喝是要伤肾的，严重的就会导致憋不住尿，甚至肾虚。我的一些病人一咳嗽，尿就出来了，就这样了还不停地灌水。还有人长一脸水瘢，都是水喝多了的原因。

水是阴寒的东西，喝多了就会坏事儿。我小时候在农村看那些牲口，干一天活，出了一身汗，农民怎么让它喝水的呢？首先，饮牲口的水都是从井里打上来的，特别凉。打上来之后，不直接让马喝，而是在水槽上面撒一层草料，这样草就浮在水面上。马的鼻子跟嘴是长一块儿的，它一喝水，草就呛在鼻孔，这样它喝一口水就得抬头打一个响鼻儿，把草喷出去，这样就能强

▶ 有些人就属于躁动不宁、心火旺、欲望过剩这种类型，严重的甚至会欲火焚身。

▶ 关于饮水这个问题，古人主张不渴不喝。

▶ 水是阴寒的东西，喝多了就会坏事儿。

制它饮水有节，不得病。

如果不撒草，那牲口也得跟人一样，渴了就一口气猛灌水，第二天准生病，出现这种情况，老百姓叫"炸了肺了"。一热加这么一冷，牲口会都受不了。连牲口都受不了的事儿，现在的人却天天干。

梁冬：现在不少人一打完球，立刻就喝冰镇饮料，尤其是年轻人，广告里也是这么描述的。你说，连农民都明白的东西，咱们的广告人却不明白。

徐文兵：现在很多人包括孩子都得过敏性鼻炎、过敏性哮喘，其实就是食饮不节造成的。

《黄帝内经》里有一句话叫"形寒饮冷则伤肺"，是说你身体本来已经受凉了，还老喝冷饮，让胃再将冷饮加温到 36.5℃，这就需要耗费你的能量。装了一肚子冷饮，另外，以前人身上疼，弄个热水袋捂一捂就能减轻，你现在装了一肚子冷饮，那就是个冷水袋，而且在里面冰镇，这个肺绝对受不了，心和肺都受不了。我觉得很多病都是由于喝水这样不经意的小事导致的，而且这些病可能要伴随终身。不少中国人到美国呆了 2～3 年就患上了花粉症，为什么？原因就在于他们跟美国人一样喝冰水，喝着喝着，就把胃的正常功能彻底破坏了。

梁冬：为什么美国人喝那么多凉水没事儿呢？

徐文兵：好多美国人会得很多奇怪的病，你看美国的胖子都奇胖，是吧？你到美国的餐馆，往那儿一坐，那个 waiter 上来第一件事儿就是"啪"地在你面前放一大杯冰水，为什么？

梁冬：他们喜欢喝呗，还是？

徐文兵：嘿嘿，这是美国人的一种商业策略，你在吃饭之前喝杯冰水，有什么感觉？冰冰凉，透心凉，是吧？很爽。你看运动员受伤后怎么办？拿冰敷。冰敷以后什么感觉？没感觉，什么疼啊、痛啊、胀啊，全没感觉。所以你在吃饭前来杯冰水，吃饭时无论吃多少，就算是吃撑了，也没感觉。

◀ 现在很多人包括孩子都得过敏性鼻炎、过敏性哮喘，这其实就是食饮不节造成的。

◀ 不少中国人到美国呆了 2～3 年就患上了花粉症，为什么？原因就在于他们跟美国人一样喝冰水，喝着喝着，就把胃的正常功能彻底破坏了。

◀ 你在吃饭前来杯冰水，吃饭时无论吃多少，就算是吃撑了，也没感觉。

梁冬：而且食物味道做得一般，你也不会察觉到。

徐文兵：是的，所以这帮人就吃得奇胖。像我们一般人吃到七八分饱，打个嗝儿，就知道吃饱了，不吃了，可是你先喝一杯冰镇水以后呢，就吃得多了，老板就挣钱了。

梁冬：哦，在您看来，这里面还有个阴谋论？

徐文兵：就是阴谋论。

梁冬：您在美国生活过，看到过？

徐文兵：我的确亲自观察过，我还发现，美国的菜呀、肉呀，都没味儿，因为它们是工业化生产出来的。所以猪肉炒出来没猪肉味儿，芹菜那么粗，做出来也没有芹菜的味儿。

▶ 有些东西是有形无气，有那个形、那个体，但里面没有那种气、那种能量。

从传统意义上来讲，这叫有形无气，有那个形、那个体，但里面没有那种气、那种能量。刚才，我们就说了个喝水，实际上，"饮"还包括饮茶、饮酒，当然饮酒更得有节。《黄帝内经》里讲的，很多人得病叫"醉以入房"，喝多了，乘着酒劲儿，然后就去做爱去了。现在，很多人馋酒，没事儿就张罗酒，一喝就多，一多就醉，然后呢？

梁冬：一醉了不埋单。

▶ 都说喝茶能抗癌，抗癌喝绿茶，但大家从来不知道自己的体质。茶也有寒热之分。你本来体质热，再喝点热茶，或者说你体质寒，却喝凉茶，这样的话，你身体就会垮。

徐文兵：不光不埋单，还犯点儿事，这也属于食饮无节。另外说饮茶，都说喝茶能抗癌，抗癌喝绿茶，但大家从来不知道自己的体质。茶也有寒热之分。你本来体质热，再喝点热茶，或者说你体质寒，却喝凉茶，这样的话，你身体就会垮。实际上，天天喝茶喝出病来的人也不少，这些都是学问。

梁冬：没有对和不对，不合适就不对。

▶ 适合你的才叫好，它再贵，不适合你也不好。

徐文兵：我们讲的是合适。很多人让我介绍一种好药，我说我知道贵药，但我不知道什么是好药。为什么？因为我不了解你的具体情况。适合你的才叫好，它再贵，不适合你也不好。

"食饮有节"是我们生活中最普通、天天都要碰到的事情，这个问题不解决好，就会闹出病。

4. 起居顺应昼夜和四季的变化，你就能"走运"

"起居有常"

梁冬："食饮有节"这句话很重要，另外一句也同样如此，叫"起居有常"。对于现在的年轻人来说，这一点特别值得讲一下。请问"常"指什么？

徐文兵："常"就是固定不变的变化的东西。说它不变，又说它变化，好像矛盾，其实不然。"有常"的反义词是"无常"，我们把人死了叫无常，人活着应该叫什么？有常，就是说人应该有固定的起居规律。

为什么要固定呢？因为天地阴阳的变化都有固定的规律，昼夜就是如此。拿冬天来说，12 月 22 号就冬至了，冬至那天有什么特点？昼短夜长，这个时候人就应该多睡觉。

《黄帝内经》说"早卧晚起"，意思是没太阳的时候你就多睡，等日上三竿再起来，这样你的起居变化规律就是跟着太阳走的。

人们常说"冬练三九"，是说在寒气特别重的冬天，你不顾自己的身体，一早起来跑步锻炼。如果你身体底子还不错，那可能还扛得住，但身体有问题的人，在冬至这天锻炼就容易出现心梗、猝死的情况。

我们熟悉的相声大师马季，就是冬至那天早晨死在卫生间里的。本来他就有心脏病，在中医来讲，心脏是属火的，冬天阴寒重，冬至这天又最阴寒，且卫生间又是家里面风水最差、最阴寒的地方，因此马季老师在那种情况下很容易发生意外。

◀ "有常"的反义词是"无常"，我们把人死了叫无常，人活着应该叫什么？有常，就是说人应该有固定的起居规律。

◀ 身体有问题的人，在冬至这天锻炼就容易出现心梗、猝死的情况。

起居有常，不是说每天就得几点起几点睡，而是说冬天、春天各个季节应该几点睡几点起，这都是有规律的，这个规律是符合昼夜和四季变化的。

如果你顺应这个规律，恭喜你，你有运气了。我们经常说祝你好运，这好运气是谁给你带来的？是天地！天地的运化过程有节奏，有规律，你跟着它走，就会走运；你要违背它，就会走背运、要倒霉。可现在，我们不少人都过着昼夜颠倒的生活，日出而睡，日落而作。

梁冬：晚上去唱歌的人，早上睡觉的人，慢慢地运气就会变得不好。

徐文兵：人跟天地变化的规律相背就会背运。而春生夏长秋收冬藏就是顺应天地变化的。照着做就会走运，走天地的运。

另外，夏天多出汗无所谓，但吹空调就背运了。

梁冬：中国南方的一些地区，甚至包括南亚地区，都没有冬天，怎么办呢？

徐文兵：那些地方虽然没有冬天，但有旱季和雨季，也有阴阳的变化。比如广州没有冬天，就缺少了一个闭藏的过程，总是处于一种开泄状态。生活在广州的人阴津、阴液的损失比较大，需要补足，所以广州人或香港人会经常煲汤，通过喝汤来滋阴。如果不滋阴的话，人就受不了，精力也跟不上。实际上，很多长寿的人都生活在一些偏寒的地方。

梁冬：比如新疆。

徐文兵：还有高加索这一带。生活在这些地区的人，身体有一个收藏闭敛的阶段，像动物一样会冬眠，因而长寿。而在赤道附近、热带地区生活的人则表现出早熟和早衰的特点。

梁冬：为什么出生于印度的释迦牟尼很早就悟到了"空""灭"这样的一种情怀？可能就是因为那个地方太热，生命很快就迸发出来，于是就能更快地看到生命衰落的过程。

▶ 天地的运化过程有节奏，有规律，你跟着它走，就会走运；你要违背它，就会走背运、要倒霉。

▶ 实际上，很多长寿的人都生活在一些偏寒的地方。

▶ 在赤道附近、热带地区生活的人则表现出早熟和早衰的特点。

徐文兵：他们称呼和尚为"比丘"。比丘在佛经里的意思是乞士——要饭的人。

热带地区物产丰富，不用怎么劳作，地里面就能老长东西，人饿不死。

梁冬：插根筷子都能长出苗来。

徐文兵：像我们这些生活在有点干旱又有点严寒地方的人就需要劳作，这也是由于天地造化不太一样的原因。

曾经我在广州的时候，特别喜欢那儿的饮食，但是有一天，吃腻了广州饭的我换口味吃了谭鱼头，因为我在四川吃谭鱼头时特别香，结果当天晚上嗓子就肿了。

梁冬：什么原因呢？

徐文兵：水土的原因。广州是喝凉茶的地儿，在那儿吃谭鱼头就不行，太热了。

梁冬：这又回到"起居有常"的问题，"常"就是按照规律变化的不变，不变的变化。

徐文兵：规律是随着四季变化的。春天可以起来早一点，夏天完全可以早起晚睡，到秋天就稍微收敛一下，等到冬天就干脆早睡晚起，睡懒觉。

梁冬：有些老年人之所以长寿，主要就是因为入秋以后每晚看完《新闻联播》后就直接睡了，一直睡到第二天早上太阳出来才起床。

徐文兵：老年人到了一定岁数睡觉就少。

梁冬：那如果睡不着的话怎么办？

徐文兵：睡不着就找医生调理。就好像一辆车，光有加油没有刹车了，那是不行的。睡不着就是刹车有问题了。

梁冬：那很危险啊。

◀ 规律是随着四季变化的。春天可以起来早一点，夏天完全可以早起晚睡，到秋天就稍微收敛一下，等到冬天就干脆早睡晚起，睡懒觉。

5.死在女人手里叫"妄"

"不妄作劳"

梁冬：《黄帝内经》讲，人要健康就要"起居有常""不妄作劳"。"作"是工作的"作"，"劳"是劳动的"劳"。"不妄作劳"就是不要随便地工作和劳动，是这个意思吗？

徐文兵：初步理解可以。这个"妄"，你看它怎么写？

梁冬：上面一个"亡"，下面一个"女"。

徐文兵：对，死在女人手里叫"妄"。"作劳"的"劳"，本意是房劳。

梁冬：噢，"劳"还不仅仅是劳动。

徐文兵：对！"不妄"就是说心里面没有那么多亢奋的欲火。这个"作"与肾有关，"肾者，作强之官，伎巧出焉"。

▶ 肾本身是负责藏精、化精、生殖功能的器官。

肾本身是负责藏精、化精、生殖功能的器官。所以如果一个人肾虚了、生育能力差了，或者性功能差了，我们说他肾精出了问题。

▶ 肾精是支持人活一辈子的物质基础，它是有限的，你这边花费多了，那边生产元气，甚至养神的那部分就少了。

所以如果心里没有这种欲火，底下就不太耗你的肾精。肾精是支持人活一辈子的物质基础，它是有限的，你这边花费多了，那边生产元气，甚至养神的那部分就少了。所以总结起来就是一句话，"不妄作劳"讲的就是欲望不要太多，性爱不要过度这种养生之道。

▶ "不妄作劳"讲的就是欲望不要太多，性爱不要过度这种养生之道。

梁冬：这个"妄"是上面一个"亡"下面一个"女"，按徐老师的话来说，死在女人手上叫"妄"，"作"是指做爱，"劳"是"房劳"？

徐文兵：房劳，在房中做爱。

梁冬：乍一看"不妄作劳"，以为是别干那么多事儿。其实这个是有特指的。

徐文兵：对，"不妄作劳"是针对男人讲的。

梁冬：那女人呢？

徐文兵：大多数这种情况下，其实男女都一样，但《黄帝内经》产生的时代，还处于父系社会，属于阳性的男人的火比较旺，欲火比较重，而女人比较被动，属于阴寒、冷静类型。

梁冬：那是在古代。

徐文兵：对，现在社会可不一样了，阴不阴，阳不阳的事都有。

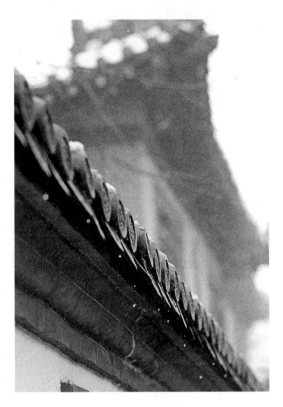

放纵自己的欲望，最终毁掉的是身心的健康与安宁。

◀ 属于阳性的男人的火比较旺，欲火比较重，而女人比较被动，属于阴寒、冷静类型。

6. 很多人都活得像"行尸走肉"

"形与神俱，度百岁乃去"

梁冬：前面讲了"食饮有节，起居有常，不妄作劳"，现在我们来谈谈之后就能够的"形与神俱"。

徐文兵："度百岁乃去"。

梁冬：关于"度百岁乃去"这句话，我其实有一点点怀疑，在《黄帝内经》产生的那个时代，很多人不到 50 岁就死了，平均寿命可能连 30 岁都不到，在此之前，真的有一个"度百岁乃去"的年代吗？

徐文兵：有！别说过去有，现在也有，但并不是所有人都能做到"形与神俱"——既长寿，又健康。其实健康和长寿不是一回事儿，不健康的人不见得不长寿。有的人是药罐子，病病歪歪的，还一直活着呢；有的人很健康，有能力，又有精力，最后却"啪"地死掉了。所以，生命的质和量中间应该有个平衡。

"形与神俱"这句话其实我们经常用。比如看一幅画，我们说这幅画是形似，或者神似；或者看戏时说这个演员他演得形神兼备。

中国人判断一个人生死的标准，不像西医那样。西医原来的标准是看心跳，如果一个人心率、呼吸都没有了，就判定他为死亡；后来发现有的人死了又活了，尽管没呼吸、没心跳，但是他脑子没死，所以现在判断的依据是"脑是否死亡"。而中医判断人的死亡标准是"是否有神"，一个人如果没神了就说他死了。什么意思呢？就是说这个人虽然能吃能喝能做，但他其实已经死了。我们管这种人叫"行尸走肉"，意思是说这个人的元神已经

> ▶ 其实健康和长寿不是一回事儿，不健康的人不见得不长寿。有的人是药罐子，病病歪歪的，还一直活着呢；有的人很健康，有能力，又有精力，最后却"啪"地死掉了。

> ▶ 中医判断人的死亡标准是"是否有神"，一个人如果没神了就说他死了。

离开他的身体了。

所以中医认为我们的躯体，只不过是我们的元神寄居的一个小旅馆。如果你一辈子将元神侍候得好，让它高兴、愉悦，又将它保护得很好，那它就会在你这个旅馆里多住几天。如果你侍候得不好，它就会离你而去，这样你也会活得很痛苦。有些人会自杀、自残，原因就在于他的元神不想再呆在身体里了，走掉了。

"上古之人"一辈子都活得"形与神俱"，躯壳跟元神相处得非常融洽。而且他们到死也不会出现像现在人的某种状态——痛苦得不行非要安乐死不可，他们都是善终的——叫做"欲知时日，无疾而终"。就是说一个人走完人生的轮回，完成天赋的使命，尽其天年了，然后就在临终前几天不吃饭，把自己洗得干干净净，最终很安详地走了。

梁冬：这是属于有福报的人？

徐文兵：这是我们每个人都应该做到的！只不过我们常常瞎闹，闹到最后，把所有的痛苦矛盾集中到某一时刻，来一个大爆发。有的人不得好死，大多数人还不得好活，活着很痛苦。

梁冬：真是不容易。

徐文兵：现在能够"形与神俱，度百岁乃去"的人太少了。

◀ 中医认为人的躯体，只不过是我们的元神寄居的一个小旅馆。

◀ 有些人会自杀、自残，原因就在于他的元神不想再呆在身体里了，走掉了。

◀ 有的人不得好死，大多数人还不得好活，活着很痛苦。

7.没活到60岁的都叫"夭"

"而尽终其天年"

徐文兵：现在说一下"天年"。什么叫"天年"呢？就是天赋予你的寿命，据你所知这有多长？

梁冬：《黄帝内经》说是 120 岁。

徐文兵：没错！我们经常说"祝您长寿"，这个"寿"在古代是有特定含义的。六十岁一个甲子，叫"寿"。就是说你生于某某年，六十年以后又回到这一年了，六十个春秋叫一个"甲子"，六十就是一个"寿"。六十岁之前死掉的都叫"夭折"。

梁冬：我以为二三十岁、十几岁死的才叫"夭"。

徐文兵：我原来还以为是没出满月的婴儿死掉叫"夭"。其实没过六十岁而死都叫"夭"，都是很不幸的死亡。如果你死在女人手里，一个"女"加一个"夭"，那就是"妖"，你碰上妖精了。

梁冬：实在太有意思了。

徐文兵：死在男人手里叫什么？碰到人妖了。开个玩笑。

"寿"和"夭"是反义词。六十岁以后叫"寿"，八十岁叫"中寿"，"天年"是两个甲子，一百二十岁。按我们北方的习俗，一个人要是过了八十岁去世，孙子辈都要戴红，叫"喜丧"。

梁冬：这辈子没白活。

徐文兵：活到了"中寿"。一百岁叫"长寿"，一百二十岁叫"尽其天年"。老天爷本来给你设定好了，让你活这么长，但我们很多人没能活这么长，而古代人却能"尽终其天年"。

梁冬：两个甲子，"度百岁乃去"。

▶ 没过六十岁而死都叫"夭"，都是很不幸的死亡。

▶ 按北方的习俗，一个人要是过了八十岁去世，孙子辈都要戴红，叫"喜丧"。

▶ 一百岁叫"长寿"，一百二十岁叫"尽其天年"。

　　徐文兵：而且还不是病病歪歪的，是"动作不衰"地"尽其天年"。你要是一直躺在床上输着液打着吊针，插着呼吸管活着，那叫行尸走肉。

　　梁冬：那就真的是《霍元甲》里说的"昏睡一百年"！

　　徐文兵：虽然有寿但没质。

○ 你要是一直躺在床上输着液打着吊针，插着呼吸管活着，那叫行尸走肉。

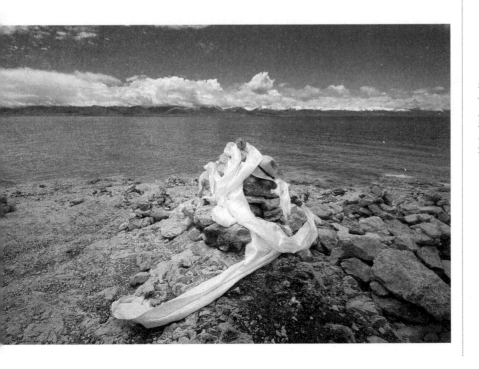

一个人没活到60岁，是非常悲惨的一件事，是不符合天地之道的。

73

8.人为什么会夭折

"以酒为浆""以妄为常"

梁冬：岐伯在表扬完古人"度百岁乃去"之后，就开始批评现在的人"今时之人不然也"了。现在的人不是这样的，而是"以酒为浆"，此话怎讲？

徐文兵："浆"是古代的水，就是说喝酒跟喝水一样。你看我们现在人喝啤酒或者白酒，真跟喝水一样。好多人外号叫"下水道"嘛，就那么一直灌，毫无节制。这是针对于前面说的"食饮有节"来讲的，意思是人夭折的原因就是"以酒为浆"！

梁冬：什么是"以妄为常"？

徐文兵：这个"妄"的意思后来就扩大成很多不切实际的幻想。我老母亲有天跟我说："现在的人吧，需要的不多，想要的却很多。"这种想要，就是由于被周围环境所诱惑着去跟别人攀比，那种被扇动起来的虚火，都是妄想。你有妄想不可怕，可怕的是什么？是你把这种妄想当成了注定，把不正常当成了正常。

▶ 大多数的"想要"，都是由于被周围环境所诱惑着去跟别人攀比，那种被扇动起来的虚火，都是妄想。

74

9. 趁着酒劲儿做爱等于找死

"醉以入房，以欲竭其精，以耗散其真"

梁冬：讲这句话之前，我想问徐老师一个问题。以前我听过这样一个说法，说"房劳"这件事是有节奏的，20岁的时候可以多少天一次，30岁的时候可以多少天 次……有这么一说吗？

徐文兵：不是这样的。人的体质先天禀赋是完全不同的，差异很大，因而人的肾精也是完全不一样的。按照常理，我的几位病人可能早就该死了，但人家活得挺好，整个儿是夜夜春风，一天都不虚度。

关键还在于各人的身体状况，有的人第二天腿发软，耳鸣，还会小腿肚子酸，撒尿滴滴答答收不住，或者出现腰酸、阴囊底下潮湿的状况，甚至开始脱发。这就是身体发出的信号，说明房劳过度了。我们现在很多人不关注这些信号，但求速死，早早地把自己那点阴精消耗完了。

梁冬："醉以入房"是我觉得整篇里面最刺激的一句话。

徐文兵："醉以入房"的意思就是趁着酒劲儿去做爱。古代很含蓄地把这种性行为叫"房中"。为什么要借着这个酒劲儿入房呢？一是因为酒能兴奋肝的气血；二是喝完酒以后感觉会稍微有点儿迟钝和麻木，可以持续。

所以很多人就养成了习惯，先喝酒然后再做爱。但是问题也来了，这等于是在没有知觉的情况下打开水龙头，你的肾精流失了多少根本不知道，这是对人体伤害最大的。而且在这种情况下做爱生出来的孩子全是呆、傻、痴、茶的。

梁冬：那是不是可以反过来说，有些人生出来的小朋友不

> 人的体质先天禀赋是完全不同的，差异很大，因而人的肾精也是完全不一样的。

> 我们现在很多人但求速死，早早地把自己那点阴精消耗完了。

> 先喝酒然后再做爱，等于是在没有知觉的情况下打开水龙头，你的肾精流失了多少根本不知道，这是对人体伤害最大的。而且在这种情况下做爱生出来的孩子全是呆、傻、痴、茶的。

是很健康其实和他们自己有关。

徐文兵："醉以入房"的危害，不光是在科学发达的今天人们所总结出来的，陶渊明早就发现了。因为陶渊明、李白的子孙全是呆、傻、痴、茶的，于是陶渊明就总结说"盖缘杯中物也"。

现在，如果很多年轻人计划要怀孕了，丈夫在头三个月甚至半年前就会开始戒烟戒酒，这是完全正确的！酒是辛味入肝的，最能伤肝，好多喝酒的人都会手颤，再喝杯酒就不颤了，但下一次会颤得更厉害。

梁冬："醉以入房"后面其实蕴含着深刻的道理。如果你觉得这一次比较愉快的话，下一次就会以更大的不愉快来作为代价。这是一种典型的透支！

徐文兵：而且代价可能是终生的不愉快。

还有，"醉以入房"下边跟着一句话，叫"以欲竭其精，以耗散其真"。

梁冬：这句话怎么讲？

徐文兵：意思是亢奋带来的结果就是把你的精气神儿——也就是物质基础的肾精给透支光了。肾精又是我们说的那个练精化炁、化出的元气的根本，没有了肾精，人的真气即我们的元气也就耗散掉了。

刚才我说了，喝完酒之后，感觉身上的气是散的。所以下面它那句话叫："以耗散其真"，把那个元气给散发掉了。

▶ 酒是辛味入肝的，最能伤肝，好多喝酒的人都会手颤，再喝杯酒就不颤了，但下一次会颤得更厉害。

▶ 肾精是我们说的那个练精化炁、化出的元气的根本，没有了肾精，人的真气即我们的元气也就耗散掉了。

10.人没必要追求超凡脱俗

"不知持满，不时御神，务快其心，逆于生乐，起居无节，故半百而衰也"

梁冬：什么叫"不知持满"？

徐文兵：我们讲"敦敏"的时候，说"离中虚，坎中满"。坎是指肾，所以"持满"就是指要养护我们的肾精。

肾就像是一个容器，它包裹了我们所有的精髓、精液。肾精无节制地流失，叫"不知持满"。"醉以入房"的行为也是"不知持满"。

梁冬："不时御神"呢？

徐文兵：天有"神"，就是四季昼夜的变化，它是有规律的；人身上也有人神。天人合一，就是人的神跟着天神的节奏去走。这个"走"是按照 24 小时的变化，也是有规律的。

如果你能按照时辰的变化，将自身调整到与天地同步的话，就会很省劲；如果你不按这个时辰、季节走，就会活得很累。很多人说，我白天睡觉，晚上工作。你可以这样做，但消耗能量会很大。就好像发射人造地球卫星一样，你要顺着地球自转的方向去发射，这样就省燃料，否则就会造成浪费。这些都叫"不时御神"。

梁冬：接下来是"务快其心"。

徐文兵：用现在流行的一句话来讲，叫"玩的就是心跳"。

梁冬：对，王朔说的嘛。

徐文兵：现在很多有病的人追求的是什么？能让我感觉刺激、兴奋、动心、动神的东西！这种追求的结果其实就是纵欲。

◉ 肾就像是一个容器，它包裹了我们所有的精髓、精液。肾精无节制地流失，叫"不知持满"。

◉ 天人合一，就是人的神跟着天神的节奏去走。这个"走"是按照 24 小时的变化，也是有规律的。

◉ 如果你能按照时辰的变化，将自身调整到与天地同步的话，就会很省劲；如果你不按这个时辰、季节走，就会活得很累。

梁冬：没事儿去蹦个极、打个枪。

徐文兵：追求所有能让他心跳加快的东西，看恐怖片、坐过山车、不停地换男友女伴。为什么要换呢？审美疲劳！看现在这个伴已经没感觉了，就好像左手摸右手，所以就换一个再来一次心跳。但是这种动心、动神的过程，其实是在消耗你的肾精。

有一种不追求心跳加快，仍然能得到愉快的方法，就是在极静、静坐、站桩、参禅的情况下寻求悟道的感觉。很多人静不下来，所以只好靠吸毒、喝酒来"务快其心"。

梁冬：事实上很多人打坐、参禅，他自己很愉快，也不折腾别人，还不会引起人家妒忌。

徐文兵：而且节能减排，节约自己的肾精。

梁冬：总结一下，"不时御神，务快其心"说的就是，有些人由于不懂得把自己的"神"调得与天地之间的节奏一样，只想要追求眼下的快乐。长期这样是会伤身的，"逆于生乐"。

徐文兵：这种做法是不符合养生之道的。我们提倡顺应自然，不要戗着来。

梁冬：为什么以前的人和现在的人不一样呢？

徐文兵：我估计上古时期也照样有"醉以入房，务快其心"的人。毛主席说过，是人就能分出左中右。任何时代的任何人群中都有健康且长寿的。

我只是想告诉大家，人是能活一百二十岁的，而且这一百二十年的人生是绝对不枯燥无味的。有记者去采访一位百岁老头，问："老先生怎么能活这么长时间啊？"老人说："我不抽烟，不喝酒，不乱搞女人。"那记者说："那你活着干嘛呢？"

其实有一种方法是可以让你既能抽烟，又能喝酒，也可以满足性欲，而且还能保证健康长寿的。这是道家告诉我们的。

梁冬：这种方法我们在接下来的内容里和大家慢慢分享吧！

徐文兵：道家对饮食、对男女都有很深的研究。它还告诉

▶ 有一种不追求心跳加快，仍然能得到愉快的方法，就是在极静、静坐、站桩、参禅的情况下寻求悟道的感觉。

▶ 有些人由于不懂得把自己的"神"调得与天地之间的节奏一样，只想要追求眼下的快乐。长期这样是会伤身的，"逆于生乐"。

▶ 其实有一种方法是可以不抽烟，不喝酒，不搞女人，仍然可以满足性欲，而且还能保证健康长寿的。

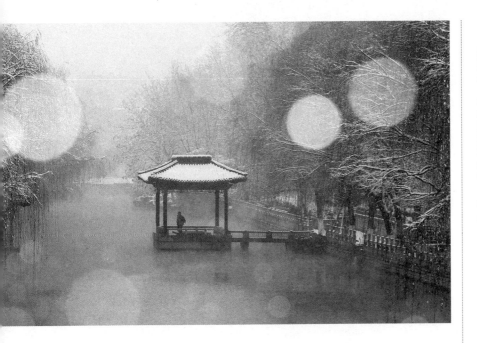

寻求愉快，并不一定要追求心跳加快的感觉。极致的快乐，往往隐藏在极静的状态中。

普通人一个道理：人没有必要追求那种超凡脱俗的东西；即使身为一个普通人，我们依然可以过得很快乐，很健康，一直活到一百二十岁。

梁冬：在《黄帝内经》成书之前的古人就很明白，一个人起码能够活到一百二十岁，只要你遵循一些简单的法则。

"书中自有黄金屋，书中自有颜如玉"，古代的人为什么读书读得那么愉快，现代人为什么读书读得这么难受？我觉得主要原因是，现在很多人从来没有认真去琢磨一两个简单的字，琢磨它里面所蕴含的巨大的人生道理和精神享受。

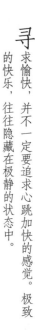

◀ 人没有必要追求那种超凡脱俗的东西；即使身为一个普通人，我们依然可以过得很快乐，很健康，一直活到一百二十岁。

79

那些摸不着看不见，但的确又能产生影响的东西，往往对我们的生命起着决定性的作用。我们应该意识到那些无形的、会使我们的思维情感产生错误方向或错误力量的负能量的存在，并尽力化解它。

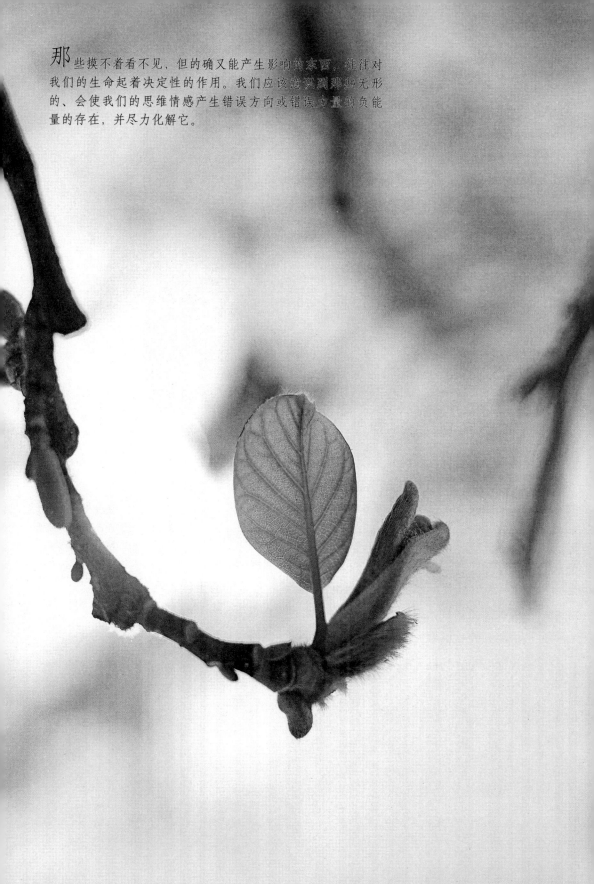

第三章
为什么"虚邪"害人不浅

引起你情绪波动的能量或信息，都叫"邪气"。让你大喜、大悲、大怒、大惊、大恐的东西，都是虚邪。所以"虚邪"后面接着一句话叫"避之有时"，教你不要迎上去，要躲着它。

美好的心态或言语，看似虚无，其实也是一种正能量，会带给人意想不到的惊喜。

经文：

夫上古圣人之教下也，皆谓之虚邪贼风，避之有时，恬淡虚无，真气从之，精神内守，病安从来。

1. "虚邪"虽然看不见,但却害人细无声

梁冬:接下来讲"虚邪"。我想请问徐老师,什么叫做"虚邪"?

徐文兵:"虚"的反义词是什么?

梁冬:"实"。

徐文兵:"虚邪"的反义词就是"实邪"。我们先看一下"实",我们常说"眼见为实",凡是你能用肉眼看到的东西都叫"实"。包括我们用显微镜能看到的细菌和病毒,都是有形有质的,这些都叫"实邪"。

而"虚邪"是形而上的东西,它是一种物质之上推动物质运动的一种能量,跟天地变化有关系。

梁冬:能不能讲一个有关"虚邪"的例子?

徐文兵:比如,我们常说"上火了""着凉了","火"是什么?是一种能量,"寒气"也是一种能量,它们并不以物质的形式存在,但是同样能伤害你。

中医把影响人身体的六种负能量叫"六淫","淫"是过分的意思。"六淫"包括"风""寒""暑""湿""燥""火"。它们都是虚邪,因为我们用肉眼看不见它们。很多人说,"我能看见风",其实你看不见风。

梁冬:看见的是空气流动带动的尘埃。

徐文兵:那些尘土,或者是凝结在空气里面的水蒸气,你能看到。

梁冬:我们可不可以这样理解这个"虚邪",比如,有人说,梁冬你长得实在是太英俊了。这句话不是物质,但是我却因此内心觉得很快乐。这和"虚邪"是一样的道理吗?

◀ 凡是你能用肉眼看到的东西都叫"实"。包括我们用显微镜能看到的细菌和病毒,都是有形有质的,这些都叫"实邪"。

◀ "虚邪"是形而上的东西,它是一种物质之上推动物质运动的一种能量,跟天地变化有关系。

徐文兵：没错。我们经常说的一句话，就是"恶语伤人六月寒，良言一句三冬暖"。"良言"和"恶语"都会对人的身心产生影响，它们和"虚邪"一样也是形而上的东西。

所以我们应该认识到，在物质层面之上还有另外一些东西的存在，这就是中医和现在某些学科的区别。

梁冬：我觉得现代的科学其实慢慢也把这个道理展现清楚了，比如，你在网上看一篇文章，看起来似乎这文章是物质，但其实网络传过来的东西怎么会是文章呢？它只不过是一些信息而已。所以"虚邪贼风"这个"虚"，意义真是太深刻了。

徐文兵：看不见摸不着的东西。

梁冬：但是它存在。

徐文兵：所谓"邪"，我们是相对人的正气而言的。人活着，身上应存在一股正气，孟子讲要"养吾浩然之正气"。正气有它的波长和振动频率，所有跟它这种波长和振动频率不协调不一致的东西，都叫"邪气"。或者是方向相悖的情况，比如你本来想往东走，但是另外一种力量却把你往别的方向引，这也叫"邪"。我们应该意识到这种无形的，会使我们的思维情感产生错误方向或者错误力量的东西的存在。

梁冬：总结一下，"虚"是对应"实"的，指的是那些摸不着看不见，但是的确又能对人们产生影响的东西。比如说一句善良的吹捧，它能够让人家感到心里温暖，那么它也会有正面的健康的影响。由此推广到夫妻关系，一个聪明的老婆应该经常吹捧她老公，这样她老公才会健康长寿。

徐文兵：我们讲的外因叫"六淫"，而内在的病因叫"七情"，就是"喜""怒""忧""思""悲""恐""惊"。引起你情绪波动的能量或信息，都叫"邪气"。让你大喜、大悲、大怒、大惊、大恐的东西，都是虚邪。所以"虚邪"后面接着一句话叫"避之有时"，教你不要迎上去，要躲着它。

▶"良言"和"恶语"都会对人的身心产生影响，它们和"虚邪"一样也是形而上的东西。

▶正气有它的波长和振动频率，所有跟它这种波长和振动频率不协调不一致的东西，都叫"邪气"。

▶引起你情绪波动的能量或信息，都叫"邪气"。让你大喜、大悲、大怒、大惊、大恐的东西，都是虚邪。所以"虚邪"后面接着一句话叫"避之有时"，教你不要迎上去，要躲着它。

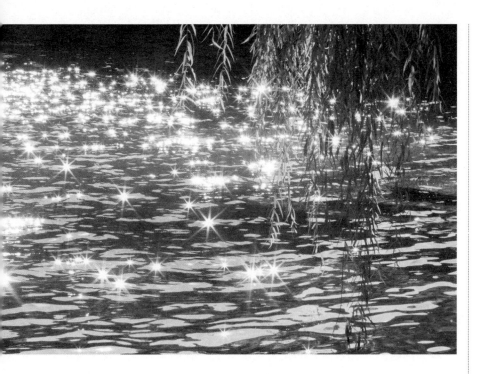

美好的心态或言语，看似虚无，其实也是一种正能量，会带给人意想不到的惊喜。

梁冬：所以有很多人都说，从某种程度上来讲，《黄帝内经》的哲学思想还是和道家的思想比较接近的。

徐文兵：不是接近，而是一脉相承，我们称道家学说为"黄老学说"，"黄"就是指黄帝。

梁冬：后世有一些中医不能发挥作用，我估计从根儿上讲，其实是和很多中医后来接触了儒家思想，或者是和他不能够完全地理解道家思想的真谛有关。

徐文兵：背道而驰。

梁冬：我们很多朋友觉得道家思想很虚妄、很消极，但实际上，一只看不见的市场的手，其实反而是一种对真理本身的尊重。

徐文兵：道家是入世的。

2.你会避"虚邪贼风"吗

"虚邪贼风，避之有时"

梁冬：前面讲到"虚邪贼风"里的"虚邪"，那"贼风"又是什么东西呢？

徐文兵："贼"是偷偷摸摸的，不是正大光明、堂而皇之的。"风"呢？春风拂面，吹面不寒杨柳风，这是正经的风，它不会对人带来伤害。怕的是什么？比如说，你睡着了，小偷趁你熟睡、不注意的时候，他突然进来偷东西。

所谓的"贼风"，就是说，当人的精神或者意识放松的时候，刮起的风，它对人的伤害是最大的。我们本来有一股保卫自己身体的力量或者能量，叫"卫气"。人睡着的时候，卫气会收敛到体内，我们要盖衣服盖被子保护它，但是有些人喜欢蹬被子，或者夏天的时候喜欢开着窗子开着空调睡觉，这时候卫气虚弱，失去防守，如果刮风，人所受到的伤害就是最大的。

所以，小孩子一蹬被子，第二天就流鼻涕感冒；很多人疲劳后一吹风，就容易出现面瘫。这种在不注意的情况下侵害你的风就叫"贼风"。

梁冬：我终于明白了为什么在同样的室温下，我坐着、躺着都不感冒，一睡着就会感冒了。

徐文兵：外面的温度没变，你变了。

梁冬：对，因为人睡觉以后，身体的卫气重新进到身体里去了，就像哨兵都回去了。所以，我们平常感觉不到的风此时就对我们身体造成影响了。因而能否保护好自己就在于我们是不是能够随时提高警惕，就像我们经常看到标语"提高警惕，

▶ 我们本来有一股保卫自己身体的力量或者能量，叫"卫气"。

▶ 人睡觉以后，身体的卫气重新进到身体里去了，就像哨兵都回去了。

保卫祖国"。

我觉得这句话现在想起来，其实是一句非常深刻的话。不禁觉得，以前有各种各样的口号，当时觉得很通俗，其实很有道理。

当我们的身体提高警惕的时候，贼风就侵犯不了我们；当身体没有警惕性的时候，贼风就会影响身体。

对于"虚邪贼风"，为什么叫"避之有时"呢？

徐文兵：古代讲五运六气，那时通过一套方法计算出"风""寒""暑""湿""燥""火"这几种能量突然增强的时候，对人的影响同样也变大。所以大寒以后，我们就要开始计算，初之气，二之气，三之气，这叫"有时"。

就四季变化来说，我们应该知道，春天多风，其风是往上走的，夏天多暑热，秋天多燥，其风具有肃杀之气，冬天多寒。你要根据时令的变化，避开在各个季节下盛行的"邪气"，还要避开"贼风"。举例来说，我们知道骑摩托车的人容易得关节炎，

◀ 当我们的身体提高警惕的时候，贼风就侵犯不了我们；当身体没有警惕性的时候，贼风就会影响身体。

◀ 春天多风，其风是往上走的，夏天多暑热，秋天多燥，其风具有肃杀之气，冬天多寒。

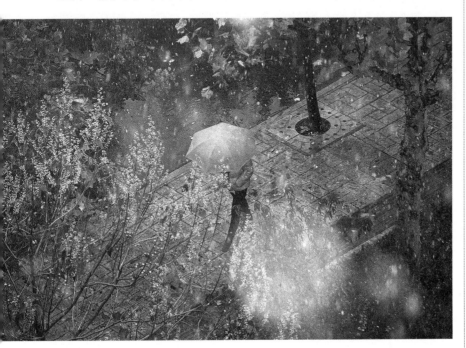

虚邪贼风无处不在，我们应时时提高警惕。

但我的病人有的得关节炎却绝对不是在冬天得的。

梁冬：为什么呢？

徐文兵：因为他知道在冬天要穿皮裤、棉裤、护膝，把自己包裹得很严。在夏天，人的腠理开放的时候，他却不以为然，骑着摩托车兜风，贼风趁机进入身体，于是他就很容易患上了关节炎。

梁冬：骑着摩托车迎着风走，拉风少年其实到后来都是有关节炎的，这是很有道理的。

徐文兵：岂止是关节炎！我们在厨房里炒菜，本来热火朝天、汗流浃背的，突然想起冰箱里还有菜没拿出来，一开冰箱一伸手，就那么一下，贼风就进身体里了，虚邪也进去了，很多人的病就是这么落下的。

梁冬：我听说，很多人得病都是由于夏天吹空调的原因。

徐文兵：这种贼风都是"人造贼风"，我们叫"引狼入室"，把贼召唤到自己家里。夏天本来应该多出汗，宣泄皮肤，可是我们却呆在一个温度特别低的房间里，结果就生病了。

梁冬：李光耀曾经说过，空调是人类最大的发明，但是，空调也是导致现代很多人在夏天生病的主要原因。

徐文兵：所谓"避之有时"，第一要避之，第二要有时。我们刚才讲了贼风容易在睡觉的时候进入身体，那么就是说即便在午休时你也不应该吹电扇或空调。

梁冬：我听说很多老年人得脑中风、面瘫，往往就是由于中午睡觉的时候，觉得挺热就开风扇，结果一醒来，发现半边身子动不了了。有时候儿女打来个电话，本想问候一下老人的，可这时候老人在午休，被电话声一惊一吓，就出现问题了。

徐文兵：你说的这个很正确，我总是劝病人睡觉时要拔座机、关手机，因为在熟睡的时候突然惊醒是最伤神的，这种"贼""虚邪"更厉害。可是很多人说："我们公司要我24小时待机，不许我关机。"那你自己要为了工作而舍命，我也没办法。

▶ 夏天本来应该多出汗，宣泄皮肤，可是我们却呆在一个温度特别低的房间里，结果就生病了。

▶ 空调是导致现代很多人在夏天生病的主要原因。

▶ 在熟睡的时候突然惊醒是最伤神的。

3. "恬不知耻"是一种心理疗伤的方式

"恬淡"

梁冬：保持健康要"恬淡虚无，真气从之"，本来我觉得这句话意思很浅，无非就是说人不要有那么多的欲望，少挣点就少挣点，少花点也无所谓。但是我觉得跟您聊了以后，发现《黄帝内经》里根本就没有半个多余的字，所以这句话绝不会只有那么简单的意思，它到底该怎么理解呢？

徐文兵：首先，我说一下您刚才说的没欲望，没欲望是符合那个"淡"，"淡"是平淡、淡泊，没有太高的要求。我们现在社会总是讲攀比，讲互相要竞争。

梁冬：刺激、拉动内需对国家好，但是对人民群众来说，我们自己要知道自己的能力在哪儿。

徐文兵：这个"淡"就是指这个。我们经常说，平平淡淡才是真，但是很多人，都在追求更高更快更强，最后累死在奔跑的路上。原因就在于这个社会的发展，需要鼓动起人们很多的欲望。另外还需要控制、统治一些人。如果被领导者没有欲望的话，领导者就不好做了。所谓我给你个官做，给你涨工资，你就得给我干得欢实点儿。但是如果一个人说，我对当官、涨工资都没兴趣，那这个人就不好被使唤了。

梁冬：你看很多高校的教授，为什么这么辛苦？当然他自己享受学术是一方面，但另一方面很多人纯粹是因为做了一辈子只做到讲师，还没做到副教授给闹的。

徐文兵：所以道家为什么不招统治者喜欢，就是因为它倡导这个理论，大家如果都这样做的话，这个社会就没法管了。

◀ 很多人都在追求更高更快更强，最后累死在奔跑的路上。

梁冬：当然了，我们也希望人民群众在有序的方向里面，有正确的人生观。

徐文兵：但是如果人人都没有欲望的话，这个社会也就完蛋了，两者中间应该找个平衡。

梁冬：说回来"恬淡虚无"。

徐文兵："恬"是什么意思？我们经常说的一个成语叫"恬不知耻"。

梁冬："恬"这个字有很多人在用，但是大家却从来没有想过"恬"是什么意思。咱们是天天在用，却用而不知啊！就像很多老公，天天在使唤老婆，却从来没有认真看过她，这是要提出严厉批评的。

徐文兵：我专门研究过"恬"的意思，"恬"本来和"舔"是同根同源的。动物甚至人受伤以后，都会下意识地舔伤口，而科学证明，唾液中含有很多促进伤口愈合的酶和其他的有利物质。所以，"恬"的本意其实是指一种自我疗伤自我宽慰，最后达到自得其乐的一种能力。

我们现在很多人已经不会"恬"了。很多人常常内疚、自责、自卑，这些人就需要"恬不知耻"。他本来没干什么坏事儿，但是他就觉得自个儿对不起这个对不起那个，这样他的伤口就永远没法愈合。

梁冬：他被人心理暗示着。你看小孩子，他玩一种咱们觉得没意思的东西，玩得那么认真那么投入那么高兴；还有一些老小孩，他退休以后，就沉迷于收藏一些咱们看来不起眼的破破烂烂的东西，也玩得很高兴。这种自得其乐就是"恬"。我们现在总想着必须得挣多少钱当多大官才会高兴，其实已经不"恬"了。

所以，对于那些不懂得自我心理疗伤的朋友，大家要从被别人暗示下的羞耻感里面解放出来，这样才能真正达到身心健康。

徐文兵：身体的疗伤和心灵的疗伤同样重要。

▶ "恬"的本意其实是指一种自我疗伤自我宽慰，最后达到自得其乐的一种能力。

▶ 对于那些不懂得自我心理疗伤的朋友，大家要从被别人暗示下的羞耻感里面解放出来，这样才能真正达到身心健康。

4. 人这一辈子，活的就是"心无挂碍"

"虚无"

梁冬："虚无"怎么讲呢？

徐文兵："虚无"就是说人的本心不应该附着那些污浊的东西，就像佛家所讲的"心无挂碍""菩提本无树，明镜亦非台，本来无一物，何处惹尘埃"一样。

梁冬：不会"猪油蒙心"。

徐文兵：如果你保持这种虚空的状态，精神就得到了极大的自由；如果被"猪油蒙心"，或者被一些东西堵着、闷着、压着的时候，就会活得很痛苦、很累。

梁冬：所以，中医讲人的身体感受和心理感受是同一性的。我们常听人说，这两天被人气了之后心里老是堵得慌，一句话就能让人的身体产生真实的被堵着的感觉。

◀ 人的身体感受和心理感受是同一性的。

徐文兵：他把一种无形的能量通过有形的物质表达了出来。岳飞讲"怒发冲冠"，这个"怒"是一种无形的能量，但是它会把人的头发支棱起来，头发又能把帽子给顶起来。所以，这个"虚"是说要让自己的心灵、精神得到最大的自由。

"无"是说人活一辈子追求什么？人们经常问："我从哪里来，要到哪里去？"道家讲"无中生有"。世界的本源，来自于那个"无"。我们如果活一辈子能体会到那个境界，真正体悟到那种状态，就接近于佛家讲的成佛了，也悟到自己的本心了。

◀ 世界的本源，来自于那个"无"。我们如果活一辈子能体会到那个境界，真正体悟到那种状态，就接近于佛家讲的成佛了，也悟到自己的本心了。

所以，这个"虚无"是我们活一辈子应该追求的一种境界和状态。"恬淡虚无"这四个字层次不一样，首先你要知道，"人在江湖飘，谁能不挨刀"，挨完刀以后，别找别人去抚慰你，自个儿"恬"了，把伤口疗好了；然后，把自己追求名利、钱财的欲望放得淡一些，够吃够喝就得了；在有吃有喝状态下追求什么呢？让自己的内心变得更加敏锐丰富。

梁冬：变成"虚心"的人。

徐文兵：最后去悟到极乐的那个"无"的世界，这一辈子就算没白活。

梁冬：所以大家要想保持"恬淡虚无"，就得一步一步来，先"恬"了，然后才能"淡"，"淡"了以后才能"虚"，"虚"了以后才能"无"。

徐文兵：人有一颗破碎的心的时候，他的心神是不安定的，也就不可能有那种淡定从容的境界。当你把自己的心神保护得很好的时候，就好像给一个闭关的人提供了一个很好的修行条件，这时候那个人才会"淡"，否则他老处在一种惊恐焦虑不安的状态，你让他怎么"淡"？他"淡"不下来。

梁冬："恬淡虚无"的境界适用于所有的人，就算是炒股，你也可以炒到"恬淡虚无"的境界。比如说，我最喜欢的巴菲特，他挣了一辈子钱，几百亿上千亿美元，说捐出去就捐了。他为什么这么做呢？因为他刚开始就认为自己没有拥有这些钱。对他来说，这一切只是个游戏。

徐文兵：他把钱看得很淡。而我们现在很多人把钱看成命根子，那股票跌一点、两点、一百点，对他们的刺激都很大。我看到很多人炒股炒出一身病，不管是股市涨还是跌的时候，这些人都在犯病。

梁冬：心随着股票的价格忽起忽落，跌宕起伏啊！

徐文兵：这就叫"志忑不安"。"志"是心往上提，"忑"是心往下掉，最后，七上八下，闹了个心神不安。

梁冬：有一些年轻朋友老觉得父母在家里没事儿做，就给他们十几万块钱炒股，表面上看这种做法是孝敬，其实是对父母的摧残。因为这样做反而令自己的父母为股票忑忑不安。还有些太太觉得自己不用出去上班了，在家炒个股，每天就应该挣个几百块钱，为此每天都忑忑不安。这些其实都是有成本的，心理成本非常大。

5. 越天真，越强大

"真气从之"

梁冬："恬淡虚无"之后才能怎么样呢？"真气从之"。什么叫做"真气从之"？为什么要用"真气"这个词儿？

徐文兵：首先讲"真"，"真"就是天然赋予你本来的面目，相当于是，人在出生以后就会开始呼吸，小孩子一哭就要吃奶。这个"气"，我们叫后天的谷气，繁体字为"氣"。

在父母的精子卵子结合的一瞬间，"两精相搏谓之神"，两个细胞一结合，这时候人就有神了。而且，它先天的这种神带来的能量也开始运动了。接着，一个细胞分裂成两个，两个分裂成四个……之后形成一个人形。推动这种运动发展的能量就叫元气，是天赋予的。

梁冬：这就是所谓的"真气"吗？

徐文兵：对。我们出生以后，就有了先天元气和后天谷气，两者共同作用，完成了我们生命的整个活动。这个"真气"是不可替代、无法再加、没法复制的东西，用完了就完了，非常珍贵，但是现在很多人却每天都在做着伤害自己元气的事。

当我们处在一种"恬淡虚无"的状态时，真气就能够随着本来指挥自己的那个神去运作，即"真气从之"。"之"是谁？这真气受谁的指挥？它肯定不受意识所指挥，意识可以指挥手、脚动一动，但是你能用意识控制一下心率吗？你说："心跳快点儿！慢点儿！"或者说："胃快蠕动、赶紧消化！"或者说："大肠赶紧蠕动、排便！"它们根本不会听你的。

梁冬：就像打一个赌，说自己能马上放个屁，大部分人估

◀ 在父母的精子卵子结合的一瞬间，"两精相搏谓之神"，两个细胞一结合，这时候人就有神了。

◀ 我们出生以后，就有了先天元气和后天谷气，两者共同作用，完成了我们生命的整个活动。

◀ 当我们处在一种"恬淡虚无"的状态时，真气就能够随着本来指挥自己的那个神去运作，即"真气从之"。

计很难做到。

徐文兵：绝对放不出来。内在脏腑的运作是受另外一个系统控制的，推动它运作的能量，我们叫"真气"，推动真气运动的就是"元神"。

梁冬：这就是中医里面讲的"先天之本"。

徐文兵："先天之气"。

梁冬：有的朋友总是觉得中医有点儿伪科学，不理解什么叫"先天之气"。给大家举一个简单的例子，比如说，咱们地球上有石油、天然气，在我们出生很多年以前它们就停留在地壳里面了。现在我们人类不环保，疯狂地开采石油、天然气，搞得地球变暖了。实际上，这和人的先天元气被过度开采而导致的虚火上浮是一回事。

每个人在出生的时候，身体里都有自己的"石油"和"天然气"。如果我们能以此相比喻的话，大家就能理解"真气"不是伪科学，而是真的存在。

徐文兵：人的经络和腧穴都是在"恬淡虚无"的状态下，由古代的圣贤们体会出来的；然后他们就把这种感觉详细记录下来，这个气怎么走，从哪儿走到哪儿，在哪儿有停留等等，这就是经络腧穴的发明史。这是可以重复验证的，你如果按照道家或者中医的方法去做，就同样能感觉到元气的运行。

举个例子，手划破的时候，你会觉得伤口这儿有小动脉"突突"地跳，为什么？这就是真气把你的元神、气血送到这儿来修补。如果你划一个口子，却只觉得疼，伤口很长时间也不愈合，而且还会化脓流水，这就说明你的真气没从元神，没到它该去的地儿。

同样，当我们的身体长出一个小的癌细胞或肿瘤细胞的时候，如果真气从之，气血就会过去把癌细胞或肿瘤细胞干掉。但如果我们疯狂地用后天的意识去消耗元气，干了别的事情，真气

▶ 现在我们人类不环保，疯狂地开采石油、天然气，搞得地球变暖。实际上，这和人的先天元气被过度开采而导致的虚火上浮是一回事。

▶ 当我们的身体长出一个小的癌细胞或肿瘤细胞的时候，如果真气从之，气血就会过去把癌细胞或肿瘤细胞干掉。

就顾不上消灭癌细胞了，这时候人就会得病。

举个例子，当战士冲锋杀敌的时候，有可能他的肠子已经流出来了，但他不觉得痛，等到把敌人都干掉后庆祝胜利时，他突然意识到："哎，这是什么东西？"一拉，是自个儿的肠子，这时才觉得疼。这是为什么？就是因为他那会儿的气被用在另外一个事情——"冲锋杀敌"上了，无暇来顾及肠子的事。我的很多病人，曾经热情旺盛地投入到一个大的工程或是项目中，但事情搞定之后，身体也随之垮掉了。

梁冬：这种事情经常发生，中国很多中产阶级以上的朋友，在生意特别好的时候，忙着签订一个又一个合同，常常不觉得自己有病，等到事情没那么多的时候，浑身的病就出来了。

徐文兵：他当时其实不是没病，而是病被他焚身的"欲火"掩盖住了。他处于那种"high"的状态，意识不到自己的病痛。等那个虚火一下来，他才知道自己病了，就跟金融危机一样，冰山一角底下的那些东西全暴露出来了，但是为时已晚。

梁冬：我有一个情况想向徐老师做一个印证，比如，我们稍微安静一下，自己呆个五分钟八分钟，就会突然发现，原来我能感觉到自己的呼吸声音，能感觉到自己的心跳，甚至能感觉到肚子里有股气"咕噜咕噜"地响。平常说着话、做着事儿的时候不觉得，才五分钟就能感觉到这样的变化。如果我们能够静静地呆个六天七天，那就一定能感受到生命里更加微妙的东西。若是呆七天叫什么呢？"恬淡虚无"？

徐文兵：真能呆七天的话，你会感觉到这个世界跟你现在所意识到的世界是完全不一样的，其中有很多奇妙的境界。"上古天真论"后面结尾时讲到做人有四个境界，叫"真至圣贤"。那时我们会告诉你，到了那种境界，你会有什么样的功能，会感觉到什么。可我们现在连一个普通的健康人都做不到，因而根本就体会不到那些东西，体会到的也是邪道。

◉ 很多人处于那种"high"的状态，意识不到自己的病痛。等那个虚火一下来，他才知道自己病了，就跟金融危机一样，冰山一角底下的那些东西全暴露出来了，但是为时已晚。

◉ 为什么我们现在连一个普通的健康人都做不到，体会到的也是邪道呢？

6. 人最大的毛病是"精不内守"

"精神内守，病安从来"

梁冬："真气从之"之后就是"精神内守，病安从来"。精神守在里面了，病怎么会来呢？但是意思肯定没这么简单。

徐文兵：在"恬淡虚无，真气从之"的状态下，人的精和神是牢牢地守在身体内部的。而我们现在很多人精神不内守，精和神都在外露。所谓的"守"是闭藏守住，其反义词就是外露。

我给大家举几个漏精的表现，其中第一个就是遗精。男人晚上做一个性梦，云雨一番，结果发现很快活就射精了。还有的人是滑精，没有性梦，但是早上起来一看，内裤上粘糊糊的，就知道自己又"跑马"了。

最典型的例子是《红楼梦》里对王熙凤有单相思的贾瑞，病得不行了，看道人送给他的风月宝鉴镜子，看这面，见王熙凤招他进去云雨，便忍不住，然后就遗精了；看另一面，只见一个骷髅头，意思就是说，你要是老看那一面一直纵欲就要死了。结果他还是忍不住老看云雨那一面，最后就脱精而亡。精是神的物质基础，精不内守，你就没有这个养家糊口的东西，最后那个神就要跑掉了。

还有人说，你说的不就是遗精嘛，现在很多科学家发现精液里面就几克蛋白质而已，人遗几次不会有事。没错，精液里面是蛋白质，但蛋白质跟蛋白质能一样吗？你知道钻石是什么成分吗？

梁冬：碳。

徐文兵：我给你一块石墨它也是碳。

梁冬：铅笔也是碳。

▶ 我们现在很多人精神不内守，精和神都在外露。

▶ 精是神的物质基础，精不内守，你就没有养家糊口的东西，最后那个神就要跑掉。

徐文兵：你向女朋友求婚的时候，送她一块碳，说你嫁给我，她会嫁你吗？这就是科学家犯的毛病，都是碳，为什么价值不一样？所以说，相同的物质有时也是完全不一样的，你想把碳变成钻石还必须高温高压赋予它特别的能量。制造精液消耗人的能量是巨大的，所以你损失了它也就等于损失了很多气血和能量。

假设我们做这样一个试验，我吐内含蛋白质的吐沫，你射同样是蛋白质的精液，我吐十口，你射一次，咱两每天都这么做，你说谁顶得住？

精不内守是我们现在很多人的一个最大的毛病。

梁冬：您作为大夫，天天都会看到因为精不内守而来看各种男性病的病人吧？

徐文兵：男病人女病人都有精不内守的情况。

梁冬：您说的男病人有刚才说到的那种精不内守的情况，大家当然都明白，那么女病人是如何精不内守的呢？

徐文兵：男人有精，女人也有精。女人的精表现为阴道的润滑液，这种润滑液在一定程度上有滋润和保护阴道粘膜的作用，当然在性爱生活中它也起到润滑的作用。但是如果这种精流失过多，或是一些病毒、霉菌、细菌的感染导致阴道内不停地分泌这种粘液的话，女人一样在失精。除此之外，过度性交，白带、黄带分泌异常，阴道感染久治不愈，还有宫颈糜烂，这些都会导致失精。

梁冬：那这种情况能不能在人的脸上反映出来呢？

徐文兵：一般来讲，没精的人眼睛没神，脸色发黑发痿，好像蒙着一层灰，就像没洗脸似的。还有一个特点就是眼圈特别黑，这是女性失精的表现。早产和堕胎是导致女人失精的最大原因，而正常的怀孕生育对女人和孩子都有好处，因为它是符合自然之道的。如果人为中止妊娠，做药物或人工流产，就会造成失

◀ 制造精液消耗人的能量是巨大的，所以你损失了它也就等于损失了很多气血和能量。

◀ 假设我们做这样一个试验，我吐内含蛋白质的吐沫，你射同样是蛋白质的精液，我吐十口，你射一次，咱两每天都这么做，你说谁顶得住？

◀ 女人的精表现为阴道的润滑液，这种润滑液在一定程度上有滋润和保护阴道粘膜的作用，当然在性爱生活中它也起到润滑的作用。

精。我的很多女病人得抑郁症，病因都在于过多流产或流产不当。

梁冬：失精过多会影响到她们的情绪。

徐文兵：影响情绪是初级的，最终会伤到她们的神。但现在很多人不把这当回事，堕胎、人流、药流等频繁发生。上午堕完胎，下午照样上班、喝酒、跳舞。其实堕胎跟生育一样，它是一种小产，这时候，人的身体是最虚弱的，需要像坐月子一样休养。但很多人不养，因而就落下了病根。这是极端的失精。

还有很多失精看似很平常，比如我们身体分泌体液，或者拉肚子，也会丧失人体的这种精液。我们现在很多人锻炼都以出汗为目的，出一身臭汗就觉得好，其实他们是在伤精。古代人讲，两个高手比武，不是谁把谁打死就算谁赢，而是比武过程中谁先出汗谁就输了，因为出汗说明就你的精出来了。人到快死的时候，会出现一个症状叫"汗出如油"，那时人最后的那点精出来了，这人就此完蛋了。

梁冬：有些老年人身体特别虚弱的时候，全身都是汗，那是很危险的。

徐文兵：还有的人会盗汗，就是睡着以后出一身汗，整个衣被都湿了，这也是流失肾精的一个表现。

梁冬：很多年轻朋友晚上睡觉一热浑身都湿了，为什么白天在同样温度下却不湿呢？这完全不是温度的问题，而是身体控制机能的问题，里面控制不住了。

徐文兵：制止这种漏精的治疗方法叫"补"。我们现在理解"补"的意思和它的本意不一样，比如"你得吃点补药"的"补"其实是"益"的意思。

把人体比成一口锅的话，如果这锅破了，它就会漏精，就是我刚才说的遗精、带下、出汗，包括流很多浓鼻涕，或者是流口水，甚至是不停地出血等情况。这时，我们要先用补药把它补住。

▶ 很多年轻朋友晚上睡觉一热浑身都湿了，为什么白天在同样温度下却不湿呢？这完全不是温度的问题，而是身体控制机能的问题，里面控制不住。

▶ 把人体比成一口锅的话，如果这锅破了，它就会漏精，就是我刚才说的遗精、带下、出汗，包括流很多浓鼻涕，或者是流口水，甚至是不停地出血。我们要先用补药把它补住。

梁冬：像补锅一样？

徐文兵：对。补好锅以后，我们再往锅里面加水，这叫"益"。现在人对于"补"和"益"已经不分了。

梁冬：现在很多人可能都不知道"益"这个词，都以为往里面加东西就是"补"。

徐文兵：我们有个中药方子叫"补中益气汤"，意思就是先把漏洞补住，不补就往里面加那是白加，加了也会流走。所以很多人吃了很多的补药，但小便里仍有蛋白或者红白血球，其实还是在漏。

梁冬：怎样才能知道一个人小便里面有没有蛋白呢？

徐文兵：古代人没有显微镜，没有化验法，但是他们发现，有些人的小便踩上去是粘的；有些人小便完了以后，蚂蚁会往那儿爬，后来有医生去尝这小便，发现是甜的。这就是糖尿病的判定依据。

有蛋白的小便通常是混浊的，有的人的小便也是澄清的液体，但是他在小便的时候泡沫特别多。

梁冬：还以为是喝了啤酒。

所以，再次跟大家强调一下，咱们现在理解的"补药"的"补"都错了。其实"补"是说首先要把自己身体这口"锅"的漏洞给补上，这样吃什么才能够被接住，才能够被身体吸收，否则吃再多营养品也是对身体的一种伤害。

古代人没有显微镜，没有化验法，但是他们发现，有些人的小便踩上去是粘的；有些人小便完了以后，蚂蚁会往那儿爬，后来有医生去尝这小便，发现是甜的。这就是糖尿病的判定依据。

7.眼神迷离不是美，是一种病态

徐文兵：前面我们只讲了"精"的内守，下面再讲"神"的内守。"神内守"的反义词就是"失神"，什么叫"失神"？就是我们说的这人"恍惚"，心不在焉，再严重点叫"失魂落魄"，老百姓说"这人跟丢了魂似的"。"失神"的人注意力极其不集中，没有办法集中精力去完成一项工作，老是坐卧不安，翻来覆去睡不着觉。

梁冬：一会儿拿出手机看一下。

徐文兵：有人"忧"，有人"虑"，"忧"是老担心一件坏事要发生，"虑"是老期待一件好事要发生，但都没发生。

他本来应该把心神收在体内，结果却"志发于四野"，全发在外面，惦记这个人、那件事。这种人都"神不守舍"。"精神内守"的反义词叫"魂不守舍"，严重点叫"魂飞魄散"，身体在这儿，心思根本没在这儿。

梁冬：所以很多人一提到"神"就觉得它不科学，但是又明显地感觉到有些人的"神"的确跟其他人不一样。他虽然在吃饭、走路、挺有劲地挤公共汽车，但实际上他跟我们是不一样的。

徐文兵：是不太一样，两个眼睛直勾勾的。

梁冬：或者就是"迷茫"。现在的时尚杂志很过分，有的时候我觉得真该把杂志社的那些人都拉出去打靶，因为他们总是在强调眼神迷离就叫美。我觉得这种说法特别不好。

徐文兵：那是一种失神、病态的美。任何一个时代总有一种畸形的病态的审美观。当那些病态的人多了以后，就会形成一个圈子，形成一种文化。如果这些病态的人恰巧又是有钱人的

▶ "忧"是老担心一件坏事要发生，"虑"是老期待一件好事要发生，但都没发生。

▶ 任何一个时代总有一种畸形的病态的审美观。当那些病态的人多了以后，就会形成一个圈子，形成一种文化。如果这些病态的人恰巧又是有钱人的话，他们就会引导一种时尚潮流。

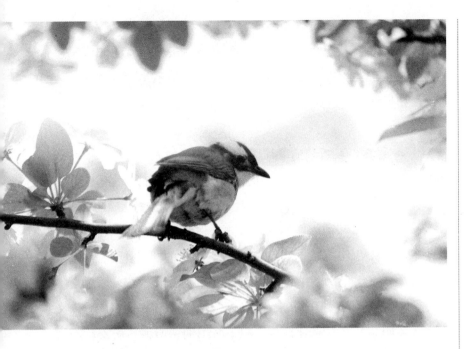

迷离的双眸不如清澈的眼波美丽，引申而言，天然又纯洁的东西才是这世间最美的所在。

话，他们就会引导一种时尚潮流。

梁冬：所以很多本来精神还挺好，两眼炯炯有神的人，一看时尚杂志，发现原来现在流行这种模糊眼儿，于是就把自己弄得眼神迷离。这简直是在找死。

徐文兵：我们看到令自己惊喜动心的事物或人的时候，瞳孔会不由自主地扩大，瞬间眼前一亮。有些人本来对这件事情没有感觉，瞳孔不会大也不会亮，但是，他要向对方表现出很着迷的样子，就是"charming"那种状态，怎么办呢？点散瞳剂！

比如，我看上梁冬了，想跟梁冬约会，想让他觉得我对他有感觉，但我又装不出那种感觉，于是约会之前我就先点散瞳剂。

梁冬：它的学名叫什么？

徐文兵：就是散瞳剂，阿托品类的东西。我们小时候配近视镜，真性近视会先点散瞳剂，这样你看什么东西就都是恍惚迷离的，因为你的神聚不住了。但是别人看你处于那种迷离涣散的美的状态，就会觉得，哇，这个人对我着迷了。

◀ 我们看到令自己惊喜动心的事物或人的时候，瞳孔会不由自主地扩大，瞬间眼前一亮。

梁冬：哇，好有魅力啊。

所以，各位男青年注意了，如果有一天一个女青年两眼迷离地来找你，你一定要搞清楚：首先，她是不是近视眼儿；第二，如果她不是近视眼，那她有没有用散瞳剂。男青年要带眼识人啊！

徐文兵：我看到的"神惮散而不藏"的人太多了，他们不为自己活，专为一些莫名其妙的事活着。这些人都患上了一种精神病。

要做到精和神内守的话，首先，你要有精，有积累，就是仓库里面有粮；第二，要有神在体内，这样的话，外面有点风吹草动，神就会很快做出反应，马上把病毒、细菌、虚邪贼风之类的赶出去。就像我们国家现在的外汇储备很丰富，国家领导人又这么英明，外面有点什么事，犯不着咱们。所谓"病安从来"，你如果精神内守的话，怎么可能得病呢？

梁冬：说的实在是太好了。你看金融风暴的时候，那么多国家都染病了，为什么咱们中国还能那么健康？

徐文兵：第一我们有精，第二我们有神。

梁冬：对！第一，全国人民钱包充足，总体来说咱们还是有储备的，无论是外汇储备，还是国内储备；第二，咱们全国人民上下一条心，有"神"！我们坚定地走具有中国特色的社会主义道路，这就是我们的"神"。当然，我们不能鲁莽行事，那叫"失神"，做任何事情前都要自己先过过脑子。

当我们有"神"的时候，就有一种精神力量，这时不管外面的环境怎样倾斜我们，我们自己都能够产生足够的抗体。一个国家是这样，一个人也是如此。

▶ 太多的人"神惮散而不藏"，他们不为自己活，专为一些莫名其妙的事活着。这些人都患上了一种精神病。

▶ 当我们有"神"的时候，就有一种精神力量，这时不管外面的环境怎样倾斜我们，我们自己都能够产生足够的抗体。一个国家是这样，一个人也是如此。

第四章
怎么才叫活得舒服

不要老纠缠于过去，特别是那些不好的事情或者是很牛的事情，正所谓好汉不提当年勇。

我们在把人当作人之前，还得把他当作个动物。

我们现在都是意淫，想自己理想的东西，然后强加给别人。人家本来不想要这个东西，很痛苦；你却觉得别人不接受你，也很痛苦。最后搞得大家都很痛苦。

"安"久了以后，就会"思危"，活的时间长了就想追求刺激，追求危险。这叫"居安思危"，我们以前都想错了！

很多人问什么叫好老婆？好老婆就像一件贴身的内衣，你感觉不到她的存在，但是却很舒服。如果什么时候你感觉到内衣的存在了，就是出问题了，已经不服了。

经文：

是以志闲而少欲，心安而不惧，形劳而不倦，气从以顺，各从其欲，皆得所愿。故美其食，任其服，乐其俗，高下不相慕，其民故曰朴。

1. 不纠缠过去，不幻想将来

"志闲而少欲"

梁冬：我常常听说，大师讲一首诗能讲一个学期，以前我还不相信，现在我告诉大家，这的确存在。在我和徐老师的对话过程当中，我发现他能把《黄帝内经》中的每一个字都讲上很大篇幅。徐老师，您面对这样无情的吹捧，是不是有点不习惯呢？

徐文兵：挺习惯的。我已经讲了几十个字了，其实其中每一个字都能讲出或写出几千字甚至上万字的文章来。

梁冬：据说徐老师是属马的，所以，他也属于被我们拍马屁的对象。

徐文兵：很受用。

梁冬：徐老师很真诚啊。

徐文兵：这些字都是我们祖先的荣耀。

梁冬：接下来我们来讲"志闲而少欲"。《黄帝内经》总是有种神奇的力量，就是表面上看起来很普通的一个字、一句话，其实都蕴含着深刻的道理。"志闲而少欲"，似乎就是说，志气少点儿就好了。但是其实这个"志"可以讲很多内容，请问徐老师，这个"志"怎么讲？

徐文兵："志"有两个意思，一个是指对过去的记忆。比如我们现在写日志，就是记载过去发生的事情；或者每个县都有"县志"，也是记载这个县的风土人情。

所以"志"的第一个含义叫"记忆"，中医的五行理论讲"肾主志"，也就是说肾对人的记忆力起作用。

梁冬：所以，小孩如果记忆力不好的话，肯定肾也不好。

◀《黄帝内经》里总是有种神奇的力量，就是表面上看起来很普通的一个字、一句话，其实都蕴含着深刻的道理。

◀ 中医的五行理论讲"肾主志"，也就是说肾对人的记忆力起作用。

▶ 小孩子肾气最足。所以，小孩子尽管什么也不懂，但他记点儿东西却会终生不忘。小时候学、背的东西就如同刻在石上一般。

徐文兵：小孩子肾气最足。所以，小孩子尽管什么也不懂，但他记点儿东西却会终生不忘。小时候学、背的东西就如同刻在石上一般。我们中医都有奶子功，就是在很小的时候就去背《汤头歌诀》《药性歌赋》《濒湖脉诀》等。

小时候妈妈就教我背，什么"浮脉惟从肉上行，如循榆荚似毛轻，三秋得令知无恙，久病逢之却可惊"，这是我六岁多时背的，那时我也不懂什么意思，等到现在四十多岁了，已经完全能理解它的意思了。

"志"的另外一个含义是对将来的图谋。我们经常说，"这个人很有志气""很有远大的志向"，就是说你将来要干什么事情，这个"志"不是指当下。所谓"志闲"意思就是说你把对过去那种沉重的记忆放一放，不要老纠缠于过去，特别是那些不好的事情或者是很牛的事情，正所谓好汉不提当年勇。可有的人却整天活在幻想当中，想着"我将来要做什么事"。

▶ 不要老纠缠于过去，特别是那些不好的事情或者是很牛的事情，正所谓好汉不提当年勇。

梁冬："我要上市，我要上市"。很多人都做着这样的梦，是吧？

徐文兵：这就是他的志向，他没有活在当下。所以《黄帝内经》告诫大家，想身心健康，活得愉快一些，就把过去和将来的东西都放一放，认真面对现在的生活。

▶ 想身心健康，活得愉快一些，就把过去和将来的东西都放一放，认真面对现在的生活。

梁冬：吃饭的时候就认真吃饭。

徐文兵：这饭做得多好啊，它是怎么做的，应该再加点什么调料呢，这些是吃饭时应该想的。可是很多人就想起吃这些东西的时候被他妈打过，一下子勾起痛苦的回忆，结果这顿饭就吃得噎得慌。

梁冬：或者很多人吃饭的时候老在谈生意，实际上就是谈未来，没有好好地享受眼前这一口米饭。

徐文兵：佛家讲"活在当下"，《黄帝内经》是道家的理论，说"志闲"。

所谓"少欲"就是我们讲的"恬淡虚无"的"淡"。人是有七情六欲的，所以道家不主张绝欲、禁欲，更不主张纵欲，而是在"纵"和"禁"之间取了一个"节"，有节制、有节奏，这就是"少欲"。

梁冬：就是有点想法吧，慢慢来。

徐文兵：意思就是说，如果没有七情六欲，人活得就不像个人，但我们讲的欲望是在可控范围内的。

自然造人、造万物有一个程序，首先要保证自己健康，一旦成熟以后就可以牺牲自己繁衍后代。比如螳螂，公螳螂与母螳螂交配后，公螳螂就变成食物了，假如公螳螂有"志闲而少欲"这个意识，它就不会那么牺牲自己了。还有那个大马哈鱼洄游，它为了产卵，就得牺牲，排除千难万险到河滩上把卵产完后自己就死掉了，成为小马哈鱼的肥料或者食物。

> ◀ 自然造人、造万物有一个程序，首先要保证自己健康，一旦成熟以后就可以牺牲自己繁衍后代。

道家就发现了这个道理，告诉我们：如果你不顺着老天设计好的这套程序走的话，就会玩儿完得比较快。所以，我们应当把欲望稍微控制一下，这样就既繁衍后代了，又享受到快乐了。

> ◀ 如果你不顺着老天设计好的这套程序走的话，就会玩儿完得比较快。

梁冬：就是有点钱慢慢花。

徐文兵：两全其美，这叫"志闲而少欲"。可是现在很多人，放纵自己的性欲，把自己搞垮掉；放纵自己的食欲，让自己吃垮掉；放纵自己追求刺激快乐的那种欲望，把自己闹得很崩溃。所以纵欲最后的结果，就是伤害自己。

> ◀ 现在很多人，放纵自己的性欲，把自己搞垮掉；放纵自己的食欲，让自己吃垮掉；放纵自己追求刺激快乐的那种欲望，把自己闹得很崩溃。

梁冬：我稍微总结一下，这个"志"，一个意思是讲过去，比如县志、日志；另一个意思是讲"未来我的志气有多大"。这二者都不是讲活在当下，所以"志"就不是指现在的状况。

"志闲而少欲"，其实就是要强调，大家该吃饭的时候认真吃好这口米饭，该去洗澡的时候，认真洗好自己的澡。你吃饭、洗澡的时候，就不要想未来、想过去，而要认真看看现在这一秒钟到底怎么样。其实道家聪明的地方就在于，如果我们把每一秒都能够过得还不错，那这辈子就活得不错了。

2. 心安是最好的活法

"心安而不惧"

梁冬："志闲而少欲"，然后才"心安而不惧"，我们接下来就讲这句话，它字面的意思是人不害怕是因为心安理得。

徐文兵："理得"就算了，"心安"是必不可少的。

梁冬：什么叫"心安而不惧"呢？

徐文兵：首先，我们解释一下这个"安"字，从古代造字的角度来讲，它是"宀"底下一个"女"。就是首先买套房子，然后把自己的女人放进里面，这样就"安"了。

> 现在很多女青年要求男朋友买套房子，这其实是很正常的，天理！

梁冬：所以，现在很多女青年要求男朋友买套房子，这其实是很正常的，天理！

徐文兵：追求一种安全感。没房子住，破帽遮颜，没办法安居乐业嘛。

梁冬：对，一说就是"去你妈家"或是"去我妈家"，这都是不对的，咱们就在自己家。

> 从前的人建造一座城市，或者选择一个部落定居点，都会选择那种三面环山，一面有出口的地方。

徐文兵：所以这个"安"从字面上看有这么一种意思。从前的人建造一座城市，或者选择一个部落定居点，都会选择那种三面环山，一面有出口的地方。一看这种地形，就知道是一个安全的地方。所以我们很多城市都是用"安"来命名的，西安、长安、临安，凡是带"安"字的地方，它的地形都是三面环山一面有出口。

梁冬：大家认真看一下"安"这个字，它上面有一横左边有一点，右边有一点，三面都是包住的。这个"女"就像一个人一样。

徐文兵：把弱女子保护起来。我们的"心神"也应该有这么一个庇护的场所，这时候才叫"心安"。那么保护"心神"的无形宫城叫什么呢？中医把它叫做"心包"。"心包"负责守卫"心神"的安全。

如果一个人"心包"破碎了或者功能衰退了，外邪就会长驱直入。"心神"寄居在哪儿呢？"心"里面，这个"心"是指"心包"。"心包"把"心神"保护好了，人就没有任何害怕的东西，就"不惧"了。这时候，人处在一种身心健康的状态。

梁冬：我想请问一下，在我们身体里面是不是真的有"心包"这样东西？

徐文兵：有啊！西方也有"心包"这个词，叫Pericardium，是指包裹在心脏周围的那些脂肪或者是这种膜类的东西。我们中医讲的这个"心包"又叫"心主"。

肉质的跳动的心是能看得见摸得着的，它里面寄居的那个精神层面上的"心神"，也可以称为"心"。所以那些带"心"字边、"心"字底、"忄"旁的汉字，意思都是指的人的精神意识和思想活动。

梁冬：比如说"恨"。

徐文兵："爱"。大家记住，中国人讲的"心"不是指那个肉质的心脏。肉质的心脏我们叫"心包"，这个"包"的繁体字是"胞"，它也是肉。

"心神"的"心"到底在哪儿？"神"又在哪儿？其实就在我们的胸腔正中。这个地方两侧各有三个穴叫"神封""神藏"和"灵墟"。我们碰到陌生人觉得不安全，会不由自主地把两个胳膊一交叉护在胸口，为什么？就是保护自己的"心神"不受伤害。可我们碰到自己相信的、亲爱的人就会张开怀抱，这叫心安。

梁冬：我们熟悉的事情背后，其实都有它繁杂的逻辑。可能我们自己没有意识到，但是，自然会给我们一种方法和程序，

<blockquote>◀"心包"把"心神"保护好了，人就没有任何害怕的东西，就"不惧"了。这时候，人处在一种身心健康的状态。</blockquote>

<blockquote>◀我们碰到陌生人觉得不安全，会不由自主地把两个胳膊一交叉护在胸口，为什么？就是保护自己的"心神"不受伤害。</blockquote>

让我们懂得保护自己。

徐文兵：当你挺身而出、贡献自己生命的时候，就得把胸腔挺起来。

当你不需要挺身而出而是要保护自己、修养自己的时候，就要"含胸拔背"。所以你看道家的太极拳、形意拳、八卦掌，练功站桩要求的都是把后背挺起来，把胸含进去。这样虽显得很谦卑，但却是在保护自己的"心神"。你要是挺着胸走的话，那就是贡献自己。祖国需要的时候，我们都要挺身而出；但是祖国没让你奉献自己生命的时候，你干嘛老挺着胸啊！

> ▶ 当你不需要挺身而出而是要保护自己、修养自己的时候，就要"含胸拔背"。

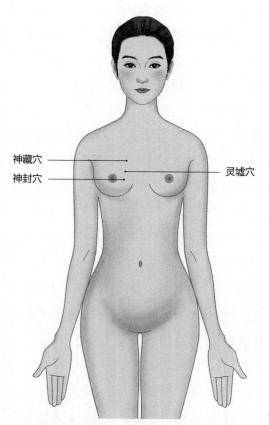

神封、神藏、灵墟是心神藏身的"家园"，保护好它们，心神就不会离家出走。

梁冬：平常我们看到很多抬头挺胸，尤其是挺得很高的人，他们表面上虽然好看，但实际却对不起自己的"心"。所以，"心安而不惧"说的是让我们的"心神"，包括我们的情绪、形而上或形而下的东西都能够好好地藏在里面。当我们的"心"能够藏在里面的时候，再碰见那些本来应该比较害怕的事情，我们也不会那么害怕了。

徐文兵：对，如果你的"心神"没守在里面，颤出来的话，你就会有莫名的惊恐感。比如有的人不愿意见陌生人，见到陌生人就脸红心跳、出汗；很多患有焦虑症或者抑郁症的人不敢到人多嘈杂的地方，一去就吓得不行；还有的人一回家就开灯，把门、窗紧紧关闭。

这些都是因为"心神"出来以后，他能感觉到外面的影响和刺激。所以很多患有抑郁症的病人，就会表现为要走，但去哪儿又不知道，反正就是要离开这儿，这就是不安的表现。

梁冬：所以我们在把人当作人之前，还得把他当作个动物，动物都是有这种能力的。

徐文兵：我们摆脱不了这个肉身，这个肉身其实就是个动物。

梁冬："心安而不惧"这句话，总结起来就是说我们把心神藏在里面之后，就不会那么惊慌失措，总感觉好像有人要来迫害自己一样。

徐文兵：就像鲁迅写的《狂人日记》里面的那个狂人，感觉"赵家的狗又看了我一眼"。

梁冬：中医讲了一个很有趣的话题，就是所有的精神层面的反应都是有物质基础的。

徐文兵：没错，不仅有物质基础，还有能量基础。

如果你的"心神"没守在里面，颤出来的话，你就会有莫名的惊恐感。

我们在把人当作人之前，还得把他当作个动物。

所有的精神层面的反应都是有物质基础的。

111

3.如何才能做再多事也不"倦"

"形劳而不倦"

梁冬："形劳而不倦"这几个字是什么意思呢？我觉得这种状态很了不起啊！其实我们自己是有这种感觉的，有时候身体不累，心里特别累；有时候身体虽然累，心里却一点都不累。这说明什么呢？

"形劳而不倦"其实是一种很舒服的状态。有的人劳动了一天还挺高兴，有些人在家里面呆了一天什么也没干，心里反而觉得特别厌烦。这个"倦"就是指"厌倦""吧？

徐文兵："厌"是"厌"，"倦"是"倦"。

梁冬："厌"和"倦"还不一样？

徐文兵：当然不一样。

梁冬：有何不同？

▶"形劳而不倦"其实是一种很舒服的状态。

有时候身体不累，心里特别累；有时候身体虽然累，心里却一点都不累。心若倦了、累了，就要及时休养，补充内心能量。

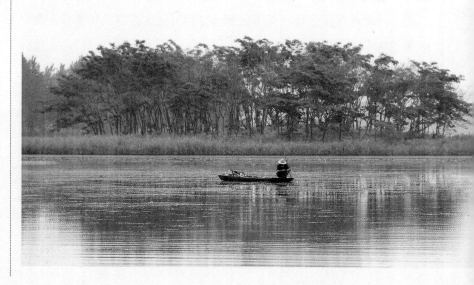

徐文兵："厌"是太过分了、腻了的意思。孔子去见南子，一个漂亮姐儿，子路就对孔子说："你怎么这么好色，竟去见她，她是一个行为不端的女人。"孔子说："我没有异心，只是为了传播真理，如果我像你那样的话，天厌之。""天厌之"的意思是"老天爷会对我不满，会惩罚我"。

"倦"是由一个"亻"和一个"卷"组成。肌肉开始痉挛收缩，卷起来了就叫"倦"。所以这个"形"指我们的肉体，包括我们的四肢，当其用力、工作的时候不要超过极限。这种极限的表现就是抽筋。

另外这个"劳"的繁体字是"勞"，它上面是两个"火"，这两个"火"有什么意思呢？我们说正常的规律是"日出而作，日落而息"。如果你晚上还加班加点，点灯熬油继续用力的话那就叫"劳"了。

"形劳而不倦"的意思是说晚上工作不要过度，因为晚上是睡觉的时候；还有，不要累得抽筋。

梁冬：做很多事却不卷起来，就是"形劳而不倦"吗？

徐文兵：对。

梁冬：总结一下，"心安而不惧"，是说自己"心安"，也就是"心神"安在里面，人就没有什么好害怕的。"形劳而不倦"是说做再多事也不"倦"，这是很高的境界呀！要做到这一点，就需要有很高的能量和一定的内心基础。

徐文兵：但是我们现在人倦了以后并不休养，而是吃兴奋剂壮阳剂再去"劳"，最后就太累了。

◀ 我们的肉体，包括我们的四肢，当其用力、工作的时候不要超过极限。这种极限的表现就是抽筋。

◀ 我们现在人倦了以后并不休养，而是吃兴奋剂壮阳剂再去"劳"，最后就太累了。

4. 想要健康,一要有力气,二要通畅

"气从以顺"

梁冬:接下来讲"气从以顺"。

徐文兵:我们前面说过"真气从之",在这种状态下,你的气血运行是顺着天赋的经络、道路走的。打个比方,我们吃东西本来是往下咽的,食物经过十二指肠、小肠、结肠,最后通过直肠排出来,这叫"顺"。

如果气儿不顺呢?吃东西噎得慌,咽不下去,这叫"逆"。吃进去打嗝,不舒服,"哗"一下全吐了,这也叫"逆",中医也称"倒仓"。很多人便秘,身体里的废物本来应该往下走却下不去,这也叫"逆"。

女孩子来例假,出血本该是从下走的,结果我们现在很多人出现"倒经"。什么叫"倒经"呢?该来例假的时候,下面没有出血,鼻子开始出血,而且每个月定期出血。

梁冬:我曾经有一段时间,每个月都流鼻血,看来还真是有这个问题。

徐文兵:你这属于阳气过盛。我看过几位相同的病人,他们本身也是阳气特别足,冬天穿得稍微厚一点,特别是戴上帽子以后,鼻子马上就出血。

梁冬:我20多年前的时候,还有流鼻血的习惯,后来他们说,你经常流鼻血不好,因为那个时候在公众场合,说着话,突然鼻血就流出来,很吓人的。

所以我背着他们做了一件很奇怪的事情,有一天我被一位长辈带到耳鼻喉科,找一位老教授看,那教授弄了根铁丝,在酒

▶ 吃东西噎得慌,咽不下去;吃进去打嗝,不舒服,"哗"一下全吐了;便秘,叫"逆"。

▶ 什么叫"倒经"呢?该来例假的时候,下面没有出血,鼻子开始出血,而且每个月定期出血。

精炉上烤，我想这是怎么回事呢？他烤完后，突然就把铁丝塞到我鼻子里面，一圈下来之后，我就闻到一阵焦味儿，之后我就很少流鼻血了。后来我才知道，他拿铁丝把我鼻孔里面的毛细血管全给烫了。

徐文兵：粗暴的一种做法，这不是一种解决问题的方法。

气血"逆乱"还有一种表现是"四肢厥逆"，就是跟人一握手，别人就发现你手冰凉，俗称"鬼手"。这种"逆"也是由于气血到不了末稍肢节造成的。

梁冬：这种手脚冰凉的人有什么样的痛苦呢？

徐文兵：这种人有两个问题，一个是"不健"，一个叫"不康"。

"不健"是说没有力量，没有气，走不了那么远；"不康"是说气在往末稍走的过程中被堵住了。就好像冬天的暖气，如果不好好烧锅炉，暖气的末端就是凉的，没好好烧属于没有气，叫"不健"；但是如果人家好好烧了，锅炉都快烧得爆炸了，暖气管还是冰凉的，那是什么问题？可能就是中间堵住了，这叫"不康"，不通畅。

梁冬：所以说"康庄大道"讲的就是通畅的大道。

徐文兵："健康"一是要有力气，另外还要通畅。

梁冬：我突然觉得您这句话讲得特别好，为什么呢？因为我们以前帮一些企业做管理咨询的时候，很多人就跟我们说，"我们这个企业不健康"。什么叫做"健康的企业"？首先，执行要到位，换句话说就是执行力很强，这其实就是"健"。

徐文兵：执行力很强之后，到了位才叫"康"。

梁冬："康"是内部沟通的顺畅。所以，企业的"健康管理"要做两件事情：第一，加强企业的执行力；第二，加强企业的沟通力。其实人也是如此。

徐文兵：你看把中国字认了、识了，很多问题就解决了。

◀ 我们所说的"鬼手"就是跟人一握手，别人就发现你手冰凉，这也叫"逆"，是由于气血到不了末稍肢节造成的。

◀ "不健"是说没有力量，没有气，走不了那么远；"不康"是说气在往末稍走的过程中被堵住了。

◀ 企业的"健康管理"要做两件事情：第一，加强企业的执行力；第二，加强企业的沟通力。

我们现在很多字儿都不识啊!

梁冬：现在很多企业花几百万去请那些咨询公司来做一大通的调研，得出的结论无外乎两个：第一，公司执行力不当；第二，内部沟通不畅。

徐文兵：第一不"健"，第二不"康"。干脆请中医得了!

梁冬：说了半天，其实企业"健康"，只要两个字就讲清楚了。"健"叫使之有力，"康"是"康庄大道"。

"健康"就是说你有执行力，能够上传下达、左通右通。话又说回来，"气从以顺"这四个字讲的就是：第一，要有气；第二，气要顺。

徐文兵：它是顺着经络走的，而不是戗着走的。

梁冬：该怎么走就怎么走。很多朋友没有意识到这个经脉的走向是有方向的。有一些经是从上往下走的，有一些经是从下往上走的。所以你不能随便乱敲乱刮，本来这个气应该是从手指往胸这个方向来的，从地方到中央，你非要从中央往地方敲、刮，这就会导致"不顺"。

徐文兵：这叫"蠢"。

梁冬：所以，"气从以顺"就是说我们得知道，这股气在身上走来走去，要顺着一定的方向。它走不通了，你帮它一把，而不是往回推。

▶ "健"叫使之有力，"康"是"康庄大道"。

▶ 很多朋友没有意识到这个经脉的走向是有方向的。有一些经是从上往下走的，有一些经是从下往上走的。

5. 我们现在的痛苦都来源于"意淫"

"各从其欲"

梁冬：徐老师，"各从其欲"是什么意思？

徐文兵：道家的一个理想的生活境界，就是"各从其欲"，而不是大家追求某一个共同的欲望。因为每个人有天赋的不同的身体，有不同的气血，有各个发自内心的不同想法。如果顺从其健康状态下的欲望，他就会活得很快乐；如果满足他病态的欲望，那就错了，这种欲望是由于他有一肚子邪气、邪火，经络又被堵得七拧八拧而产生的。

我们讲的"各从其欲"是有前提的。首先必须"心安而不惧，形劳而不倦""气从以顺"，在这种状态下产生的发自内心的那种欲望，才会"皆得所愿"，即得到满足，这才是最理想的生活。

梁冬：这让我想起自己曾在公司里推行过的一个活动：让每一位同事发现自己的优势。每一个人都有一些天生就应该做的事情，这和他的能力有关。比如说：丁俊晖读书不见得行，但人家闭着眼睛打台球都比我练十年打得好。为什么呢？天赋，咱们不承认也不行。所以"各从其欲"就是说你应该发挥自己的能力，天生就该做这件事情。

徐文兵：你首先要尊重现有的这种欲望，然后用后天的意识去满足它，这才是最人性的生活。

梁冬：但是很多父母总把子女当作自己的延伸品，一件私有产品。

◀ 每个人有天赋的不同的身体、不同的气血，有各个发自内心的不同想法。如果顺从其健康状态下的欲望，他就会活得很快乐；如果满足他病态的欲望，那就错了。

◀ 每一个人都有一些天生就应该做的事情，这和他的能力有关。

◀ 最人性的生活是首先要尊重现有的欲望，然后用后天的意识去满足它。

人各有爱，每个人都有自己天生喜爱的事物，最人性的生活是顺从其健康状态下的欲望。

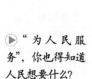
"为人民服务"，你也得知道人民想要什么？

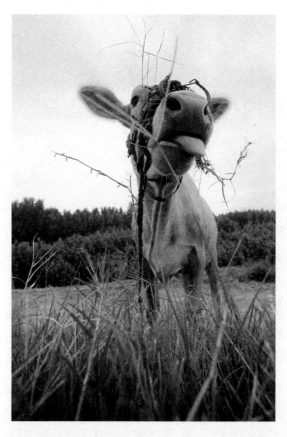

徐文兵：没错，我们现在很多人常说"我为你好"，然后把自己的欲望强加给别人，这种"己所欲"或者"己所不欲"，施不施于人都不重要了，因为首先你站的角度就错了。你站的是"己所欲"，而没有去问问人家想要什么。

梁冬：这句话说明，"为人民服务"，你也得知道人民想要什么？

徐文兵：我们现在都是意淫，想自己理想的东西，然后强加给别人。人家本来不想要这个东西，很痛苦；你却觉得别人不接受你，也很痛苦。最后搞得大家都很痛苦。

梁冬：你还说"你为什么不接受我"？

徐文兵："各从其欲"，你也要从别人的"欲"。

6．"欲"是本能的需要，"愿"是精神上的追求

"皆得所愿"

梁冬："各从其欲，皆得所愿"，接下来我们讲"皆得所愿"。

徐文兵：这个"欲"和"愿"不一样。

梁冬："各从其欲，皆得所愿"，我还以为就是一个排比句呢。

徐文兵：不是。"欲"字没有心，它是身体的一种本能需要，比如饿了就想吃东西，是本能的身体发出的信号，跟动没动心没关系。

看到美女，多看一眼也是一种欲，孔子就曾说饮食男女是人之大欲。另外温饱也是一种欲，"饱"指饮食，"温"是指睡着了觉得冷了，会本能地拉件东西盖下自己，而热了就自然会蹬被子。我们经常说要满足人的温饱，其实就是满足最基本的欲望。

梁冬：对。你得允许人家热了蹬掉被子，冷了有床被子盖。

徐文兵：除了温饱，还有安危，就是趋利避害。碰到危险我们出于本能会找一个安全的地方避身，但是"安"久了以后，就会"思危"，好多人安逸惯了，就去找刺激，去蹦极、去看恐怖片。

梁冬：哎呀，这个很厉害。

徐文兵：活腻了！

梁冬：活的时间长了就想追求刺激，追求危险。这叫"居安思危"，我们以前都想错了！

徐文兵：我们说的"七情六欲"的"六欲"就是指六种最基本的欲望、需求。

◀ "欲"字没有心，它是身体的一种本能需要，比如饿了就想吃东西，是本能的身体发出的信号，跟动没动心没关系。

◀ "安"久了以后，就会"思危"，活的时间长了就想追求刺激，追求危险。这叫"居安思危"，我们以前都想错了！

"愿"的层次就高了，它字里面含"心"，我们经常说是心愿。它脱离了物质层面，是一种精神上的追求。比如说艺术家追求唯美，所以唱京剧、搞音乐或者皈依宗教。皈依这种"愿"是普渡众生，以天下为公，层次更高一些。

梁冬：照顾完下半身，还得照顾上半身。

徐文兵：没错，所以说话也是有先后、有讲究的。古人说话都是"言"，不像我们现在胡言乱语。

梁冬：所以人家就没有先说"各从其愿"，再说"各得其欲"。

徐文兵：那得饿死。任何上层建筑，都要有物质基础。

▶ 愿是一种精神上的追求。照顾完下半身，还得照顾上半身。

『愿』高于『欲』，是一种精神上的追求。

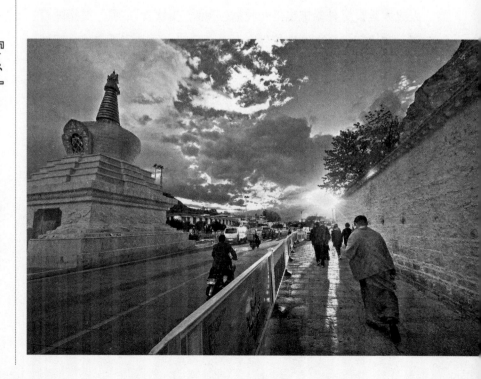

7.吃什么不要紧，吃饭的心境和环境最重要

"美其食"

梁冬：接下里是"美其食，任期服，乐其俗，高下不相慕，其民故曰朴"。

徐文兵：这几句话，其实就是道家或者中医追求的一种理想的生活状态。就像老子所强调的"小国寡民，鸡犬之声相闻，老死不相往来"。我们都过着自己追求的那种幸福生活，也不会互相干扰。

我们追求的幸福生活是什么样的呢？第一就是"美其食"，请问什么叫"美其食"？

梁冬：如果从字面上来解释，就是以食为美。

徐文兵：请问，美是客观存在，还是主观感觉？

梁冬：当然是主观感觉喽。

徐文兵：就是说吃美了。

梁冬：各花入各眼嘛！七只恐龙一只猪，也会有人觉得猪很漂亮，对不对？

徐文兵：对，所以"美其食"是很有意思的一件事，就是说我们每天吃饭要吃美了，把它从物质层面的享受变成精神层面的享受。而不是说把这些面包捏出什么花来，把那个菜炒出什么样来，让它看上去很美。

另外，这种主观感觉会因时因地因人而不同。同样的饭，你今天吃好吃，明天吃就不好吃。珍珠翡翠白玉汤，就是一锅泔水，可是朱元璋当年逃难的时候就觉得吃得很美，让他永生难忘。

这个"美其食",强调的是最后人和食物合二为一产生的效果,所以吃的时候要讲究心境、环境。

梁冬:你还别说,平常咱们吃饭的时候总是光盯着锅里的菜。昨天,我偶尔拿了一小块烧牛肉,和着白米饭认真咀嚼,突然发现这一口饭特别好吃,比我平常吃的饭都要香甜。

徐文兵:现在很多人吃饭已经不是吃饭,而是机械地往嘴里面塞东西。

梁冬:太可惜,太浪费了。

徐文兵:道家的可爱之处就在于它非常富有人情味,它不回避饮食男女,而且把饮食和男女都做到了极致。

▶ 现在很多人吃饭已经不是吃饭,而是机械地往嘴里面塞东西。

吃 的时候要讲究心境,也要环境。

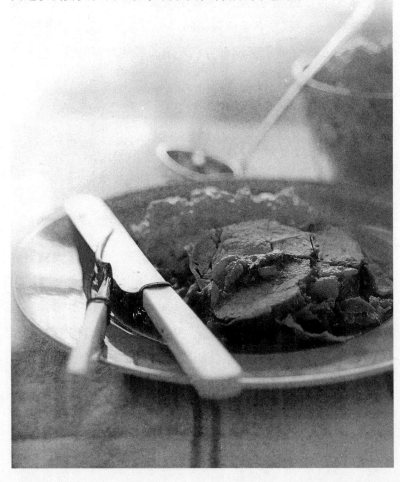

8. 只有把内衣穿好了, 人才能真正舒服

"任其服"

梁冬：什么叫"任其服"呢?

徐文兵："服"是穿着打扮的意思，"任"是穿着随意的意思。"任其服"就是穿的衣服要自己觉得合体合身，不是为了让别人觉得好看。

梁冬：就是穿什么衣服得让自己的身体说了算，不要去在意别人的眼睛。

徐文兵："衣"和"服"不一样，"衣"是外衣，"服"是内衣。我们经常说你服不服，其实古意是说你穿的内衣贴不贴身，只有把内衣穿好了，人才能真正舒服。

梁冬：所以看一个女青年的境界高低，是看她把钱花在外衣上，还是内衣上。

徐文兵：很多人问什么叫好老婆? 好老婆就像一件贴身的内衣，你感觉不到她的存在，但是却很舒服。如果什么时候你感觉到内衣的存在了，就是出问题了，已经不服了。

◀ 穿什么衣服得让自己的身体说了算，不要去在意别人的眼睛。

◀ 看一个女青年的境界高低，是看她把钱花在外衣上，还是内衣上。

9. 入乡不随俗，注定会倒霉

"乐其俗"

梁冬：还有一句话叫"乐其俗"。

徐文兵：一方水土养一方人，所谓"俗"，是当地人千百年来形成的生活习惯。

梁冬：比如，广东人爱煲汤，山西人爱吃醋。

徐文兵：我们经常说的一句话叫"入乡随俗"，你到了一处陌生的地方，就要了解人家的风俗，遵照当地的生活习惯。如果破坏了这种习惯，你就要倒霉。

"乐其俗"就是说我们要尊重这种风俗习惯。比如过年要放鞭炮，结果从93年起，北京禁了13年鞭炮，没了鞭炮声，过年就给人阴冷、潮湿、灰暗的感觉，没任何喜庆可言，而恢复以后，过大年大家才又欢欢喜喜的。

我们中国人发明的火药，不是用来打仗，而是用来放烟花、炮竹的，是做喜庆事儿的，这是我们的"俗"。我们不仅要尊重它，还要保留它，要 enjoy，以此为喜，以此为乐。

梁冬：我发现徐老师讲古文的时候，偶尔加插两句散装英语，显得很科学、很国际化，international！

徐文兵：我给外国学生讲课全是用英语，讲的同样也是咱们说的这些道理。

梁冬：外国学生也觉得不科学？

徐文兵：对！遗憾的是我们与外国人没有相关的词汇来沟通。比如说"气"，英文中就没有确切的词来讲。

梁冬：那您通常用哪个英文单词来讲气呢？

▶ 你到了一个陌生的地方，就要了解人家的风俗，遵照当地的生活习惯。如果破坏了这种习惯，你就要倒霉。

▶ 我们中国人发明的火药，不是用来打仗，而是用来放烟花、炮竹的，是用来做喜庆事儿的，这是我们的"俗"。

徐文兵：现在公用的是"energy"或者"vital energy"，包含"有活力"的意思。但美国人把石油也叫做"energy"，而把石油点着以后放出光热动力的状态叫气，所以给外国人讲这些就很费劲。

比如给外国人讲五脏六腑，就得讲我们的心不是肉质的那个"heart"，而是以上层次的"spirit"，如此才能较为如实地传达我们中医的思想。

梁冬：听了你的这些话，让我觉得最悲哀的是，如果有一天你讲的这些东西连外国人都听懂了，都接受了，中国学生却不以为然，那真是个悲哀。

徐文兵：我不悲哀，那证明我们的中医思想适合在另一块土地上生长。

梁冬：孔子说过"求贤于野"，春秋战国时候聪明的人都在郊区生活，此为主流以外的非主流。这也可以解释很多人所奇怪的一件事情，就是为什么觉得广州人没什么文化，但是人家却有全中国、全世界最好的现代舞团，有全中国最好的媒体。南方周末、南方都市报，这些都是全中国最好的媒体。

◉ 如果有一天中医的思想连外国人都听懂了，都接受了，中国学生却不以为然，那真是个悲哀。

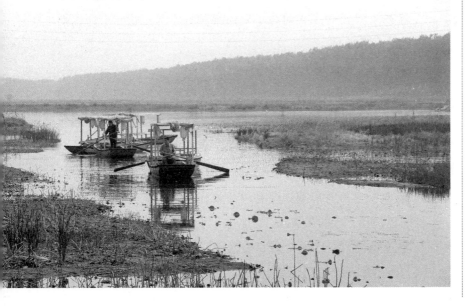

要尊重和遵照当地的生活习惯，入乡随俗，会活得很美。

10. 各吃各的饭，人就舒坦了

"高下不相慕，其民故曰朴"

▶ 道家跟儒家最大的区别，就在于道家认为人跟人没有可比性，每个人都有他的优势和缺陷。

徐文兵：道家跟儒家最大的区别，就在于道家认为人跟人没有可比性，每个人都有他的优势和缺陷。但儒家却提出一个标准，分出圣、贤、聪明或者愚笨，拿这个去衡量人。

这样做其实抹杀了人的天性和本性，湮没了很多人与生俱来的独特优势。你看现在很多天才，他在某些方面或者绝大部分我们普通人认知的方面是白痴，但在其他方面却有常人难以想象的天分。比如舟舟，他在音乐方面的天分就是我们大多数人比不了的。

▶ "高下不相慕"首先是说，人跟人之间没有高下的区别；第二，就是说就算你树立了高下的标准，我也不羡慕、不嫉妒、不攀比，不会因此去朝着你的目标削足适履地把自己改造成你；同样也不会由此而自卑，觉得活着没意思。这样，人就活得舒坦了。

所以，"高下不相慕"首先是说，人跟人之间没有高下的区别；第二，就是说就算你树立了高下的标准，我也不羡慕、不嫉妒、不攀比，不会因此去朝着你的目标削足适履地把自己改造成你；同样也不会由此而自卑，觉得活着没意思。这样，人就活得舒坦了。

梁冬：就是说工人阶级不要羡慕领导干部，领导干部也不要羡慕工人阶级。

徐文兵：各吃各的一碗饭！

梁冬："其民故曰朴"。

徐文兵：这种状态就是我们讲的返璞归真，或者那种朴实自然的状态。"朴"有几种读音："朴素"的"朴"读"pǔ"；有一味中药叫"厚朴"，是一种非常好的通利肺气和大肠气的药，这里的"朴"读"pò"。

梁冬：很有意思噢！厚朴树，长在四川的比较多，它的树干特别直，叶子特别宽阔。

徐文兵："朴（pō）"就是直的意思。你看梁山好汉都用了一把刀叫"朴（pō）刀"，刀背不是弯的，而是直的。

11. 气场弱的人都喜欢裸露

梁冬：我们前面讲到了"任其服"，关于这个"服"，这里我们还要特别补充一些内容。前面我们说了，其实"服"在中国古代特指内衣。

徐文兵：贴身的衣服叫"服"，外穿在上面叫"衣"，下面叫"裳"，"上衣下裳"，古代分得很清楚。

梁冬：所以说中国是一个文明的国家，就从这些地方可以体现出来的。爱斯基摩人说雪有几十种，中国人说衣服也有几十种的说法，因为它有特定的指出。如果中国古代人来看电影《超人》，看见超人把内裤穿在外面，一定会觉得超人疯掉了。

徐文兵：这就不叫"衣服"而叫"服衣"了，外面穿"服"，里面穿"衣"。我们现在把内衣外穿的人不少，这样做，不仅是把传统文化丢掉了，也让思维和习惯都混乱了。

梁冬：而且还有很多人是故意这样做的。比如，经常有些女青年穿 T-back，挂在腰上，还穿低腰牛仔裤，这不是引诱人犯罪嘛！如果真的有人对其进行了犯罪，她又说自己受到了伤害，但其实她穿的时候就已经有那么一种动机了。

徐文兵：不是，一般气弱的人都通过这种裸露的方法来达到吸引别人的目的，这也是动物的一个本能。气强的人，就是感染力比较强的人，一般都把自己包裹得很严实，但是他那种感染力会自然流露出来。

另外，大家可以注意一下，我们说喝药也是"服药"，明明是用嘴喝，为什么却用这个"服"呢？你考虑过这个问题没有？

梁冬：没有，既然"服"是内衣，那为什么"服药"要用

◀ 我们现在把内衣外穿的人不少，这样做，不仅是把传统文化丢掉了，也让思维和习惯都混乱了。

◀ 一般气弱的人都通过裸露的方法来达到吸引别人的目的，这是动物的一个本能。气强的人，就是感染力比较强的人，一般都把自己包裹得很严实，但是他那种感染力会自然流露出来。

这个"服"呢?

徐文兵：这是中医的一个传承。早期治病不是把药汤直接灌到嘴里，而是闻药的气味。比如说闻一些香料药治病，就是把中药做成香囊，挂在内衣里面，这样低头就能闻见这种味道。我们管这种方法叫"服气治病"。我们经常说你服气不服气，其实正确意思是指服的这个药气。所以"佩服"是古代治病的方法。

"佩"是指佩玉，玉能通灵，佩一块能够保护你的内心；"服"是指服气，就是把那个药囊挂在你的内衣里面，闻药味，这就叫"服气"。后来"服药"就逐渐被称为"吃药"，以前是服药气，现在是喝药液。

梁冬：这一章我们强调的一个概念就是大家要安于现在的状况，不要和自己拧巴，从而"美其食，任其服，乐其俗"，最后才能健康。

徐文兵：吃好，穿舒坦了，随着地域形成的风俗习惯去做，你就没错。多吃菜，少喝酒，听老婆话，跟党走，这四大点也没错。

▶ 早期治病不是把药汤直接灌到嘴里，而是闻药的气味。比如说闻一些香料药治病，就是把中药做成香囊，挂在内衣里面，这样低头就能闻见这种味道。

▶ 多吃菜，少喝酒，听老婆话，跟党走，这四大点也没错。

第五章
活出质量来

一个人只有曾经经历了很多事情，看过无数的曾经沧海之后达到的"定"，才算是真定。

如果一个人连女朋友也没交过，却说自己对女人没兴趣，那说明他有问题。

一个健康的人除了自己活得舒服以外，还会让跟他接触的人同样感到舒服。

一个德全的人，或者一个身心健康的人，是内求的人。他不会借助于外力，对别人的行为没有仇恨的感觉，也不期望别人给他什么，因此他不会怨。

家里没有内鬼，招不来外贼。只有内心有那种自我厌恶、自我仇恨的因子，别人才能伤到你。

经文：

是以嗜欲不能劳其目，淫邪不能惑其心，愚智贤不肖，不惧于物，故合于道。所以能年皆度百岁而动作不衰者，以其德全不危也。

1. 不能纵欲，不能让神从眼睛里跑掉

"嗜欲不能劳其目"

梁冬：下面我们要讲"嗜欲不能劳其目，淫邪不能惑其心"。请问徐老师，什么叫做"嗜欲不能劳其目"？

徐文兵："嗜欲不能劳其目，淫邪不能惑其心"其实是对"上古天真论"第一段的一个总结。这句话的由头就是黄帝问岐伯说余闻上古之人春秋皆度百岁，可为什么现在的人不到五十岁就动作皆衰了。学生的这么一个问题，引出了岐伯的一大段论述，最后以这句话做了一个总结。

我们看到黄帝问岐伯时只关注到了表面的东西，一是寿命短，就是"半百"；另外就是看到了肉体的功能衰退，就是"动作皆衰"。可是岐伯不仅回答了寿命的问题，提出尽其天年是一百二十岁，还特别强调了一点，就是人要活得愉悦，所以他提到了"各从其欲，皆得所愿"。也就是说岐伯不仅关注到了生命的量的问题，还关注到了生命的质，就算活了一百二十岁，如果自己的欲望满足不了，心愿实现不了，总是很压抑、很扭曲，那么你就会痛不欲生，活着不如死掉。

所以我们看到有些国家统计说自己国民人均寿命都快八十岁了，活得很长，但同时另外一个统计结果表明这个国家的自杀率也是全世界第一。

梁冬：您说的是日本吧？

徐文兵：我可没提。这两个数据结合起来一看，就可以知道这个国家的人是世界上活得最长且最痛苦的，那这么活着又有什么意思呢？

◀ 就算活了一百二十岁，如果自己的欲望满足不了，心愿实现不了，总是很压抑、很扭曲，那么你就会痛不欲生，活着不如死掉。

所以岐伯最后讲到，除了"美其食，任其服，乐其俗"之外，还要消除互相攀比造成的不平衡、嫉妒的心理，追求朴实、自然的生活。

梁冬：讲完了我们所说的满足口腹之欲的享受和精神享受以后，黄帝的老师又在最后总结时给我们如下叮咛："嗜欲不能劳其目，淫邪不能惑其心。"

徐文兵：这里我们再把这个"欲"重新认识一下，很多人活得短命或者活得很痛苦，最根本的原因在于没有认真对待自己的"欲"。我们讲了，"欲"不带心，指的是感观的享受和满足，渴了想喝，饥了想吃，还有就是性欲。也有的朋友问我为什么说性欲不动心，我举个例子，男性看到异性，多看一眼可能会有些生理反应，但这并不代表他就对她动情了，也并不代表他爱上她了。

梁冬：在这一点上，男性和女性有区别吗？

徐文兵：没有。

梁冬：以前我们有种误解，认为只有男人才是用下半身思考的，其实女性的这种欲望只是被压抑了而已。

徐文兵：是的，她表达得比较含蓄。我们平常说的"情"和"欲"两个字是不一样的，"欲"是一种生理感观的满足，"情"却代表精神上的感受。你看那个"欲"怎么写？一个"谷"一个"欠"，山谷挖下去需要填满填平，"欲"是渴望被充实、满足。

很多女人想考验一下男人对自己到底是只有肉体的欲望还是真的动了情，却不知道怎么办。告诉大家一个简单的办法，就是性爱活动以后，看看男人是倒头呼呼大睡了，还是跟自己有交流。如果他转身倒头就睡，就说明他只是为了满足生理欲望。

生理欲望的满足和内心的那种需要是两个概念，我们不要放纵也不要压抑它。很多人压抑这种欲望，结果就导致自己心理变态。它不会被你压住，它会从另外一种渠道表现出来。

比如，一个人被饿了好多天以后，会出现什么情况？他会

很多人活得短命或者活得很痛苦，最根本的原因在于没有认真对待自己的"欲"。

以前我们有种误解，认为只有男人才是用下半身思考的，其实女性的这种欲望只是被压抑了而已。

走两个极端，一个叫饥不择食，逮什么都吃，就是饿疯了。

梁冬：好像《甲方乙方》里面就有这样的情节，是吧？

徐文兵：哎，对了，你看那人把他们村鸡全给吃了。

梁冬：变黄鼠狼了。

徐文兵：另一个极端就是吃个不停。当年中缅战争，逃出来的将士们到了延山，之后回国，饿了许久之后突然有饭吃，好多人就吃得撑死了。这就是饥饿的欲望被压制以后出现的一种变态反应。

梁冬：以前自然灾害的时候，人们连观音土都吃。

徐文兵：吃观音土只是为了充饥，暂时把肚子填满了，但是并没有吃到生理上需要的东西，结果就还是饿。我们看到很多小孩子有异食癖，抠着墙土吃，挖上泥土吃，还有的孩子抠自己的鼻屎吃。这都是被压抑、没被满足的欲望从另外一种变态的角度表现了出来。

还有一种常见的被压制的性的欲望，它最后会通过一些其他的奇奇怪怪的事情表现出来。比如，有人有恋物癖，本来男女之间的欲望是正常的，但他被压抑以后就变态了，变得对女人没有感觉了，反而对女人穿的衣服有感觉，疯狂地偷人家的内衣，收藏别人的这些东西。有的人有恋物癖，有的人有恋兽癖，还有的人有偷窥癖。

梁冬：这都是非常不健康的。

徐文兵：都是变态的，是欲望被过分压制以后出现的变态，这就叫什么？嗜欲。"嗜"是什么？过分地喜好，或者说是特殊的喜好。我们知道有"嗜烟""嗜酒"，还有的人上升到更加变态的"嗜血"，只有杀人、虐待别人，他才有快感。

古代有个故事叫"嗜痂成癖"，是说有个人很变态，身上有创伤化脓结了个痂，他把这个肉袼褙揭下来吃，并且很爱吃。他的被压制或者被扭曲的欲望，就通过这种病态的行为或心理表现

◀ 被压抑、没被满足的欲望会从另外一种变态的角度表现出来。

了出来。

　　"嗜欲不能劳"后面为什么要加个"其目"呢？就是说本来"欲"是不动心的，但是变成了一种特殊的喜好以后，就开始动心动神了。眼睛是心灵的窗户，当一个人看到一样特别喜欢的东西时，就会兴奋，瞳孔会散大，那种状态就叫出神。所以过分放纵自己的欲望，眼睛就会过劳，然后出神。我们说养神怎么养？

　　梁冬：闭目养神。眼巴巴直勾勾地盯着一个东西看个没完，会出神。所以"嗜欲不能劳其目"的意思就是说不能纵欲，不能让你的神从眼睛里跑掉了。

　　徐文兵：这句话对我们现代人有极其重大的现实意义，你看现代人都在做什么事？看电视。比看电视更糟的是看电脑，上网或者打游戏。那些一直盯着电视、电脑屏幕的人，其实都处于一种半疯的状态。

　　梁冬：出神状态。所以就"劳其目"了。

　　徐文兵："劳其目"之后就是"伤其神"。你看现在很多网络成瘾的孩子，整天泡在游戏厅、网吧里不回家，干嘛呢？打游戏。家长真是太痛苦了，好不容易把孩子供上大学了，一看，孩子各门功课全亮红灯，为啥呢？成天在学校边的网吧里泡着呢。

　　梁冬：据说很多投资者给网络游戏公司的 PE 值估值都不是很高，原因就在于他们认为，网络游戏这种生意，在某种程度上是不太符合我们现实生活中的人伦的。

▷ 当一个人看到一样特别喜欢的东西时，就会兴奋，瞳孔会散大，那种状态就叫出神。

▷ 那些一直盯着电视、电脑屏幕的人，其实都处于一种半疯的状态。

2. 动什么不要动心

"淫邪不能惑其心"

梁冬：下面我们讲"淫邪不能惑其心"，何谓"淫邪"？为什么"淫邪"又不能"惑其心"了呢？

徐文兵：先讲一下这个"淫"，它本来的意思是过分。

梁冬："淫雨霏霏"。

徐文兵：《岳阳楼记》里写："若夫淫雨霏霏，连月不开。"就是说雨下个没完。中医把这个过度、过多的外界气候的变化叫做"六淫"，包括风、寒、暑、湿、燥、火。

梁冬：也就是说风、寒、暑、湿、燥、火并没有什么问题，只有它们太过了才叫六淫，对不对？

徐文兵：对，不是说刮风、下雨就会致病，而是外界的气候变化太剧烈，你自身的抵抗能力太差，这样才会得病。后来这个"淫"专指性生活过度。

下面讲"惑"，"惑"是什么意思？

梁冬：你看"惑"上面是个"或"字，下面是个"心"。四十不惑，人到了这个年纪就不会说既可以这样也可以那样了。

徐文兵：没错，其实"惑其心"用老百姓的大俗话来说叫"挑花眼了"。"惑"的意思是不确定，孔子说"四十不惑"，就是讲40岁以前人心不定，自我认知也不清晰。比如，不清楚自己是个什么样的人，适合做什么事情，将来到底要做什么，天赋的使命是什么等；或者也没定下来娶谁，看这个女人也不错那个女人也不错，心里想的是再挑挑吧，再看看吧。这些都叫"惑"。

过了四十就"不惑"了，清楚自己是个什么人，该吃哪碗

> ◀ "六淫"，包括风、寒、暑、湿、燥、火。

> ◀ 并非刮风、下雨就会致病，而是外界气候变化太剧烈，你自身的抵抗能力太差，这样才会得病。

> ◀ 40岁以前人心不定，自我认知也不清晰。

饭，能吃几碗干饭，都已经定下来了，也明白自己该找什么样的女人，懂得弱水三千独取一瓢饮，别人连看都不看一眼。

梁冬： 主要身体也不支了嘛。

徐文兵： 也不见得是不支，身体如果不支了就应该是对谁都力不从心了，但这种"定"是指彻底定下来了，尽管还有精神气血能量，但也不会乱洒花露水了。

只钟情或定性于一个人，其实是一个人的身心健康到了一定层次的体现。古代有句话叫"泰山崩于后，麋鹿嬉于前"，我心定了，所有这些乱七八糟的引诱或者不确定的东西都不会让我动心。

梁冬： "泰山崩于后"我知道，什么叫"麋鹿嬉于前"？

徐文兵： "麋鹿嬉于前"就是说，那种特别漂亮的梅花鹿在面前欢蹦乱跳、打闹嬉戏，我却对它不扫一眼，不动心。我们经常说的"疑惑""诱惑"，都是让你产生不确定结果的一种原因。"疑"是不大相信或是相信它的负面，"诱"是一种吸引力，面对它们不动心，很坚定，这才叫"不惑"。

▶ 只钟情或定性于一个人，其实是一个人的身心健康到了一定层次的体现。

只有心定了，那些诱惑或引诱才不过是过眼云烟。

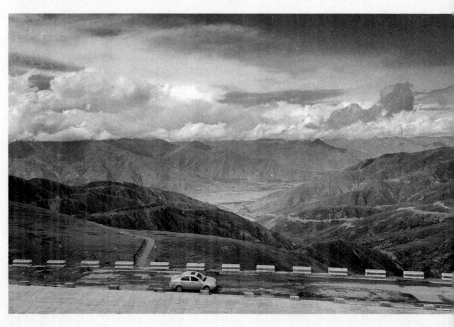

所以"淫邪不能惑其心",是在"欲"的层次上谈到精神、心理的方面,也就是说花样百出的东西或者性方面的诱惑,已经不足以让我动心了。

梁冬:这是不是有一个前提?就是说在不动心之前,你还得见过不同的东西。你看释迦牟尼为什么能成佛,因为人家一出世就是王子,已经阅尽世间百态。你看为什么现在演艺界很多人都皈依或者是有这种精神追求啊,肯定是之前太折腾了。

徐文兵:放下屠刀,立地成佛。这个人如果没有拿起屠刀就让他直接成佛,那他也成不了。我个人也认同你这个观点,一个人只有曾经经历了很多事情,看过无数的曾经沧海之后达到的"定",才算是真定。如果一个人连女朋友也没交过,却说自己对女人没兴趣,那说明他有问题。

梁冬:那就只有两种情况:一种是真的天生就没有这样的能力,这样的应该极少;另外一种就是吃不到葡萄说葡萄酸。

徐文兵:经历了"欲"以后达到大彻大悟大定境界的人,身心健康已经上升到了一个更高的层次,这就叫"淫邪不能惑其心"。有强迫症的人常常反复考虑,前思后想左思右想最后却拿不定主意,他在很多问题上常表现为"惑",定不下来,这是身心两方面都不健康的表现。

梁冬:这是不是就是所谓的患得患失啊?

徐文兵:患得患失、瞻前顾后,都是"惑"。

梁冬:我以前以为这种情况只属于某一种人,经您这么一说,我想可能每一个人都有类似的情况。

徐文兵:经历过这一阶段后跳出来的人就达到了一种"定"。跳不出来的人可能一辈子都"惑",别说40岁了,可能他到80岁了还"惑"。

> 为什么现在演艺界很多人都皈依或者是有这种精神追求啊,肯定是之前太折腾了。

> 一个人只有曾经经历了很多事情,看过无数的曾经沧海之后达到的"定",才算是真定。

> 如果一个人连女朋友也没交过,却说自己对女人没兴趣,那说明他有问题。

3. 大多数人都可以分成"愚、智、贤"这三种

"愚智贤"

梁冬：接下来讲"愚、智、贤，不肖、不惧于物"这句话中的"愚、智、贤"。

徐文兵：这句话应该这么说，就是说"愚""智""贤"这三种人，"不肖、不惧于物"。什么意思呢？就是我们每个人与生俱来的素质都不一样。先说一下"愚"，有一个成语叫"向隅而泣"，就是一个人偷偷地躲在墙角里，背对着人面朝那个墙角哭泣。

梁冬：我在幼儿园中班的时候就干过这种事。

徐文兵：呵呵，没想到你也曾"向隅而泣"。所以这个"愚"是什么呢？就是心思、心情或者想法陷在一个角落里出不来，想不开而钻牛角尖，也就是思维一根筋。

"智"是比较聪明、通达的人，知道有形的物质的变化，他们比"愚"的人要开放通达一些。《黄帝内经》在后面的章节里讲到，当人的肾精和元气能够通达到我们的七窍或者九窍的时候，这人就叫"智"。我们常常说一个人聪明，"聪"是指耳朵听得很清楚，"明"是眼睛很明亮看得清楚，耳聪目明，这也叫"智"。

在《愚公移山》里，愚公的对立面智叟（一个聪明的老头），来劝他别挖这个山了，但是愚公就是一个著名的一根筋，他坚持两个观点，一个是子子孙孙无穷匮，另一个是山不加高，所以他认为移这个山没问题。但愚公没考虑到这样几个问题：第一，一个人是有可能断子绝孙的，你怎么就能保证自己子子孙孙无穷匮？张仲景这样一位名医，家族里还也有很多人因为伤寒死

▶"愚"就是心思、心情或者想法陷在一个角落里出不来，想不开而钻牛角尖，也就是思维一根筋。

▶"智"者是比较聪明、通达的人，知道有形的物质的变化，他们比"愚"的人要开放通达一些。

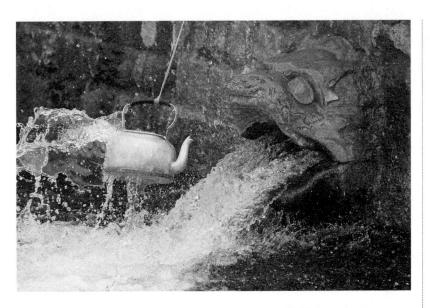

钻牛角尖、思维一根筋的人就是「愚」。

掉呢。第二，我们知道青藏高原、喜马拉雅山都是在印度板块冲击下不断隆起的，你怎么就能保证王屋山不加高？

梁冬：愚公是古代阿甘。

徐文兵：他这种人就是不撞南墙不回头，撞了南墙还说因为我的头还不够硬，还要撞，这是"愚"的人。

"智"的人就比较开通，不钻牛角尖，知道还有其他路可以走。"贤"比这个"智"层次要更高一点，就是我们讲的开了慧的人。有些人只能研究看得见摸得着的东西，这叫"智"而非"慧"。就好像现在一些科学家讨论中医，总讲究实证，没有实证就认为中医是假的，他们根本没有高度抽象的思维能力，因而就只能称为"智"者而非"慧"者。

通常我们下棋，摸得着棋子，看得见棋盘，才能下。而那些开了慧的人怎么下呢？下盲棋，没有棋子没有棋盘他们也能下，而且一步不差；更高级别的大师可以一个人对几百个人，一步不乱，这就叫"贤"人。这里讲了愚人、智人、贤人，当然以后还会讲另外三个，叫圣人、智人、真人，那就是更开慧的人了。

◀"贤"人比"智"者层次要更高一点，就是我们讲的开了慧的人。

4. 累是因为把物质看得很重

"不肖，不惧于物，故合于道"

徐文兵：不管是愚人、智人还是贤人，都"嗜欲不能劳其目，淫邪不能惑其心"，最后能达到一个什么状态？"不肖，不惧于物"。分开说，首先是"不肖于物"，其次是"不惧于物"。

梁冬：什么叫"肖"呢？

徐文兵：意思是相像。

梁冬：惟妙惟肖。

徐文兵："惟妙惟肖"我们经常用，比如说这个人形似，我们叫"惟肖"；神似，叫"惟妙"，妙不可言嘛。但是"不肖不惧"的这个"肖"在这里不能这样解，而是一个通假字，通"屑"。"不肖于物"本意是"不屑于物"，也就是对物质、物欲的追求不是很强烈，不会把它们看得很重。下面是"不惧于物"，什么叫"惧"？

梁冬：惧怕。

徐文兵："惧"不是怕。"惧"有恐惧、惊惧，也有惧怕，但是你不能说它就是"怕"，是"恐"，是"惊"。

梁冬："惧"和"怕"有什么区别？

徐文兵：惧的繁体字是"懼"。我们可以观察鸟，它在那儿一停下来，头就在来回看，眼睛瞪得大大的，那种状态叫"惧"。"惧"是一种受到了例如惊、吓、恐刺激以后表现出的那种目瞪口呆，或者是双目圆睁的状态。反正就是触动你了，让你双眼迷离或者眼睛瞪大。你惊喜、惊吓，或者害怕了，都可能会惧。

▶ "不肖于物"本意是"不屑于物"，也就是对物质、物欲的追求不是很强烈，不会把它们看得很重。

▶ "惧"是一种受到了一种例如惊、吓、恐刺激以后表现出的那种目瞪口呆，或者是双目圆睁的状态。

梁冬：你看那个选秀节目宣布结果之前，那些女粉丝的样子，嘴张着，眼睛看着，就是那个状态。

徐文兵：所以惧是指受到刺激以后眼睛睁得大大的那个状态，"懼"中有一个"忄"，就是说能触动你的心，让你有动心的感觉。

我们额外再说一句，我们经常说恐惧，其实恐和惧完全不一样。恐是什么意思呢？现在老说反恐，恐怖分子，恐的其实是心，"恐"的上边一个"巩"，巩是什么意思啊？是指拿绳子捆东西，以前专门拿的是那种叫做"韦"的牛皮绳。

梁冬：韦编三绝。

徐文兵：什么叫"韦编三绝"呢？以前的书都是竹简，将竹简穿起来的牛皮绳就叫"韦"。孔子读《易经》，来来回回地翻看，结果拴《易经》的那个牛皮绳都断了三回，这就是"韦编三绝"。

以前少数民族有一种执行死刑的方法，就是先将牛皮绳用水浸湿了，然后勒在人的脖子上，这牛皮绳干了以后就开始抽紧，这样就活活把人给勒死了。所以，"恐"就是你的心好像被绳子勒紧了，提溜起来的那种感觉。

我们说"心都提嗓子眼里了"，或者有人感觉"心里面被人抓了一下，抽紧了"，还有人突然一下就觉得自己像心梗发作要死了等等，这些状态都叫"恐"。我们讲"恐惧"，"惧"是初级阶段，"恐"就更深了。

梁冬：所以您刚才讲的"愚、智、贤，不肖、不惧于物"，就是说不管是像愚公那样一根筋的人，还是比较聪明或是贤达的人，都是既不屑于物，又不惧于物的。

徐文兵：对。我们离不开物，生活在这个物的社会里，我们需要住房、开车、穿衣、吃饭。我们需要它们，但是不要让这些东西过分地纠缠于你的内心，也不是要你把心拴在这些东西

◀ 巩是指拿绳子捆东西。

◀ 将竹简穿起来的牛皮绳就叫"韦"。

◀ "恐"就是你的心好像被绳子勒紧了，提溜起来的那种感觉。

◀ 我们需要物，但是不要让这些东西过分地纠缠于你的内心，也不是要你就要把心拴在这些东西上。

上。很多人丢了手机好几天都吃不下饭，这叫屑于物。还有很多人就是因为物的问题深深影响到自己的内心。这些都需要一个历练的过程。

记得1990年时，我刚毕业，那会儿在东直门医院工作，那时候一个月工资也就七八十块钱，一个月奖金十块钱。有一次我去买鱼，那个小贩特别坏，我买鱼花了五块五，给他五十块，他先找我四块五，然后我扭身就走了，忘了另外的四十块钱他还没找给我。等我想起来再回去跟他要的时候，他死也不承认了。我为此一星期没吃好饭，因为四十块钱对我来讲就是半个月工资啊！现在想想，那时候一条鱼，那点钱，让自己的内心受到那么深的影响实在不值得。现在别说丢了五十块钱，就算丢上五百块，我眼都不眨，心里也不想，为什么呢？因为这个事我经历过了，经历过以后就跟打了免疫针一样，有免疫力了。

梁冬：所以，我常常劝那些读大学的朋友，有空谈谈恋爱，否则等你工作的时候，还要耗心耗神去对抗恋爱中的思念、揪心、惧、恐，真是相当影响工作。

徐文兵：顺其自然。也有在大学谈恋爱谈得跳楼的，这个要把握个度，不谈不对，谈了没把握好导致失魂落魄也不行。恋爱时，如果你把心神寄托在一个人身上，那么当有一天你失去了他（她），就会吃不香，睡不好，最后瘦得跟杆似的，甚至影响学习。这就叫什么？过屑于物最后惧于物。

梁冬："愚、智、贤、不肖、不惧于物，故合于道。"

徐文兵：这个"合于道"的意思与"天人合一"相同。天地变化叫"道"，所谓"合于道"就是说你的所作所为符合天地自然的变化。

"天人合一"是道家养生的最高境界，如果你按岐伯讲的这套方法去做的话，就能合于天道，既长寿又健康，而且活得很愉快。

▶ 该不该在大学谈恋爱要顺其自然。恋爱时，如果你把心神寄托在一个人身上，那么当有一天你失去了他，就会吃不香，睡不好，最后瘦得跟杆似的，甚至影响学习。

▶ "合于道"就是说你的所作所为符合天地自然的变化。

梁冬：我们举例来说，如果你是一个汽车的零件，却不跟上轮胎的节奏，你想想看是你损伤还是车损伤？

徐文兵：两败俱伤。天还可能没事，但是人肯定不行了。

梁冬：因为车还跟轮胎不一样。我们在这天地之间实在是太小太小了。

徐文兵：现在人连一种起码的健康状态都达不到，更何况古人讲的真正天人合一的状态，那是一种妙不可言的境界。

天地的各种变化，气象万千，你的内心就感觉像和谐共振，天地的振动到了你这儿，你就把自己像个收音机一样的身体，调到那个波段，哗一下，那个美妙的音乐出来了。

所以真正开慧不是靠读书，而是靠脑子里本身所固有的东西。你修炼到精通了以后，天地的变化就好像电磁波一样，啪一下，就接通了！有人称这叫"慧然独悟"。你看六祖慧能是不识字的吧？为什么他能成为一代宗师呢？就是因为人家修炼到了这种"故合于道"的境界，然后在某年某月某个时刻突然一下开悟开窍，于是天底下的学问就全知道了。

梁冬：这就像刚才徐老师讲的，你如果真的能够找对频率的话，那个收音机的音乐自己会来。

◀ 现在人连一种起码的健康状态都达不到，更何况古人讲的真正天人合一的状态，那是一种妙不可言的境界。

◀ 真正开慧不是靠读书，而是靠脑子里本身所固有的东西。

◀ 你修炼到精通了以后，天地的变化就好像电磁波一样，啪一下，就接通了！

5. 有德者必有所得

"所以能年皆度百岁而动作不衰者"

梁冬：下面这句话叫"所以能年皆度百岁而动作不衰者，以其德全不危也"。我觉得这话不对呀，"所以能年皆度百岁"是什么意思啊？

徐文兵：最后，岐伯老师把回答黄帝的问题来了个总结，上古之人之所以能"年皆度百岁而动作不衰"，为什么？"以其德全不危也"。

梁冬：说到"道德"，"道"和"德"是怎么区分的？

徐文兵："道"和"德"当然不一样。《道德经》其实应该叫《德道经》，它应该是"德经"在前，"道经"在后。我们经常将"道"和"德"连起来合成一个词，是伦理道德的意思。真正的道和德，各有不同的意思。

"道"，天道，自然变化的规律；"德"，双人旁，底下还有个心，那些用心去体会天道的变化、做事情符合天道的人，我们称之为有德之人。有德者必有所得。得到了这种天道的人，就是岐伯所说的"其知道者"。得道的人的所思所想所作所为叫"有德"；没得天道，甚至违背天道的人的所作所为叫"缺德"。

梁冬：所以有些人说这个人品格高尚，很有道德，有时候我觉得会产生歧义。一个有道德的人不应该很痛苦。我们常常觉得这个人很有道德，其实背后是有一种观点的，就是认为这个人牺牲小我，成就大我，人生过得很痛苦却还要死撑。真正有道德的人其实还是要有智慧的，自己不累，大家也不累，在人群当中都不难受。

▶ 那些用心去体会天道的变化、做事情符合天道的人，我们称之为有德之人。有德者必有所得。

▶ 真正有道德的人其实还是要有智慧的，自己不累，大家也不累，在人群当中都不难受。

6. 人有没有"智"不重要,重要的是一定要有"慧"

"德全不危"

徐文兵：有没有"智"不重要,重要的是要有"慧"。我们看到很多农村的老头老太太,没读过书,不识字,但说出来的话却极富哲理。他们可能没有"智",但绝对有"慧"。比如,我们现在很多父母养小孩都采取科学喂养法,根据体重、年龄,按照配方搭配食物喂养孩子。

梁冬：跟喂猪一样。

徐文兵：比喂猪要高级得多,但这样喂出来的孩子却个个面黄肌瘦,跟非洲小难民似的。最后爹妈还挺奇怪,我们这么讲科学,他怎么就长成这样了?

农村老太太拉扯孩子没这么多讲究,人家只认准一句话"若要小儿安,三分饥与寒"。她们从来不把孩子肚子塞得满满的,更是从来不把孩子裹得严严实实地放在火炕上,为什么?因为小孩子本身阳气就壮,你把他包裹得很严,他马上就上火,嗓子疼,流鼻血,发烧,再烧得高一点就可能开始抽风。那些老太太不懂什么科学知识,也不知道"饥"不是"饿",但她们从来不会把孩子饿着,而且每次只让孩子吃七八分饱。这种拉扯孩子的方法是符合天道的,这也叫"德全"。

我们现在很多人好像知道很多知识,属于"智者",但是无道。我们刚才说了,"德"是符合天道的行为;背道或是对天道了解得不太全面,叫"缺德";不知道天道,叫"无德"。德全,是指除了做的事情符合天道,还要尽可能全面掌握天道,一直做符合天道的事情,这样的话才能"不危"。"德全不危"一句话就概括了我们想养生、想健康、想长寿、想生命活得有质又有量的问题。

7. 取名字也要符合天道

梁冬：说到"德全"，我发现有很多人叫这个名字，比如建国以后的卫生部部长、冯玉祥的夫人就叫李德全。古人起名字很有讲究，出处不是《道德经》就是《诗经》，最起码也是《论语》。所以我们现在取名字还是要有一点出处的，这样显得有点文化。

徐文兵：不过"名"和"字"不一样。

梁冬："名"和"字"有什么不一样呢？

徐文兵："名"者"命"也，是说"名"是你生下来父母给你起的，这是你的命，不能选择。

梁冬：你不能选择自己的名。

徐文兵：姓和名都不能选，这是你生下来定的。但是一般上学弱冠以后呢，可以给自己取个字，这个"字"你可以自己定。在古代，只有父辈或者长辈可以指名道姓地叫你，平辈或者晚辈只能称呼你的字以表示尊敬。比如刘备，字玄德，你可以叫玄德先生或者刘玄德，但不能叫刘备，若是叫刘备就是骂人家。诸葛亮，亮是他的名，孔明是他的字，你就只可以叫孔明先生。

梁冬：诸葛孔明。

徐文兵：诸葛亮可以自称，"亮躬耕垄亩"，自己叫自己没事，别人上来叫"亮"，那就是骂他。现在中国人都有名无字。

梁冬：你有名字吗？

徐文兵：我有名有字，我的名是我爸给起的，我姓徐，我爸给我起名叫"小周"。

梁冬：哦，徐小周。

▶ 姓和名都不能选，这是你生下来定的。但是一般上学弱冠以后呢，可以给自己取个字，这个"字"你可以自己定。

▶ 在古代，只有父辈或者长辈可以指名道姓地叫你，平辈或者晚辈只能称呼你的字以表示尊敬。

徐文兵：这是我的名，你叫我徐小周就是骂我。

梁冬：怪不得我从来没有叫过你徐小周，而是一直以为你叫徐文兵呢。

徐文兵：文兵是我的字，这是我自己取的，因为我是 1966 年生人，那时候文革开始，我是文化大革命的红小兵。我叫文兵，你叫我徐文兵，就是称呼我的字，或者你也可以叫我文兵大夫。

梁冬：你身份证上写的不是叫徐文兵啊?

徐文兵：就是徐文兵。

梁冬：噢，你后来就把自己的名字改掉了?

徐文兵：没有啊，文兵是我的字，我的名是小周，是我爸给起的。大家叫我的字，称呼我"徐文兵"没问题。

有人问我，这个徐小周和徐文兵是不是兄弟俩? 我说不是，是一个人，为什么? 因为人是在变的，他在一个状态下是那个人，他过了这个状态则是另外一个人，我们不能拿一个字来或者一个名来概括一个人全身。

梁冬：对，孔子说"逝者如斯夫"。我们的生命就像河水一样，川流不息。

徐文兵：有的人是以名闻名，有的人是以字闻名，有的人是以号闻名。我建议大家不要改名，那是爹妈给的，改不了，给自己起个字吧。

梁冬：所以有的时候我们一看那个名，就知道他父母大概是什么水准。

徐文兵：见到一个人，敢问尊姓大名?

梁冬：敢问路在何方?

徐文兵：关于"名"和"字"的传统，现在都丢掉了，但是我们要"乐其俗"，还是要尊崇这种传统风俗习惯背后的莫名能量和信息。不要在那儿弄别的，北京话叫弄那些幺蛾子。

人是在变的，他在一个状态下是那个人，他过了这个状态则是另外一个人，我们不能拿一个字来或者一个名来概括一个人全身。

有的人是以名闻名，有的人是以字闻名，有的人是以号闻名。

大家不要改名，那是爹妈给的，改不了，给自己起个字吧。

8. 人活着随时都可能"危如累卵"

徐文兵：我们接下来说"危"，它是象形字，上面是一个人在悬崖边儿上那个状态，让人一看，悬了，没准要掉下来，所以有一个成语叫"危如累卵"，就好像把鸡蛋一个个摞上了。

梁冬：多形象！

徐文兵：人其实是很脆弱的，我们生而为人真是天大的一件幸事。我是北京中医学院毕业的，我们同学到了大学五年级就开始临床实习，一般都到急诊室，在急诊室实习以后，我们都不约而同地给家里写信，感激父母把我们拉扯这么大，为什么？

以前我们认为自己活这么大岁数是天经地义的，在急诊室里面却突然发现，黄泉路上无老少，小到几个月的婴儿、大到青壮年，说死就死了。这个床的病人，几个月之前进来，不久换床，死了，在急诊室里的病人死得更快，我还亲自参加过抢救施光南。

梁冬：是不是那个作曲家？

徐文兵：对。他得的是脑疝，就是颅内出血，进急诊室后，一个瞳孔大一个瞳孔小，后来就瞳孔散大，也就是"出神"，神就跑了。在实习的过程中，我们才发现人活着是这么脆弱，这么"危"，所以我们要善待生命，善待心灵，好好养生。而只有"德全"的人才能够处于"不危"的境地。

梁冬：所以大家都应该是"张德全""李德全""徐德全"和"梁德全"。

▶ 人其实是很脆弱的，我们生而为人真是天大的一件幸事。

▶ 黄泉路上无老少，小到几个月的婴儿、大到青壮年，说死就死了。

9. 别人能伤害你，是因为你本身有能被伤害的地方

梁冬：上一次我们特别讲到了"德全"，意思就是说能够让我们的德合乎天道。如果一个人品格很高尚，好像总是代表正义，但是总让自己难受也让别人难受的话，那么他充其量还是一个不道德的人。

徐文兵："道"和"德"意思完全不一样，我们现在说的道德偏于人定的伦理观。其实"道"是指自然变化规律，"德"是指符合天道的行为，所以不要做违反自然的事情，千万别做缺德事，否则你就背德、缺德。

梁冬：不做缺德事，除了不要在背后说同事坏话，领导不要在该涨工资的时候不给别人涨等，还要求我们最好要符合整个自然天地和地球公转、自转的节奏。

徐文兵：其实一个健康的人除了自己活得舒服以外，还会让跟他接触的人同样感到舒服。刚才你举了例子，说有人在背后说别人的坏话，这叫什么？"恨"；还有人说领导不给自己涨工资，这又叫"怨"。"怨"和"恨"都是不健康的心态。

一个德全的人，或者一个身心健康的人，是内求的人。他不会借助于外力，对别人的行为没有仇恨的感觉，也不期望别人给他什么，因此他不会怨。

梁冬：所以别人想伤害你也伤害不到。也就是说，如果你被别人伤了，是因为你本身有能够被伤害的地方。

徐文兵：家里没有内鬼，招不来外贼。只有内心有那种自我厌恶、自我仇恨的因子，别人才能伤到你。

◀ 一个健康的人除了自己活得舒服以外，还会让跟他接触的人同样感到舒服。

◀ 一个德全的人，或者一个身心健康的人，是内求的人。他不会借助于外力，对别人的行为没有仇恨的感觉，也不期望别人给他什么，因此他不会怨。

你会被别人伤害，其实也是因为你本身存在问题。

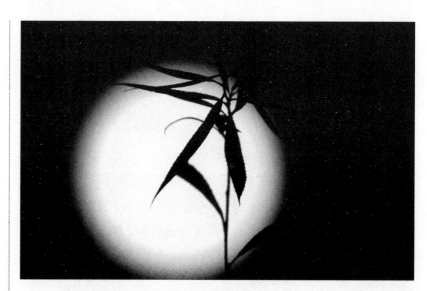

我一般研究的是中国古典的思想文化，但是我曾被一个外国人的演讲打动了。他是美国一个很著名的推销员，做这种"door to door"的"sales"，就是直接敲开你家门卖菜刀的那种，结果他做得非常成功。

他做演讲的时候，很多人问他："你怎么能够不被别人羞辱呢？"他回答说："我被人踹出来过、被人拎着脖子扔出来过、被人泼过脏水、被人放出狗咬过，但我从来没被人羞辱过，原因是我不把别人对我做的这些事当成是一种羞辱。你可以在肉体上这么对我，可以打我骂我、把我踢出去、放狗咬我，但是你无法触动我的内心。"

梁冬：讲得太好了！

徐文兵：高人！

梁冬：所以有些人说美国人不懂中国文化是不对的，其实东西大道是相通的啊。

徐文兵：你说对了，大道是相通的，在这个层次上，很多宗教、哲学最后的归宿是一致的。但是我们也没有必要去抱着美国人的东西不放，我们中国人自己有自己的，没必要去跟别人较劲。

"我被人踹出来过、被人拎着脖子扔出来过、被人泼过脏水、被人放出狗咬过，但我从来没被人羞辱过，原因是我不把别人对我做的这些事当成是一种羞辱。你可以在肉体上这么对我，可以打我骂我、把我踢出去、放狗咬我，但是你无法触动我的内心。"

第六章
女人 21 岁前应该如何养

孩子正常的生活应该是白天欢蹦乱跳，不知疲倦，一到晚上八九点钟就打蔫想睡觉，可我们现在很晚了还开着灯、开着电视，每天睡觉都晚，结果就给身体一种错误的信号……

女孩子要想避免以后做什么整形手术，就要在21岁之前学学养生，学学怎么去通任脉，促进太冲脉盛，这样来促进自己的乳房发育。否则过了21岁就别想了。

如果女人的丹田是温暖的，她的第二性征就会发育得好，脸色也会非常好看。

经文：

帝曰：人年老而无子者，材力尽邪？将天数然也？

岐伯曰：女子七岁，肾气盛，齿更发长。二七而天癸至，任脉通，太冲脉盛，月事以时下，故有子；三七肾气平均，故真牙生而长极。

1. 人到了一定岁数，为什么就生不出孩子了

> "帝曰：人年老而无子者，材力尽邪？将天数然也？"

梁冬：接下来我们开始讲"上古天真论"的第二部分。

徐文兵：第二部分的内容非常重要，描述了男人和女人不同生理变化周期的状况。

梁冬：上中学的时候，我们会发现有的女同学上体育课时突然就捂着肚子不跑步了，那个时候我们很生气，凭什么她可以不跑步？我们就要呢？

男女都有生理周期，他们到底在生理周期上有什么不一样？这个周期又是如何影响我们的生命变化的呢？黄帝问他的老师："人年老而无子者，材力尽邪，将天数然也？"

徐文兵：这是黄帝问的第二个问题。第一个问题是问为什么古人活得那么长，我们现在却半百而衰？现在是问人到了一定岁数以后，为什么就生不出孩子了？这是材力尽了？还是自然造就的呢？

其实，"材"和"力"是两个概念，"材"是物质基础，"力"是能量。

比如，你有一罐汽油，如果没点它，它不会变成气，不会发出光和热，也不会爆炸；再比如说有时候一个人的精子数目、成活率都还可以，这叫"材"，但这个人阳痿，就叫"有材没力"。还有人性功能挺好，但是一查精子，要么是零，要么就是百分之七八十畸形或者百分之九十都是死精子，这叫"有力无材"。

◀ "材"和"力"是两个概念，"材"是物质基础，"力"是能量。

◀ 有时候一个人的精子数目、成活率都还可以，这叫"材"，但这个人阳痿，就叫"有材没力"。还有人性功能挺好，但是一查精子，要么是零，要么就是百分之七八十畸形或者百分之九十都是死精子，这叫"有力无材"。

黄帝说"人年老"，我们讲过六十岁可以称老，六十岁以前不要妄自称老。我因为长相老，三十岁时他们就叫我徐老。

梁冬：充其量称老徐就可以了。另外，"天数然也"是什么意思呢？

徐文兵：就是自然。你看前一段岐伯老讲天道的事，黄帝也学乖了，就问是不是老天爷造人就这么一套程序，到某个时间人就生不出孩子了。

说到年老无子，我刚才说的是男人，其实女人也有这个问题，到一定岁数以后就无法怀孕生育，或者是其他的一些生理功能也会出现相应的征象，同样导致无子的结果。所以，岐伯就从两个方面来回答黄帝的问题，第一个方面他讲的是女人的生理变化周期，另一方面就讲男人的生理变化周期。

▶ 是不是老天爷造人就这么一套程序，到某个时间人就生不出孩子了？

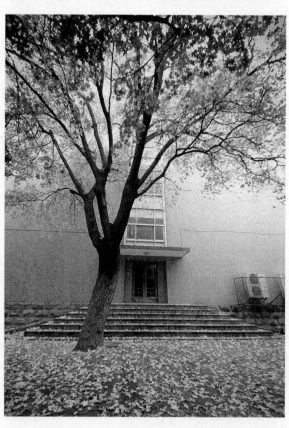

生命如同落叶，总有迟暮逝去的那一天，要平心待之。

154

2. 为什么"中国"叫"中国"

徐文兵：岐伯回答的第一句话是"女子七岁"。

梁冬：这四个字是讲女人是以七年为一个生理周期的。

徐文兵：这是我们中国人观察总结出来的。我要在这里给大家额外强调一点，为什么"中国"叫"中国"？这个"中"指什么？

梁冬：中间。

徐文兵：哪个中间？

梁冬：四海之间？

徐文兵：哪个四海？

梁冬：不知道。

徐文兵：这点让我很感慨，我们身为中国人，整天说自己是中华人民共和国公民，你问他"中"是啥意思？不知道。百分之九十九的人不知道中国的"中"是啥意思。

梁冬：您请说。

徐文兵：有人说"中"是宇宙中心，世界中心，但那时候的古人还不知道地球呢。其实"中国"的"中"是指中原，也就是黄河和长江中间这一块即河南安徽等地，因为中华文明以长江和黄河中间这一块作为发祥地的。以此为中，逐渐发展、扩展到现在这么大一个疆域，叫中国。

黄帝出生在轩辕丘，也就是现在的河南新郑。黄帝这个氏族正好就在黄河中间这个流域，因而我们讨论男女的生理变化周期是以中原地区也就是温带的人为基准的。赤道或者南亚，一直没有四季之分，生活在这些地区的人发育都比较早；而生

◀ 百分之九十九的人不知道中国的"中"是啥意思。

『中国人』的意思是指中原地区发祥出来的文明和人种。

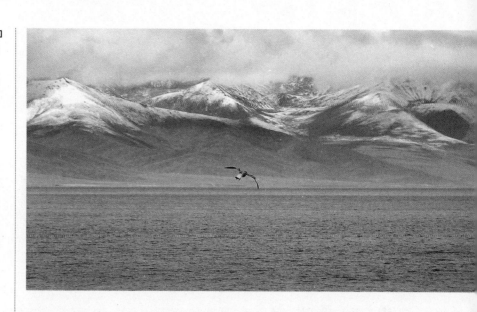

▶ 我们所讨论的生理周期是以生活在中国黄河、长江中间这块儿流域的人种为标准的。

活在寒带的人，生理发育则较晚。所以在此特地提出，我们所讨论的生理周期是以生活在中国黄河、长江中间这块儿流域的人种为标准的。

梁冬：有句歌词是"长江长城黄山黄河"，就是以黄河、长江流域来代指中国。

徐文兵：以后跟人说我们是中国人的时候，不要老是说"Chinese"，"Chinese"是外国人叫的，"中国人"的意思是指中原地区发祥出来的文明和人种。

3. "7岁"到底是多大

"女子七岁"

徐文兵：岐伯说"女子七岁，肾气盛，齿更发长"，7岁到底是多大？我们举个例子，1990年1月1号出生的人，他到哪年是7岁？

梁冬：1998年1月1日还是1997年1月1日呢？

徐文兵：这里要强调一点，中国人说一个活人几岁，说的都是虚岁，所以我们说一个人实岁六岁的时候，他的虚岁已经7岁了，为什么呢？

梁冬：因为怀胎还有十个月。

徐文兵：我讲过，我们判断人死活的标准不是心跳呼吸，而是元神在不在。"两精相搏谓之神"，就是父亲和母亲的精血结合的那一瞬间，这个人的神就诞生了，从那时候开始你就是人了，而怀胎十月直至出生时，你已经将近一岁了。所以我们说的7岁是指虚岁，女子7岁，实际上是说她实岁6岁，虚岁7岁。

◀ 我们判断人死活的标准不是心跳呼吸，而是元神在不在。

◀ 女子7岁，实际上是说她实岁6岁，虚岁7岁。

4. 头发不黑，都是肾精不足惹的祸

"肾气盛，齿更发长"

徐文兵：女子虚岁7岁的时候，会有一个生理的变化，她的肾精变成了肾气开始促进生长发育，外在的表现就是"齿更发长"。"齿更"就是换牙，到了6岁，女孩子的奶牙就开始脱落，换成恒牙。所谓"发长"，不是说她以前是秃头，而是说由"黄毛丫头"变成了什么？

梁冬：黑毛丫头。

徐文兵：对，一头乌发开始长出来了。

梁冬：为什么以前是黄毛丫头呢？

徐文兵：我们说肾其华在发，肾精不动的时候，头发就不黑，肾精一动，头发就乌黑了。老熬夜，伤肾精，结果头发要么脱落、要么变白，而人到老年以后，肾精不足，头发就变成了一头鹤发。

梁冬：鹤发就是白发是吧？

徐文兵：是的。

梁冬：有的时候我们看见有些人学者风范，满头白发，其实也应该同情，是不是？

徐文兵：这说明他们的阴血特别是肾精不足了。

▶ 老熬夜，伤肾精，结果头发要么脱落、要么变白，而人到老年以后，肾精不足，头发就变成了一头鹤发。

▶ 有的时候我们看见有些人学者风范，满头白发，其实应该表示同情。

5. "青梅竹马，两小无猜"

徐文兵：由"齿更发长"这个现象，我们接下来进一步讲一下。女孩子在虚岁7岁，男孩子在虚岁8岁以前，通常都没有性别意识，叫青梅竹马两小无猜，他们不分男女，在一起玩儿得非常开心。

梁冬：那个时候充其量就是小女孩子把小男孩的裤子脱掉，然后奇怪他怎么有个小雀雀，自己却没有，但是她不会有任何的羞耻心。

徐文兵：这时候的孩子还是童男童女，处于懵懂状态，还没有性别意识，没有开窍，因为肾精还没有动。

梁冬：但是我的一个朋友据说在8岁以前，就已经有懵懂意识了。

徐文兵：我前面说的是一种常态，就是正常的情况，以后还要说一些病态。

梁冬：有的两三岁的小男孩，睡觉醒来会有一根小擎天柱的情况。

徐文兵：无欲，那是元阳，很多健康的男人早上起来也会晨勃，就是早上勃起。这不能说明他想什么事了，而是一种正常的生理反应。

梁冬：所以有些同学，比如我的一个哥们说，最近自己身体不太好了，早上都看不见"晨勃勃"（"陈伯伯"）了。

徐文兵：这就是一个标志。中医治疗阳痿时，就劝病人在服药治疗期间不要同房，有病人问什么时候可以同房，我们就告诉他如果连续三天早上出现晨勃的现象，就可以同房了。

▶ 有的两三岁的小男孩，睡觉醒来会有一根小擎天柱的情况。

▶ 很多健康的男人早上起来也会晨勃，就是早上勃起。这不能说明他想什么事了，而是一种正常的生理反应。

▶ 中医治疗阳痿时，就劝病人在服药治疗期间不要同房，有病人问什么时候可以同房，我们就告诉他如果连续三天早上出现晨勃的现象，就可以了。

郎

骑竹马来，绕床弄青梅。

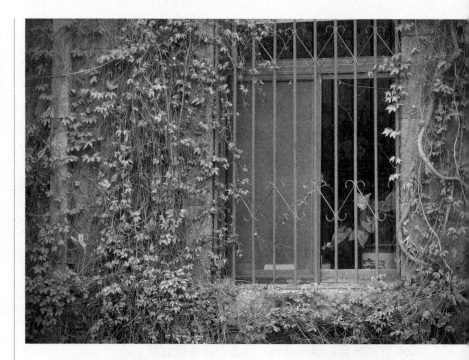

▶ 勃 勃（"伯伯"）是一个非常伟大的预测身体状况的生理反应。

梁冬：所以说"勃勃"（"伯伯"）是一个非常伟大的预测身体状况的生理反应。

徐文兵：我们前面说了，女子 7 岁前没有性别意识，但是 7 岁以后，性别意识就出现了。女孩子就不爱跟男孩子一块儿疯一块儿玩了，开始梳小辫穿花衣去跟女孩子们一块玩儿了，开始对男生疏远了，这是另一个阶段。

6.14岁，欢迎雌激素的来临

"二七而天癸至"

梁冬：接下来讲"二七天癸至"，"二七"我们当然知道是虚岁14岁，我想问一下徐老师，"天癸至"是什么意思啊？

徐文兵：我们讲天干地支里边有"壬癸"，它在五行里面属水，是天赋的一种物质，相当于我们现在所说的雌激素。到14岁的时候女孩子的这种激素开始生发推动，于是"任脉通，太冲脉盛，月事以时下"。就是说经络畅通，太冲脉逐渐壮大，在肾精的推动下开始来例假了。

梁冬："月事以时下"是什么意思？

徐文兵：例假按时来。女人来例假的标准周期是28天，判断一个女人健康不健康，就看她的例假多长时间来一次。

梁冬：这个很难考察。

徐文兵：一定要是28天来一次。很多病人说她例假很准，比如上个月30号来，这个月还是30号，我告诉她们这种计算方式是有问题的。只有一个病人计算得很正确，她的方法就是上次是礼拜五来的，过28天后看看是不是还是礼拜五来。

梁冬：看来所有的东西都是有学问的。

徐文兵：我们再强调一下，影响女人健康和疾病的所有生理和病理的基础前提是首先她要有天癸。

梁冬：就是雌激素。

徐文兵：不能完全理解成雌激素，但是它是一种激素，而且是先天赋予分泌的一种激素。女人首先要有天癸，没有天癸的女人叫"石女"，她一辈子不来例假，也没有女性的第二性征。

◀ 女人来例假的标准周期是28天，判断一个女人健康不健康，就看她的例假多长时间来一次。

◀ 女人首先要有天癸，没有天癸的女人叫"石女"，她一辈子不来例假，也没有女性的第二性征。

7. 性感来自于任脉畅通

"任脉通"

徐文兵："天癸至"之后，重要的就是"任脉通"。

梁冬：任脉是哪条脉？

徐文兵：任脉是行走在我们腹部正中的这条经络，它属于奇经八脉里面的一个大脉。

我们先普及一下知识，人的身体里面共有二十条经络，中医将这二十条经络分成两组，一组叫十二正经，它联系的是我们的脏腑，六条属于"脏"，六条属于"腑"。其中行走的气叫"后天之气"，是指人出生以后，吸入的空气加上吃的食物所产生的能量的那种"气（氣）"。

人还有另外一套系统走的是先天的元气，它是由你的元精——肾精所化。肾精所化的元气在身体里面走，其路线、方向和十二正经完全不一样，它起于俗称"小肚子"的丹田。肾精在丹田里面化生，然后走到人体的体表，这个路线一共有八条，所产生的经络叫"奇经八脉"。它不同于十二正经，而"正"的反义词就叫"奇"，所以我们叫它"奇经"。"奇经八脉"里面最重要的两条就是任脉和督脉。

梁冬：我们经常说打通任督二脉。

徐文兵：督脉属阳，走在人体的阳面，你知道人体的阳面是哪儿吗？

梁冬：在背上吧？

徐文兵：为什么人的背是阳面？

梁冬：据我所知，是因为人还是猴子的时候，背就是朝着

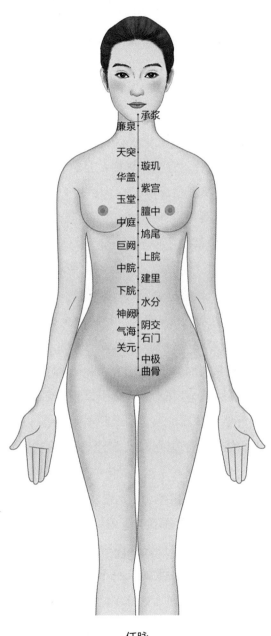

承浆
廉泉
天突
璇玑
华盖
紫宫
玉堂
膻中
中庭
鸠尾
巨阙
上脘
中脘
建里
下脘
水分
神阙
阴交
气海
石门
关元
中极
曲骨

任脉

任脉主管女性的生育功能，所以，女性要
想怀宝宝，首先要"买通"任脉。

太阳的那一面，对不对？

徐文兵：对，向阳的叫"阳"，背阳的就属于"阴"，督脉是阳脉。任脉、督脉和冲脉这三条脉都是从丹田，也就是肾精化出来的，然后从会阴出来。会阴在肛门和阴道中间或者是肛门和睾丸中间。

梁冬：那儿有个点。

徐文兵：是的。从这儿出来以后，督脉就往后走了，它经过肛门，然后沿着尾骨、脊椎一直往头上走，最后止住。

梁冬：停止在鼻子和牙？

徐文兵：经过鼻子止于牙龈正中间的唇系带，也就是口唇和牙龈有联系的那个带。督脉还有些分支，比如说命门那里的分支，一直走到生殖器；还有脖子和脑接触的风府穴，从这儿进入脑子里面；还会从头顶的百会穴进入脑子。

男人属阳，所以对男人来讲，督脉很重要。男人如果患了腰椎间盘突出、腰酸腿疼等毛病，就说明他的督脉有问题。

对于女人来讲，任脉更重要，它由会阴经过阴道，然后沿着腹部正中线经过肚脐一直往上走，止于口唇下方的承浆穴。任脉还有分支，其环绕着口唇往上走到眼睛里面，最后进入脑子。所以看一个女人的任脉是否血气充足，就要看她的嘴唇。

梁冬：有的女人嘴唇很丰满，娇艳欲滴，让人觉得很性感。

徐文兵：这说明她的生殖功能比较好，她有怀孕的基础。

梁冬：所以很多女性画口红，绝对是扶墙上脸。

徐文兵：她是假装自己很有怀孕的可能。如果一个女人的口唇比较干裂、苍白，就说明她任脉不通，生育功能有问题。一个女人只有任脉通了，气血才会充足，肾精也会足够，这样才具备了怀孕的条件，所以任脉必须要通。

▶ 会阴在肛门和阴道中间或者是肛门和睾丸中间。

▶ 男人如果患了腰椎间盘突出、腰酸腿疼等毛病，就说明他的督脉有问题。

▶ 看一个女人的任脉是否血气充足，就要看她的嘴唇。

▶ 如果一个女人的口唇比较干裂、苍白，就说明她任脉不通，生育功能有问题。

8. 如何保持女人味十足

"太冲脉盛"

徐文兵：再讲"太冲脉盛"这一句，太冲脉是肾精所化，它也是从会阴出来往上走，其实走的线路与十二正经里面的肾经相同，一直走到胸口这儿，散布于胸中。

所以冲脉跟女人的例假有关系，还跟女人的第二性征发育有直接的关系。现在很多女性选择丰胸隆乳，其实如果她们冲脉气血足的话，根本就不用担心第二性征的问题。

除了散布到胸中，冲脉还会继续往上走，它不是止于口唇，而是环绕在口唇周围。男人每个月不来例假，因而不失血，所以冲脉气血足，冲到脸上就长胡子了。其实女人如果闭经了，气血不往下流，她也可能会长胡子。

梁冬：老阿姨也会长胡子。

徐文兵：女人来例假要具备三个条件：第一要有天癸；第二任脉是通的，因为如果任脉不通的话，精气就上不到脑子里去；第三点，也是最关键一点，就是冲脉气血要旺。冲脉这个叫法是如何得来的呢？因为它像波浪一样。女人来例假，其实也是波浪，每28天一个周期，波浪一推，血就下来了；波浪一缩，血就回去了。还有的女生一来例假脾气就大，你得忍一下。

梁冬：为什么呢？

徐文兵：那是冲脉来了。

梁冬：噢，传说中的女人例假心情不好，必须要包容，原来是有生理基础的。

徐文兵：还有的女孩子要来例假前乳房会痛、胀，也是因

◀ 现在很多女性选择丰胸隆乳，其实如果她们冲脉气血足的话，根本就不用担心第二性征的问题。

◀ 女人如果闭经了，气血不往下流，可能会长胡子。

◀ 传说中的女人例假心情不好，必须要包容，原来是有生理基础的。

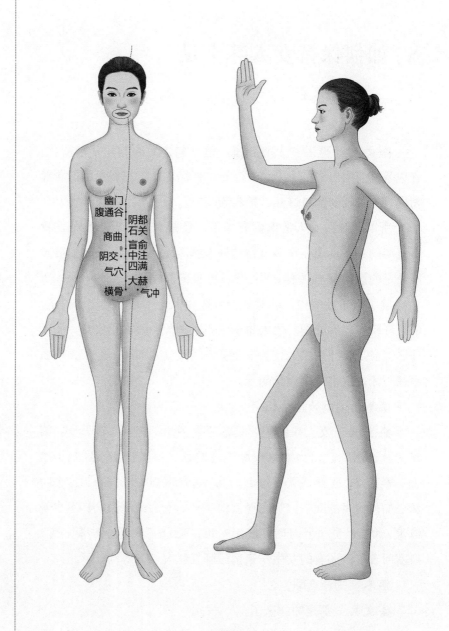

幽门
腹通谷　阴都
　　　　石关
商曲　　盲俞
阴交　　中注
气穴　　四满
横骨　　大赫
　　　　·气冲

冲脉

冲脉是女性的幸福之源，它气血足了，女人才会一生幸福。

166

为冲脉散布于胸中。

梁冬：徐老师，说到这里，我就想问一个问题，冲脉是自下往上走，而有一些女青年总是喜欢骑自行车，那不是很伤害冲脉呀？

徐文兵：你看，法国那个获得环法自行车赛冠军的阿姆斯特朗，患了什么癌？

梁冬：是胰腺癌还是睾丸癌啊？

徐文兵：睾丸癌。骑自行车是否会影响女性的身体我不知道，我就跟你说骑自行车会对男性的睾丸造成伤害，而睾丸受伤，男人就可能变得跟太监一样，没胡子。太监没胡子就是因为被阉割后冲脉断了，而冲脉盛的男人都有连鬓胡子。

梁冬：所以劝各位骑自行车的朋友，平常骑了自行车以后一定要适时按摩，通一通血。

徐文兵：不是，是吹吹凉，因为睾丸的温度必须低于人的正常体温。如果男性老是泡在温泉里不出来，导致睾丸温度过高，或者穿牛仔裤、紧身裤使睾丸一直受压迫，精子的成活率就会马上下降。

◀ 骑自行车会对男性的睾丸造成伤害，而睾丸受伤，男人就可能变得跟太监一样，没胡子。

◀ 睾丸的温度必须低于人的正常体温。

9. 光污染和激素是导致女孩子月经过早来临的两大"元凶"

"月事以时下"

梁冬：接下来我们讲"月事以时下"。为什么月事能够以时下呢？因为天癸、任脉都通了，且太冲脉也盛了，所以月经就如约来临了。

徐文兵：天癸它不是通了，它是至。并且也是先太冲脉盛，然后任脉通。

月经正常的情况是这样的，那么不正常的是什么样呢？

我们会发现有的孩子乳牙长得慢、说话慢、走路也慢、脖子还发软，这是先天发育不良的表现。中医把这种情况称为"五迟五软"，主要有五种病理表现，就是刚才我罗列的，说话、爬、走路等生理功能发育迟，并且骨头比较软，脑袋支不起来，整天耷拉个脖子。现在医学管这种病症叫弱智，就是生理或者心理都发育不良。

这些孩子就是因为肾气不盛才会出现这些情况。她不是没有肾精，而是肾精转化不成肾气。中医可以用一些温补肾阳的药物或者方法帮助她的肾气变盛，然后她就开始发育，渐渐回归正常。

现在的女孩子来例假不正常主要表现在两个方面。

梁冬：一是来得早，一是来得晚。

徐文兵：在过去营养不良的那个年代，女孩子的例假通常来得晚，有的到 18 岁甚至到将近 20 岁才来例假。而现在的孩子普遍营养过盛，再加上滥用药物和激素，因此很多小姑娘早早地

▶ 月经正常的情况是这样的，那么不正常的是什么样呢？

▶ 现在的孩子普遍营养过盛，再加上滥用药物和激素，因此很多小姑娘早早的就开始来例假了，并且第二性征也开始发育了。

就开始来例假了，并且第二性征也开始发育了。我治过的一个孩子，8岁就来例假了。

梁冬：那显然早了，是不是可以调回去？

徐文兵：调不回去，已经来了就绝对调不回去。

梁冬：那能不能这样，就是说来了一次之后，先让它闭住，到12岁的时候再让它来？

徐文兵：没戏，我曾经像你这样想过，也实践过，但事实证明没戏。我开始意识到这个问题是在一次大学同学聚会上。那次同学们都带了自己的孩子来，我就发现一个同学的女儿年纪很小，非常文静、非常羞怯，说出的话也都是小孩子的话。但另一个与她同龄的孩子，我觉得就像是小大人，从身材发育程度到说话方式都有点过了。

梁冬：电视看多了！

徐文兵：于是我就开始研究这个问题。我发现，这个小女孩的父亲毕业以后就经商，家境宽裕，把这个闺女当宝贝，给孩子吃的鸡蛋、肉都是他亲自开车去乡下采办的。

这样的饮食对孩子的生理发育影响特别大，而电视里某些镜头又会激发人的情欲，在她本来应该青梅竹马、两小无猜的时候，看了这些内容，显然会对她起到催化作用。

另外一个原因就是城市的光污染。什么叫光污染？孩子正常的生活应该是白天欢蹦乱跳，不知疲倦，一到晚上八九点钟就打蔫想睡觉，可我们现在很晚了还开着灯、开着电视，小孩子就不睡了。你看以前养鸡场怎么促进母鸡排卵、下蛋？就是在鸡舍里面点个大灯泡——照。

梁冬：太不人道了！

徐文兵：太不鸡道了！点那个灯的目是什么？延时！人为地制造光照时间，使身体一天当两天过。小孩子每天睡觉都晚，结果就给身体一种错误的信号。

◀ 电视里某些镜头会激发孩子的情欲，在她本来应该青梅竹马、两小无猜的时候，看了这些内容，显然会对她起到催化作用。

◀ 孩子正常的生活应该是白天欢蹦乱跳，不知疲倦，一到晚上八九点钟就打蔫想睡觉，可我们现在很晚了还开着灯、开着电视，每天睡觉都晚，结果就给身体一种错误的信号……

梁冬：所以我们的很多父母让小孩子照这么多的灯泡，其实是一种相当残酷的剥削。

徐文兵：催熟！

梁冬：用剥削鸡的方法来剥削自己的子女。

徐文兵：使他们的肾精提前启动，提前耗散。早熟的人必定早衰，这种早熟直接影响到她以后智和慧的发育。可以想象，假如说肾精就那么一点儿，它去提前发育了那些诸如生育的功能，那启智开慧的功能就自然会相对弱一些。所以这种做法对孩子将来的一生都会有影响。

梁冬：所以我现在都很后悔，自己年轻的时候太早开慧。

徐文兵：太早开慧了？

梁冬：不，太早开智了。年纪轻轻的时候人家说我很聪明，现在想起来这绝对不是表扬。

徐文兵：我以前一直觉得，农村的孩子似乎生活得比较自然一点儿，不受这种城市的饮食、光、电的污染。

但是直到我遇见一位病人，也就是给我家打扫卫生的阿姨的孩子，我才觉得之前的观点可能片面了，本来她的孩子在甘肃，跟着爷爷奶奶一块儿生活，发育应该是很自然的。但是她那次却来找我给她孩子看病，我本来很疑惑，一问才知道那孩子才十岁就来了月经。我心想这不是农村吗？怎么会这样？跟着爷爷奶奶生活的留守儿童，怎么会出这种问题呢？给那孩子看了半天，又仔细询问病史，我才知道是由于喂养有点不当。

这孩子有点儿不爱吃饭，有一天村里来了个走方郎中，就是卖大力丸的，浑说什么孩子不吃饭，就吃他这药，包好。结果孩子的奶奶被说动了，虽然不知道那丸药是什么，但还是买了给孩子吃，结果孩子吃完后饭倒是能吃了，月经却也来了。我极度怀疑他卖的药里面有激素的成分。

你看我们现在整天生活的环境，吃的、喝的、看的东西，

▶ 早熟的人必定早衰，这种早熟会直接影响到她以后智和慧的发育。

▶ 我们现在整天生活的环境，吃的、喝的、看的东西，睡着之后无形中的那些乱七八糟的光波、磁波，都在催着人透支肾精。

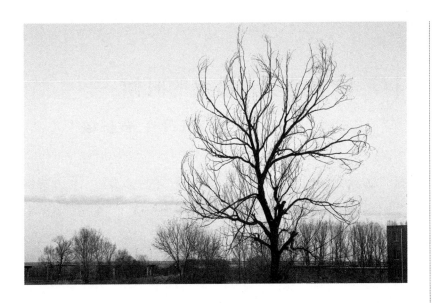

现代社会的优质物质条件看似给我们带来了便利，其实也让我们的身心慢慢枯萎了。

睡着之后无形中的那些乱七八糟的光波、磁波，都在催着人透支肾精。

　　梁冬：说不定人类在这样的重重折磨之下能进步呢。你说那些蟑螂怎么活出来的，它还不是因为经历了种种的历练。也许最后我们人类能发展出一种特异功能——吸进去汽车尾气，排出来氧气，这样人人都是净化器，都是人肉吸尘器。

10. 21岁是女人最美的时候

"三七"肾气平均，故真牙生而长极"

梁冬：前面我们讲了"一七""二七"的变化，现在要讲"三七"了。"三七肾气平均，故真牙生而长极"，"平均"这两个字用得极其精到，我想问一下徐老师，什么叫做"肾气平均"？

徐文兵：肾气推动你的生殖功能的发育，是上帝或者自然造人的一个安排。你自己成熟以后，就可以繁衍后代了。为了繁衍后代，甚至可以把自己牺牲掉。

梁冬：螳螂就是这样的吧？

徐文兵：螳螂交配以后的第一件事就是公螳螂被吃掉；还有那些大马哈鱼，到了繁殖季节，就奋不顾身甚至牺牲自己排除千难万险去河边产卵，这都是自然造就生命时早就安排好的程序。先发展你的生育功能，发展到一定程度以后，如果肾气还有多余的，它就会匀给你的肢体、器官，促进它们的生长发育，这叫"平均"。

"平均"的一个表现是什么呢？ "真牙生"，所谓"真牙"就是智齿，也就是说女孩子到了21岁就开始长智齿了。

梁冬：我听说很多孩子到现在都没长过智齿。

徐文兵：那就是肾气不足的表现。还有，"长极"的意思是说女子到了21岁就长到头了，再也不会长个子了，另外还包含其它方面，比如乳房，这个时候多大以后就多大了。

梁冬：到底是B是C是G还是F，已经定了。

徐文兵：所以女孩子要想避免以后做什么整形手术，就要在21岁之前学学养生，学学怎么去通任脉，促进太冲脉盛，这

▶ 自然造就生命时早就安排好了程序。先发展你的生育功能，发展到一定程度之后，如果肾气还有多余的，它就会匀给你的肢体、器官，促进它们的生长发育。

▶ 女孩子要想避免以后做什么整形手术，就要在21岁之前学学养生，学学怎么去通任脉，促进太冲脉盛，这样来促进自己的乳房发育。否则过了21岁就别想了。

样来促进自己的乳房发育。否则过了 21 岁就别想了。

梁冬：那会不会有些女青年会担心通过头了。你知道现在有些女同学吧，她总是担心太丰满了跑起步来不方便，学校跑一千米长跑，坠着两个沙包跑是很痛苦的事。

徐文兵：这个"长极"所包含的，一是指自然的身高，另外就是第二性征的发育。女性第二性征的发育，一是乳房的发育，另外就是骨盆。

梁冬：骨盆?

徐文兵：骨盆变宽嘛。中国古代人挑媳妇，首先考虑的是她能不能生养。

梁冬：这很正常嘛。

徐文兵：所以有一个标准叫丰乳肥臀。"丰乳"意思就是说她的乳房发育比较好，将来喂奶不成问题；"肥臀"就是她骨盆宽，生育不会难产，因为古代接生技术比较落后，本来孩子出生是头朝下出来，结果屁股先露出来，或胳膊先出来，这就容易出问题。

梁冬：所以是不是因为这个骨盆比较宽，小孩子在里面也会长得好一点儿。

徐文兵：对。

梁冬：房间比较宽嘛，起码三室一厅。

徐文兵：所以我一向建议说，女孩子结婚可以略微迟一点。有些地方的风俗习惯就是女孩子到 14 岁就可以嫁人了。我想说尽管女孩子 14 岁可能就来例假了，也就是有排卵了，理论上说她这时就可以怀孕了，但还是尽量不要婚嫁。

我们知道，女孩子到了 21 岁生理发育才到了极限。这时，虽然理论上讲她可以生育了，但从养生的角度上来讲，她这时不应该用自己的肾精去繁衍后代，而是应该平均到自己的身体里面，让自己的身体发育得更好。所以说 21 岁是女人最美丽、最

◀ 女性第二性征的发育，一是乳房的发育，另外就是骨盆。

◀ 女孩子结婚可以略微迟一点。

◀ 女孩子到了 21 岁生理发育才到了极限。

21

岁的女孩如鲜花，正是最美丽绽放的时候。

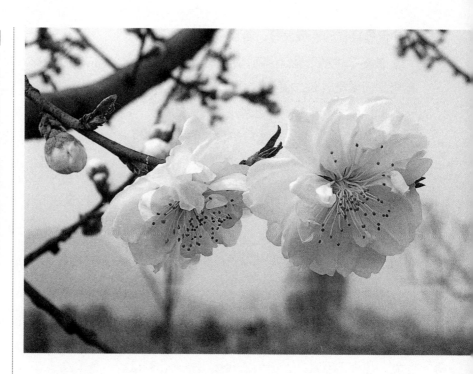

▶ 21岁的女孩子是最健康、最美丽、最性感、最有吸引力的。

性感的时候。

梁冬：就是女大学生三年级嘛。

徐文兵：这个年龄的女孩子不需要任何的涂脂抹粉，她是最健康、最美丽、最性感、最有吸引力的。中医认为 21～28 岁是女人适宜结婚的年龄，这个时候结婚，母肥子壮，对女人、孩子来讲都非常好、非常健康。

梁冬：很可惜，现在很多女青年在 21～28 岁时，还在考研读博士。博士是一种职业，一种追求，但是咱们也应该允许女博士生小孩，对不对？

徐文兵：这就涉及到另一个问题，就是我们之前讲的"各从其欲，皆得所愿"。现在的人们都疯狂地压制着自己与生俱来的那种欲望，而为了后天被灌输的那套思想去奋斗，奋斗到最后，虽然达到目的了，却发现自己活得很不快乐，这是我们现在社会的一大悲哀。

11.丹田温暖，脸色才好看

徐文兵：我们曾经碰到过这种情况，女孩子不长智齿或者是该来例假却不来，乳腺也不发育，就是说女人的第二性征不明显，看起来就像个小男生，这种情况该怎么办？还是得从我们之前讲的那三条入手，一是天癸要至；二是任脉要通；三是太冲脉要盛。大家要记住人的奇经八脉的起源都在丹田。

梁冬：丹田在肚脐以下吧？

徐文兵：丹田在你小肚子上。我临床看过一些患妇科病的病人，她们都有小肚子冰凉的情况。

梁冬：大家一定要自己摸一下。

徐文兵：中医没有什么太玄妙的东西，你可以摸一下自己的小肚子感觉一下，就知道自己的那个根是否健康。"丹田"的"丹"是发红发热的意思，你看太上老君用八卦炉炼丹，"丹"就是火红火红的。所以说小肚子一定要热热的。

可是，现在很多女孩子却总是做一些莫名其妙的事情，比如说，明天要上形体课、游泳课，但大姨妈偏偏要来了，倒霉了怎么办。她们把来例假叫倒霉，我想说其实不来例假那才叫倒霉。

于是她头一天晚上就弄一盆冰水把两脚泡进去，第二天怎么样？

梁冬：肯定不来了。

徐文兵：她自己还挺高兴，该干嘛干嘛。可却不知道，那个寒气已经顺着脚上的经络进入了她的卵巢和子宫，聚到那儿把它们冰镇住了，所以例假就不来了。但这还不算完，以后会怎

◉ 中医没有什么太玄妙的东西，你可以摸一下自己的小肚子感觉一下，就知道自己的那个根是否健康。

◉ 有的女孩子双脚泡冰水推迟例假，却不知道，寒气已经顺着脚上的经络进入了她的卵巢和子宫，聚到那儿把它们冰镇住了。

么着？极度的痛经，如果只是痛经也还不错，说明你的血要出来但是出不来，在斗争。而有的人干脆就没有反应，从此以后就闭经，不来例假了。

闭经以后的表现是什么？女人不像女人了，开始长胡子了，有的小女孩子嘴唇上边就有一圈小毛毛。这就是人为地制造了疾病，把好好的生理周期给破坏掉了。我们中医治疗这种病症没有别的办法，只能是祛寒气，化瘀血。还有的女孩子是怎么伤到她的月经的呢？就是做人流。

梁冬：以前广州市有个统计，说中学生在每年寒、暑假、圣诞节之后，人流比例会很高。

徐文兵：不管是药物流产，还是人工流产，都要刮宫，这就会伤到自己的丹田之气。

我治疗过几个不孕症，都是继发性不孕。什么叫继发性不孕呢？就是她以前怀过孕，但是那时不想怀；后来经过刮宫或者药流以后，想怀却怀不上了。其实这种不孕的原因就是流产以后，身体没有经过好的调养，这种伤害导致了终身的遗憾。

所以，我们一定要明白女性的生理变化周期，这是天道，还应该去做点儿有德性的事，顺应天道、自然的变化，如此就会变得很美。另外，还要保护好丹田，如果女人的丹田是温暖的，她的第二性征就会发育得好，脸色也会非常好看。

梁冬：有些女青年为了漂亮，喜欢穿那种低胸装、低腰装，裸露着肚脐眼，或者在肚脐上穿一个铁环。

徐文兵：失神了。

梁冬：表面上看，她们好像很性感，但实际上，这些做法都是造成脸色不好看、长出小胡子、胸部没有发育好的直接原因。许多看起来不相关的事，其实都是有关联的。

▶ 闭经以后女人不像女人了，开始长胡子了，有的小女孩子嘴唇上边就有一圈小毛毛。这就是人为地制造了疾病，把好好的生理周期给破坏掉了。

▶ 继发性不孕就是她以前怀过孕，但是那时不想怀；后来经过刮宫或者药流以后，想怀却怀不上了。其实这种不孕的原因就是流产以后，身体没有经过好的调养，这种伤害导致了终身的遗憾。

▶ 如果女人的丹田是温暖的，她的第二性征就会发育得好，脸色也会非常好看。

第七章
女人 28 岁以后的幸福活法

女性二十八岁之前，她的精还是盛满的，吃进去的五谷杂粮、肉食等，都能转化成精，填补到骨髓里面去，这时候精的积累大于消耗。过了二十八岁这个高峰以后，精的消耗就慢慢大于积累了。

打肉毒素，它把支配面部表情的那个神经给杀死了，结果皱纹倒是没了，可那张脸也变成了面具脸，毫无表情。

要脸色好，还得调内在。你的胃肠功能调理得好，脸色自然就会好看。并且这种好看不仅仅是那种性感的好看，而且是一种健康的生理功能良好的气色美。

阴寒的东西化不了，最后就会集结成一种负面的能量，集聚到内心，人就常常觉得活着没意思，想死。

经文：

四七筋骨坚，发长极，身体盛壮；五七阳明脉衰，面始焦，发始堕；六七三阳脉衰于上，面皆焦，发始白；七七任脉虚，太冲脉衰少，天癸竭，地道不通，故形坏而无子也。

1. 女人28岁后身体走下坡路咋办

"四七筋骨坚，发长极，身体盛壮"

梁冬：关于女性生理周期的问题，我们从"一七"讲到了"三七"，现在我们要讲"四七"。"四七筋骨坚，发长极，身体盛壮"，请问徐老师什么叫做"筋骨坚"？

徐文兵：21岁以后，女孩子就不再长高了，但是她的肾精和肾气仍然在往高处走，能量不再用于增加高度，而是用于充实她内在的组织和器官，表现出来就是"筋骨壮"。"筋"是我们讲的"肌腱"，就是连接肌肉和骨头的筋。

正常的肌腱有力量有弹性，能够反复伸缩。有的人一扭脖子就"咯楞咯楞"响，身上老有那种条索状、僵化、纤维化的东西，就说明肌腱已经老化了。肾主骨生髓，"筋骨盛"的时候，人的骨骼就发育得非常好，钙质不会流失，骨头坚硬而有韧性。

梁冬：不是在厕所里滑倒一下，骨头就断了。

徐文兵：下面我们说"发长极"。古代的人一般都束发、蓄发，不剃头。他们讲"身体发肤，受之父母，不可轻弃"，就是说不要轻易毁伤自己的身体，包括头发。

梁冬：据说一个人的头发如果留得太长的话，会耗脑油，是不是这样？

徐文兵：对。我们说要有一个健全的身体，所谓"全"，就是说自然赋予你的所有的东西都是有用的，可现代人认识不到这些，常常干一些蠢事。比如有的人一生下来就把阑尾给切了，把扁桃体给割了，一说胆发炎了结石了就切掉胆囊，这就叫"不全"，用一个字来形容就是"残"。

◉ 21岁以后，女孩子就不再长高了，但是她的肾精和肾气仍然在往高处走，能量不再用于增加高度，而是用于充实她内在的组织和器官。

◉ 一个人的头发如果留得太长的话，会耗脑油。

◉ 自然赋予你的所有的东西都是有用的，可现代人认识不到这些，常常干一些蠢事。

▶ 一个人精血足的时候，头发就特别浓密，而且会长得特别长；精血一旦不足，即使头发仍然在生长，也很容易分叉，而且会枯黄焦萎，脱落变白。

▶ 如果一个女人到28岁还是一头稀稀拉拉的黄发，就说明她精血不足。

▶ 物极必反，28岁虽然是女人的生理高峰，但从此以后就开始走下坡路了。

梁冬：身残志不坚。

徐文兵：头发是血之余，那血是从哪儿生出来的呢？它是由精血化成的。一个人精血足的时候，头发就特别浓密，而且会长得特别长；精血一旦不足，即使头发仍然在生长，也很容易分叉，而且会枯黄焦萎，脱落变白。

所以古代人相亲娶媳妇，一看女方梳着一条油光水滑的大辫子，就觉得她行。如果一个女人到28岁还是一头稀稀拉拉的黄发，就说明她精血不足。

物极必反，28岁虽然是女人的生理高峰，但从此以后就开始走下坡路了。所以我们建议女孩子在28岁之前生育孩子，这样不仅孩子健康，你拉扯孩子也不累。因为哺乳孩子是一个很需要精力的活儿，半夜孩子一哭你就得起来，一尿就得换尿布。21岁到28岁之间做这些事情，你不会觉得累，即使晚上起几回，第二天仍然可以精力充沛，但一旦过了那个时期，自个儿带孩子就相当累了。

所以女人们要意识到自己有一个生理的起点，一个拐点，还有一个高峰。28岁以后身体就开始走下坡路了。

梁冬：从中医的角度来讲，是这个道理，但是现实生活中，很多这个年龄段的女性还在读博士，读博士后，也很无奈。

徐文兵：女性在28岁之前，吃进去的五谷杂粮、肉食等，都能转化成精，填补到骨髓里面去，这时候精的积累大于消耗。过了28岁以后，精的消耗就慢慢大于积累了。因此，28岁也是女性展现少妇成熟风韵的最美年龄。

2. 由美少女变成黄脸婆的"诀窍"是肠胃功能不好

"五七阳明脉衰，面始焦"

梁冬：到了"五七"，"阳明脉衰，面始焦，发始堕"，阳明脉开始衰了，然后"面始焦"。

徐文兵：五七是 35 岁，我说了从 28 岁开始，女人的身体状况就走下坡路了，到了 35 岁就有个明显的外在表现——"面始焦"，即人的颜面开始变得黑了。"焦"是什么颜色？黄或者黑。

梁冬：还有就是脆，饭焦了有点儿脆的那种感觉。

徐文兵：你这个说法比较高明。刚才我只说了"焦"的颜色，你却把它的质地也说出来了。"面始焦"就是说脸上开始长皱纹，脸色变得焦黑，在这个过程中，女人从"美少女"变成"美妇人"，最后成了"黄脸婆"。

《黄帝内经》的可贵之处在于，它不是罗列病症和病态表现，而是告诉你原因。"面始焦"的原因是什么，就是前边一句话——"阳明脉衰"。

梁冬：阳明脉指的是哪条脉？

徐文兵：我讲过，促进人生殖功能的主要是奇经八脉，但是阳明脉并不属于奇经八脉，而是属于十二正经，属于我们的"腑"。六腑属阳，五脏属阴，也就是说，对外开放的都属阳，看不见摸不着的都属阴。很多人会说肠子这些东西是看不见的，应该属阴。我们的确看不见它，但是如果拿一根棍往里面捅，就能捅得着，捅得着的都是"腑"，都是阳性的。所以阳明单指我们的六腑。

> ◀ 从 28 岁开始，女人的身体状况就走下坡路了，到了 35 岁就有个明显的外在表现——"面始焦"，即人的颜面开始变得黑了。

> ◀《黄帝内经》的可贵之处在于，它不是罗列病症和病态表现，而是告诉你原因。

> ◀ 促进人生殖功能的主要是奇经八脉。

梁冬：哪六腑啊？

徐文兵："六腑"是指胃、小肠、大肠、三焦、胆和膀胱。阳明脉有两条，一条是足阳明胃经，另一条是手阳明大肠经，这两条经络涉及到"六腑"中的两个腑：胃和大肠。这两个腑本来属阳，应该挺热乎。如果它们的功能衰弱了，就会不动、不热乎了，外在的表现就是"面始焦"，脸色变得晦暗了，没有那么滋润和有弹性了。

足阳明脉起于我们的瞳孔正下边，往下走至口角再从腮帮子这儿沿着面颊往上走，直到额头，这条筋络就是我们的"足阳明胃经"。

你看它基本上覆盖了我们整张脸，所以如果胃的功能衰弱了，那么脸色和脸的形态就会马上出现变化。手阳明大肠经则是从我们的上嘴唇这儿交叉而过，止于鼻子的两侧。

所以说"阳明脉衰"就是指胃和大肠的功能出现了衰退。但如果过了35岁后，我们依然能将胃和大肠的功能调得非常好，那么脸色当然就不会焦。

梁冬：所以说擦再多护肤品都没用，要脸色好，还是得吃饭。

徐文兵：还得调内在。你的胃肠功能调理得好，脸色自然就会好看。并且这种好看不仅仅是那种性感的好看，而且是一种健康的生理功能良好的气色美。

还有的人脸上长斑，比如生育以后脸上长蝴蝶斑，有的人早上起来有黑眼圈，有的人起床时下眼睑是肿的，另有一些人长着一张刀疤脸等等，说到底都是肠胃功能不好造成的。

梁冬：什么叫刀疤脸？

徐文兵：刀疤脸就是鼻子两边的沟特别深的那种脸形，是胃肠功能特别是胃功能不好的一个典型外在表现。有的人和我一样抬头纹比较重，其实就是胃部功能不好。你想一想，一个皮球瘪了会怎么样？

▶ 如果胃的功能衰弱了，那么脸色和脸的形态就会马上出现变化。

▶ 要脸色好，还得调内在。你的胃肠功能调理得好，脸色自然就会好看。并且这种好看不仅仅是那种性感的好看，而且是一种健康的生理功能良好的气色美。

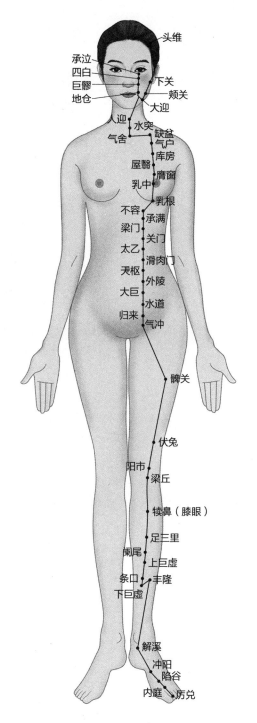

头维

承泣
四白
巨髎
地仓

下关
颊关
大迎

人迎
水突
气舍
缺盆
气户
库房
屋翳
膺窗
乳中
乳根
不容
承满
梁门
关门
太乙
滑肉门
天枢
外陵
大巨
水道
归来
气冲

髀关

伏兔
阳市
梁丘

犊鼻（膝眼）

足三里
阑尾
上巨虚
条口
丰隆
下巨虚

解溪
冲阳
陷谷
内庭
厉兑

足阳明胃经

足阳明胃经和手阳明大肠经是女性天然的美容"法宝"，呵护它们就是在呵护你的青春。

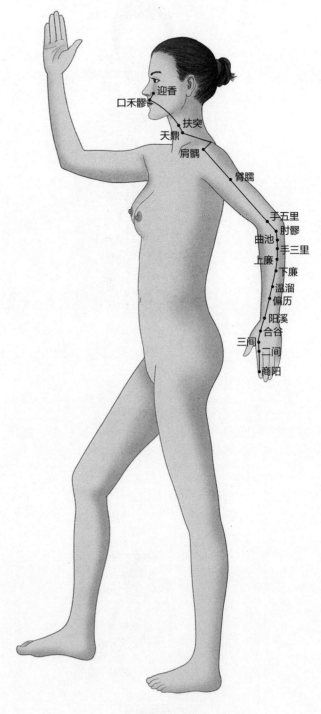

迎香
口禾髎
扶突
天鼎
肩髃
臂臑
手五里
肘髎
曲池
手三里
上廉
下廉
温溜
偏历
阳溪
合谷
三间
二间
商阳

手阳明大肠经

梁冬：会皱。

徐文兵：为什么？就因为里边没气了。现在去除皱纹的方法多种多样，除了拉皮手术，还有一种特残忍的方法，就是打肉毒素，它是把支配面部表情的神经给杀死了，结果皱纹倒是没了，可那张脸也变成了面具脸，毫无表情。

梁冬：有一些年纪大的明星就选择这种方法。

徐文兵：这不是跟个死人一样么。人面瘫以后的一个表现是什么？抬头纹没了，瘫痪那一侧的皱纹也没了。但你也不能为了减少皱纹，就给自己弄个人造面瘫啊！我觉得现在那些整容的人，心理都有很大问题，往往搞出一些莫名其妙的事情，钱不少花，效果却极次。

◀ 不能为了减少皱纹，就给自己弄个人造面瘫。

梁冬：哎呀，真是没法儿说了！有时候打开电视，看到有些面部表情奇怪的歌唱家，想想也觉得可怜，他们其实也是为人民服务，总想给观众朋友一张比较顺滑的脸。

徐文兵：我们是听你的歌，又不是看你的样子！

梁冬：脸上的皱纹没了，表情也产生问题了。我以前不知道，原来打肉毒素本质上是伤害了面部神经。

◀ 打肉毒素本质上是伤害了面部神经。

徐文兵：面部神经不起支配作用了，没有那种紧缩的功能了。看到这种人我觉得有点恐怖。

3. 精血不足就会脱发

"发始堕"

梁冬："五七"35岁的时候，还有一个表现就是"发始堕"，头发开始掉得多了。

徐文兵：精血足的时候，头发又长又黑，不分叉、不焦枯、不脱落，而35岁以后，你可能早上起来，会突然发现枕头上全是头发，一洗澡那头发落下来都能把下水道给堵了。"发为血之余"，精血富余了才会长头发，精血不足了，为了保证内脏、身体的需要，它就要舍去末梢，于是头发就开始脱落。

▶ 头发过多脱落的时候，就要注意调理自己的精血了。

梁冬：所以，如果你发现，头发过多脱落的时候，就要注意调理自己的精血了。

万物都有一定的无私牺牲精神，为了保住最重要的，总要舍弃次要的，所谓『舍末逐本』。

4.根治便秘，要从身心两方面着手

徐文兵：再补充一点，刚才我们说到"五七阳明脉衰"导致胃肠功能衰退。很多女性到了这个年龄都会出现一个困扰——便秘。

梁冬：我还以为是因为她们去逛商场的时候嫌那个厕所脏，长此以往就不拉了。

徐文兵：这个便秘的问题其实就是大肠的问题，升结肠、横结肠、降结肠到直肠这一段都属于大肠，它不蠕动，或气不足了，就会出现便秘。反过来说，如果一位女性能够让自己的大肠蠕动得非常好，她就不会出现面焦发堕的情况。

现在很多人怎么治疗便秘呢？用开塞露、灌肠这种霸道的方法。你不是不动吗？那我就捅你一下。还有人每天早晨灌一杯水，然后大便就有了。还有人吃什么胶囊、泻药，其实是在泄气，泄大肠之气。

这些方法都是以伤害大肠功能为手段的，就是图一时之快，大便暂时是通了，但时间长了又没效了。所以，真正要治疗便秘，还是要从身心两个方面去调整。

不知道大家有没有注意，动物拉屎的时候是很讲究的。猫、狗大便的时候，必须找到一个特别安全的地方，拉完以后它干嘛？

梁冬：把屎盖起来。这是为什么？

徐文兵：这是出于安全感的考虑，就是说动物只有找到一个安全的地方，才会去拉屎，拉完以后，它怕这种气味会吸引敌人来伤害它，所以就掩埋起来。人也是如此，你别以为排便就是

◀ 如果一个女人能够让自己的大肠蠕动得非常好，她就不会出现这些面焦发堕的情况。

◀ 开塞露、灌肠这种强行霸道的方法，都是以伤害大肠功能为手段的，就是图一时之快，暂时大便是通了，但是时间长了又没效了。真正要治疗这种便秘，还是要从身心两个方面去调整。

▶ 当人处在极度的焦虑和忧愁状态下的时候，不光面孔不好看，他的肺和大肠也会受到影响。

大肠的事，其实人在没有安全感的情况下，处在极度的焦虑和忧愁状态下的时候，他不会拉屎。比如有人出差时一直没大便，一回家，行了。

梁冬：我后来的确发现，有些朋友在快到家的时候，就受不了了。

徐文兵：这其实是个心理问题。所以，治便秘要解决内心的问题才行。另外，我们中医讲火克金，心属火，什么属金？

梁冬：肺属金。

徐文兵：肺和大肠都属金。当一个人处于忧虑、紧张不安的状态时，不光面孔不好看，他的肺和大肠也会受到影响。

中医说属金的肺主皮毛，心火克肺金，所以说脱发的人通常心火都比较旺。你看那些经常熬夜的人，头发会变白而且脱落较多。

▶ 脱发的人通常心火都比较旺。

35岁以后，由于生理的原因，女人逐渐变成了"黄脸婆"，脸色不好看了，因而自信心也逐渐减少了，担心、忧愁的事也多了，这种心理状态反过来又会影响到她的生理功能，最终加重她的心理负担。

梁冬：恶性循环。

徐文兵：所以35岁以后，女人应该好好调养一下。

梁冬：《卧虎藏龙》里周润发说过一句话："你放开手，就拥有了全世界。"所以这个时候，女人还是要学会适当放开。

徐文兵：拿得起放不下。

梁冬：很多人羡慕那些结了婚的女人，她们不知道结了婚的女人其实也很痛苦。因为有了就怕失去，那种怕失去比怕得不到更恐怖。

▶ 有了就怕失去，那种怕失去比怕得不到更恐怖。

5.42岁时请一定照顾好小肠经、膀胱经、胆经和三焦经

"六七三阳脉衰于上，面皆焦，发始白"

梁冬：接下来是"六七三阳脉衰于上，面皆焦，发始白"。什么叫"三阳脉"？

徐文兵：有一句话叫"道生一，一生二，二生三，三生万物"，"一生二"是说任何事物都有阴和阳，"二生三"是说阴和阳又分成"左、中、右"三个层次。以"阳"来说，它就分为"太阳""少阳"和"阳明"，"太阳"是特别热的，"少阳"是次热的，"阳明"是一般热的。

就像男人，都属阳，但是有的长着男人样，说话、行为姿势却都娘娘腔，这就是阳中之阴，即"阳明"。

梁冬：有个人叫王阳明。

徐文兵：王阳明表面上是儒家，但其实是个大道家。他这个名字是很有道理的。阳明是男人中的女人；少阳就是比较中性的、正常的男人；太阳就是那种极其火爆的男人。

梁冬：男人中的男人。

徐文兵：42岁的时候，女人所有的六腑功能都有点儿衰退，两个"阳"即"太阳"和"少阳"也随之衰退了，"太阳"包含手太阳小肠经和足太阳膀胱经，"少阳"包含足少阳胆经和手少阳三焦经。这几条脉都衰了，因而她脸色发黑、发黄，还干枯发皱。

梁冬：咱们说到这个地方绝对不带一丝幸灾乐祸，因为这就是客观规律。相同的，男性也有生理衰退的时候，也很惨的。

◀ 阳明是男人中的女人；少阳就是比较中性的、正常的男人；太阳就是那种极其火爆的男人。

◀ "太阳"包含手太阳小肠经和足太阳膀胱经，"少阳"包含足少阳胆经和手少阳三焦经。

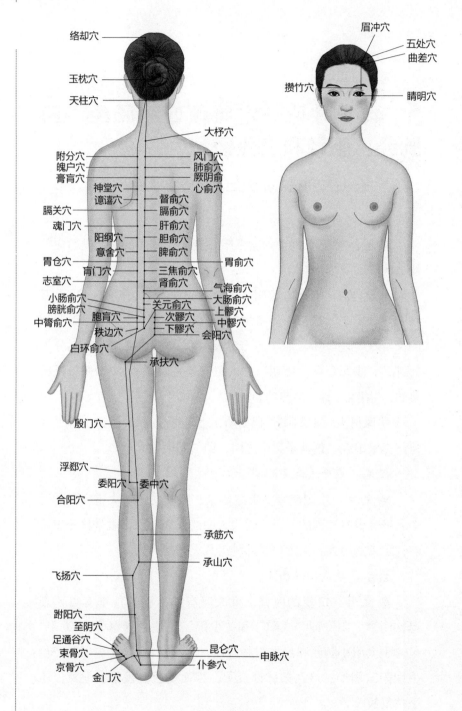

足太阳膀胱经

42岁的女人，想让脸色依然好看，就要照顾好膀胱经和小肠经。

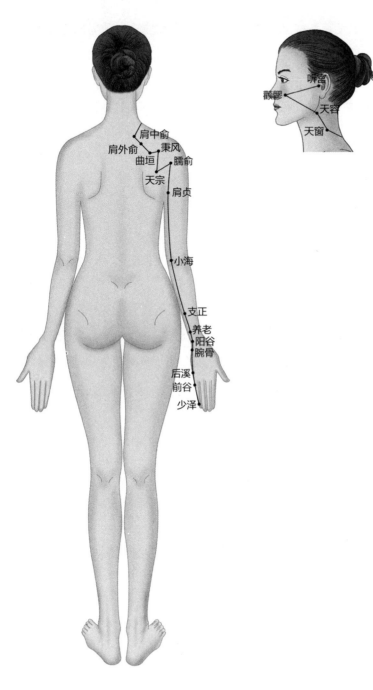

手太阳小肠经

▶ 不要为生命的远去感到悲哀。

我们这里是花开两朵，各表一枝，先讲女性的生理周期。我个人认为，当我们明白这些的时候，不要感到悲哀，其实这就是生命的本质。

徐文兵：但是我们先要了解原因，这样才能找到应对的方法来调节它。接下来说"发始白"，意思是说残存的头发里面出现了白发。

梁冬：就是说头发是先掉后白吗？

徐文兵：先掉头发。

梁冬：可我是先白头发呀。

徐文兵：那你这种情况就是少白头。

梁冬：好可怜。

徐文兵：是因为心火太旺了。如同伍子胥过韶关一夜愁白头。

梁冬：年轻的时候觉得自己样子太嫩，有 baby face，还希望有一两根白头发可以显得沧桑些，现在想想真是很欠扁的行为。

6.42岁仍然可以面如桃花

徐文兵：到六七这个年龄段了，女性就更要照顾好自己的消化和吸收的功能，也就是六腑的功能。我们经常说"消化"，其实"消"和"化"是完全不一样的。

比如，我们吃五花肉，嚼碎了咽下去，胃把它磨成乳糜状，尽管如此，它还是猪肉，就是说它本质没有发生变化，这叫"消"。或者吃冰棍，咽到肚子里后它化成了水，这也叫"消"。把食物嚼碎了、磨碎了都叫"消"。"化"是指质的变化，就是说性质完全改变了，这个变化过程是在小肠里边完成的。

梁冬：胃只负责"消"？

徐文兵：从整体上来说，它负责"消"，它分泌一些胃酸，把这些纤维状的东西磨碎了。《黄帝内经》在讲"藏象"的时候说"小肠者，受盛之官，化物出焉"，就是说在小肠这个容器里面，你吃进去的东西完成了一个质的飞跃和转化，猪肉变成什么了？

梁冬：人肉。

徐文兵：对啦！这个"化"的过程靠谁来完成呢？消化酶，也被我们称为催化剂。消化酶是由我们讲的胆和三焦来分泌的，它对温度特别敏感，温度一低就不工作了。所以，当一个人的小肠温度低的时候，我们吃很多东西就不化或者会过敏。

梁冬：有的人吃海鲜、螃蟹或者鱼会产生过敏反应。

徐文兵：还有皮肤痒，身上起疹子等，这都是不"化"。那些异体蛋白没有转化成人体所需的能量，就变成了过敏源，被你吸收到体内，就会出现过敏反应。

我们经常说人的心肠要热就是这个原因，因为小肠温度一低，"化"的功能就发挥不了。再进一步讲，女性为什么面皆焦、

◀ 当一个人的小肠温度低的时候，我们吃很多东西就不化或者会过敏。

◀ 异体蛋白没有转化成人体所需的能量，就变成了过敏源，被吸收到体内，就会出现过敏反应。

脸上长黑斑？就是因为胃肠的温度太低了。

所以，对于本身属阴的女性来讲，应该照顾好六腑的功能，让胃和小肠热乎点儿，让六腑的功能不衰，这样一来，别说是42岁，就是到了六七十岁，你依然可以面如桃花。

梁冬：然也，然也。这就是为什么中国古代的女人都穿肚兜，其实就是让它来保护自己的身体尤其是脏腑，让它暖和一些，我们真应该在此怀念一下肚兜。

现在有的女青年发现脸上没有光泽、不漂亮了，就往脸上抹东西、敷东西，这都只是表面工作，最重要的还是要调理好肠胃。

徐文兵：女性的保养尤其要注意饮食的温度和性质。

梁冬：很多女青年喜欢吃冷饮，其实非常危险。

徐文兵：有的女青年吃起冷饮来简直不要命，一边看韩剧一边抱着一大桶冰激凌吃，冰激凌吃完了，韩剧还没看完。

梁冬：再吃个西瓜。

徐文兵：我治过的病人中有一位特有代表意义，她的病是怎么落下的呢？上海外滩大概有十多里地，她在外滩上一边走、一边吃冰激凌，吃了一路，结果就生病了。

为什么女孩子爱吃冰？因为当一个人的胃消化不好、动力不足，吃的东西不往下走的时候，她的上面就觉得热、燥，要靠吃冰来缓解。实际上，她胃以下的部分都是冰凉的。

梁冬：为什么她觉得上面热呢？

徐文兵：你想啊，你把一堆东西堆在一个地方，过一段时间怎么着了？发酵了，发热了吧？一样的道理，一堆食物堵在胃里，时间长了自然也会发酵发热，于是她脸上会长疙瘩，口腔会长溃疡。

梁冬：她老觉得自己上火了吧？

徐文兵：是的，吃冰能暂时解除这种不舒服的感觉，但是越吃情况会越严重。

梁冬：很多女青年脸上长暗疮和各种斑，就老以为自己上火了，于是想吃西瓜、喝冷饮来弥补，结果越吃越糟糕。

徐文兵：这种长暗疮的人，手脚往往是冰凉的，她不关心手脚冰凉的问题，却把注意力都放在脸上的疙瘩上了，然后用那双冰凉的手去挤脸上热热的疙瘩，这倒是阴阳平衡了。

◀ 长暗疮的人，手脚往往是冰凉的，应注意改善，而不是把注意力都放在脸上的疙瘩上。

心肠要热、要暖，这是健康的表现。

195

7. 成年人应该少喝牛奶

徐文兵：我劝各位爱美的女性朋友，一定要注意饮食的温度和它的本性。有的食物虽然是温的，但它本性是凉的。

比如牛奶，我想跟大家说，牛奶很适合给孩子喝。为什么呢？因为小孩子是纯阳之休，生长发育得极其快，而牛奶是特别阴寒的东西，纯阳之体碰上这种纯阴的东西，两者一结合正好。

梁冬：徐老师，我有两个问题：第一，奶是血的一部分，血本来应该是热的，为什么奶又是阴寒的呢？

徐文兵：咱们都吃过火锅，涮过鸭血，还吃过血豆腐，对吧？

梁冬：对，还有毛血旺。

徐文兵：你吃完那个之后拉的屎是什么颜色的？

梁冬：不太清楚，因为还吃别的了。

徐文兵：黑色的。痛风的病人最怕吃毛血旺了，因为这种内脏、血的制品都是阴寒的，消化它要消耗掉人体很多阳气和能量。

我的病人跟我说，我把牛奶煮热了，煮开了喝不就热了吗？我说这就像吃冰镇辣椒，你就是把它冰镇了它的本性也还是热的，牛奶即使煮开了它的本性也是凉的，会消耗你的阳气。你知道小孩子的心率是多少？

梁冬：不知道。

徐文兵：小孩子是纯阳之体，欢蹦乱跳不知疲倦，他们的心率都在90以上，体质特别热。老年人的心动则过缓，如果再喝牛奶这种极其阴寒的饮料，你可以想想后果会是什么。

梁冬：所以很多老年人喝牛奶，其实真的是很不对的。

徐文兵：你拿这种阳气不足的身体去对付那种极其阴寒的

▶ 牛奶很适合给孩子喝。因为小孩子是纯阳之体，生长发育得极其快，而牛奶是特别阴寒的东西，纯阳之体碰上这种纯阴的东西，两者一结合正好。

▶ 痛风的病人最怕吃毛血旺了，因为这种内脏、血的制品都是阴寒的，消化它要消耗掉人体很多阳气和能量。

▶ 辣椒就算冰镇了它的本性也还是热的，牛奶即使煮开了它的本性也是凉的。

东西，太恐怖了。我在美国的时候，常看到杂志封面上的电影明星喝完一杯牛奶，嘴唇边留个白印儿，喝完了就说："Do you drink milk？"（你喝牛奶了吗？）这是一种产业的推广。

梁冬：那我就想问了，欧洲人的平均寿命总体还算挺高的，人家也喝牛奶，而且从小就喝，到老死都依然在喝，那为什么他们就没有太大问题呢？

徐文兵：因为喝不了牛奶的人都死了，淘汰掉了，留下来的都是能耐受的。我们不说欧洲人，就说日本人，日本人属于东方民族吧？他们以前也不喝奶。

梁冬：但后来人家长高了啊。

徐文兵：二战以后，日本人开始喝牛奶了，推行每人每天一杯奶，而且你生完孩子以后政府免费补贴牛奶，于是他们的后代长高了，体质也增强了。但是你到日本看看，好多人都有花粉过敏症，春天时，几乎每个人都戴一个小口罩。

梁冬：花粉过敏症和喝牛奶有什么关系呢？

徐文兵：当然有关系了，花粉过敏、吃东西过敏等，都是因为人受不了异体蛋白所引起的。而且日本人抑郁自杀的概率也最高。阴寒的东西化不了，最后就会集结成一种负面的能量，集聚到内心，人就常常觉得活着没意思，想死。

喝完牛奶后如果能拉出去或者吐出去还好，就怕什么？越喝越胖、越喝阴寒的东西越多。牛奶你可以用它洗脸、泡澡，但如果喝进去消化不了的话，就会致病。有一个网友给我留言说："孙思邈不是提倡说牛乳有营养嘛。"我想问问，那个年代谁能喝上牛奶？

梁冬：大富大贵的人。

徐文兵：对。穷人平常不喝奶，得病了喝点牛奶当药用，能起到滋补的功效。人在大病一场后会失去很多体液，可以把由五种容易被人吸收的液体调成一种五汁饮，比如甘蔗汁、牛奶、荸荠汁等，给病人喝了治病。这属于一种特殊情况，里面的牛奶

◀ 花粉过敏、吃东西过敏等，都是因为人受不了异体蛋白所引起的。

◀ 阴寒的东西化不了，最后就会集结成一种负面的能量，集聚到内心，人就常常觉得活着没意思，想死。

◀ 牛奶你可以用它洗脸、泡澡，但如果喝进去消化不了的话，就会致病。

是治病用的。

梁冬：听说以前有些人治病的时候，还喝一泡小孩子的尿，所以有人以为中医有时候配药或许还加点鼻涕在里面呢。

徐文兵：童子尿便是药，我们叫回龙汤，对治疗瘀血效果特别好。所以牛乳一定是暂时被拿来当药来喝的，绝对不是每天当水来喝的。牛奶喝多了得病的人真是不在少数。

梁冬：如果非要喝牛奶呢？有什么办法可以避免过于阴寒的问题？

徐文兵：加中药。

梁冬：加什么东西？

徐文兵：很多人对牛奶过敏，现代医学解释说是乳糖不耐受，喝完牛奶会导致肚子胀、打嗝、放屁、拉肚子，怎么办呢？可以在牛奶里面加点热性的中药，把它的阴寒化一下，比如加点干姜、肉桂或荜拨。注意，一定是干姜，不能是生姜。

梁冬：为什么同样是姜，干姜和生姜又不一样呢？

徐文兵：干姜是经过特殊烤制的，在火上烘焙过，因而热性更高。

梁冬：那如果我们家里面没有干姜，也没有荜拨，怎么办？

徐文兵：加桂皮。

梁冬：也没有桂皮怎么办？

徐文兵：那就别喝了。真的，我就不喝，也没觉得自己缺什么。有人说不喝奶就缺钙，那其实也是一种商业阴谋。

梁冬：谎言讲一千遍也成了真话。

徐文兵：现在不知道为什么广告都是缺钙补钙，凭什么呀？我们哪儿缺？自然赋予我们吃的东西什么都有了，干嘛要额外加呢？这简直跟施化肥没什么两样。

梁冬：所以在缺钙和缺心眼两个方面，大家自己做选择吧。

▶ 牛乳一定是暂时被拿来当药来喝的，绝对不是每天当水来喝的。牛奶喝多了得病的人真是不在少数。

▶ 如果一定要喝牛奶，可以在牛奶里面加点热性的中药，把它的阴寒化一下，比如加点干姜、肉桂或荜拨。注意，一定是干姜，不能是生姜。

▶ 有人说不喝奶就缺钙，那其实也是一种商业阴谋。

8. 任脉和冲脉伤了，你就怀不上孩子

"七七任脉虚，太冲脉衰少"

梁冬：我们接着讲"七七"，就是 49 岁的时候，"任脉虚，太冲脉衰少，天癸竭，地道不通，故形坏而无子也"。这个阶段问题就稍微严重一点了。但大家不用担心，因为人都是这个样子的，这是生命的进化规律。

徐文兵：49 岁的时候，女人通常会绝经，也就是说月经不再来了，而且也没有了怀孕和生育的能力，这也应了黄帝问的那句话："人年老而无子者，材力尽邪？将天数然也？"

49 岁的时候，女性会因为两个原因导致不能生育。

第一个原因是任脉虚。肾精不足化生不了元气，而这种元气入脑以后可以推动你的身体产生天癸，所以任脉一虚元气就推动不了，那么天癸就没有了。也就是说类似于雌性激素这样的东西没有了。

第二个原因是太冲脉不足。女性来例假就像潮汐一样，有固定的周期，太冲脉不足，则例假会出现紊乱，本来该定时来的，也就是说 28 天该来的，结果有一两个月甚至三四个月都不来了，或者日子不准了，到最后干脆就没了。这也是自然的生理现象。

◀ 49 岁的时候，女性会因为两个原因导致不能生育：第一是任脉虚；第二是太冲脉不足。

9. 为什么现在很多人30多岁就闭经了

"地道不通"

徐文兵：现在有些女性出现了早衰的情况，还没到49岁，甚至才三十六七岁就闭经了。

梁冬：有那么早吗？

徐文兵：我的病人里面，很多白领就有这样的的情况。

梁冬：高级女白领。

徐文兵：举一个比较典型的例子，其中有位病人，她负责出版一种杂志，但是她印杂志的时候，在咱们国家的地图上把台湾给落下了，这是非常严重的政治错误，所以当时她的刊物面临被停的局面。她作为一位杂志的主编，不仅饭碗不保，在心理上

精神的创伤会导致人的早衰。

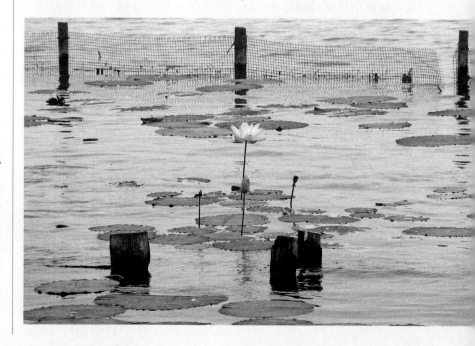

也承受着巨大的压力。她那时才三十五六岁，经过一番运作，最后进行了检讨，刊物没停，但是从那件事后她就不来例假了。

所谓"精神"，"精"本来是"神"的物质基础，"精"是从哪儿来的？"精"其实也是"神"推动元气造出来的。

梁冬：互动力量。

徐文兵：所以当一个人受到很大的精神刺激以后，"神"受伤了，"精"就不足了。比如，有的女孩子因为高考失利而伤心痛哭，结果例假就不来了。失恋、婚姻问题等造成的精神创伤，也会导致女性月经紊乱。现在早熟的人不少，早衰的人也比比皆是。

梁冬：早熟的人通常比较早衰吧？

徐文兵：歪瓜裂枣为什么好吃啊？因为它早熟。

梁冬：为什么歪瓜裂枣就会早熟呢？

徐文兵：这是老天的程序。当一个人身体或者心灵受到伤害以后，会出自本能繁殖后代，提前熟。我们常常看到有些孩子在身体或者心理受到刺激以后，就会表现得懂事早、发育早，这就是早熟，接下来他也会早衰。

◀ 当一个人受到很大的精神刺激以后，"神"受伤了，"精"就不足了。

◀ 当一个人身体或者心灵受到伤害以后，会出自本能繁殖后代，提前熟。

10. 乱吃雌激素，会诱发乳腺癌

"天癸竭"

徐文兵：现在有的女性本来绝经了，但她吃雌激素，还让月经继续来。就好像人家说的补钙，为了保持钙不流失，就一直吃钙片喝牛奶。本来四、五十岁的人了，她还靠吃雌激素来维持定期的"例假"，其实都不能说它是例假。

梁冬：持续放血。

徐文兵：定期放血。1993年的时候，我在东直门医院负责外宾门诊，一些外国女病人告诉我，她们靠吃雌激素来缓解潮热（"哗"一下就热了）、易怒、盗汗等更年期症状，说是一吃就好。

当时我就跟她们说，作为一个中医，我不赞同她们这么做，为什么？因为这是违反自然的。自然让你绝经了，你非要通过人为的手段让它接着出血，这是不对的。但是由于文化差异太大，人家不可能接受我的观点。十几年过去了，现在医学研究又开始否定这种雌激素疗法，为什么？因为大家突然发现这种疗法容易诱发乳腺癌。

梁冬：为什么会诱发乳腺癌呢？

徐文兵：不管是什么癌，我只想告诉大家这种方法是违反自然之道的，起码是在透支你的肾精。

关于雌激素对乳腺癌的刺激、诱发作用，现在医学已经证明了。所以已经得了乳腺癌的人，为了防止复发、转移，就会用抑制雌激素的药，让例假不来了。

从中医的角度来说，我警告大家不要用雌激素，不是因为我有先见之明，而是我知道任何违反自然的东西都对身体不好。这里列举的雌激素疗法只是一个小插曲。

▶ 自然让你绝经了，你非要通过人为的手段让它接着出血，这是不对的。

▶ 雌激素疗法容易诱发乳腺癌。

▶ 任何违反自然的东西都对身体不好。

11. 更年期其实是女人由阴转阳的过程

徐文兵：接下来我们再说一下更年期综合征的治疗。女人到了更年期以后，容易出现几个状况，一是抑郁症，老觉得活着没劲，想自杀；另外就是狂躁、易怒。

梁冬：处于青春期的孩子被恰逢更年期的妈打，当爸爸、当老公的被夹在中间，这是经常有的事情。

徐文兵：中医认为更年期其实是女性由阴转阳的一个过程。你发现没有，顺利度过更年期以后，公园里面欢蹦乱跳的不是老头，全是老太太。经过更年期这个拐点以后，女人的阴性开始减弱，阳性增强。男人正好相反，阳气开始减弱，阴性增强。

梁冬：变得沉默。

徐文兵：蔫了。

梁冬：看电视剧爱哭。

徐文兵：计较、小心眼。

梁冬：诸如此类的事情都发生了。

徐文兵：帮助女性或者男性度过更年期是中医的一个强项，我们认为之所以出现那些潮热、盗汗、易怒，以及疼痛或者抑郁的症状，就是因为体内的瘀血没有排干净。

梁冬：那怎么排呢？倒吊起来拍一拍胸脯？像那些小孩一样，倒过来，"啪"一拍，毒素就排出来了。

徐文兵：那是小孩。老太太让你拍死了它也不出来！我们中医一般给她用一些去邪气、活血化瘀的药，让她把那些恶血、淤血排出来。

◀ 女人到了更年期以后，容易出现几个状况，一是抑郁症，老觉得活着没劲，想自杀；另外就是狂躁、易怒。

◀ 经过更年期这个拐点以后，女人的阴性开始减弱，阳性增强。男人正好相反，阳气开始减弱，阴性增强。

梁冬：用什么药？有藏红花吗？

徐文兵：藏红花也可以，但是如果她出现虚热、手心发热或者盗汗、潮热等情况的，就要用一些凉性的活血药，比如赤芍、丹参等，有时候也用鳖甲。还有些人更年期综合征的表现就是失眠。

尽管更年期会有种种不适，但是健康平稳地度过之后，女人就活出来了，她终于摆脱了老天赋予她的怀孕、生子、抚养、哺乳等沉重的负担，开始为自己而活了。

梁冬：那是不是到这个时候，女性迎来了第三次的离婚高潮？

徐文兵：是不是离婚高潮，我们不好妄下结论，但是女性在这个时期到达了一个觉悟的高潮——只为自己而活。

梁冬：徐老师，跟您聊了一下之后，我突然发现，其实做女人真的不容易。

徐文兵：做男人也不容易。

梁冬：下面的章节我们再继续深刻地聊一聊，做男人究竟多不容易。另外，要跟大家解释一下的是，我们所聊的内容纯粹是以《黄帝内经》所包含的理论为依据的。

徐文兵：它不一定符合每个人的具体情况，只是给大家提供一种参考，希望大家批判地接受。

梁冬：批判一下，但不要人身攻击。再激烈的学术探讨也是高尚的，再温和的人身攻击也是卑劣的。

▶ 尽管更年期会有种种不适，但是健康平稳地度过之后，女人就活出来了，她终于摆脱了老天赋予她的怀孕、生子、抚养、哺乳等沉重的负担，开始为自己而活了。

▶ 再激烈的学术探讨也是高尚的，再温和的人身攻击也是卑劣的。

第八章
每过八年就是男人的一道坎

　　用盐水煮点核桃吃，或者把核桃烤熟了，然后剥去那层小薄皮儿直接吃。这些东西对肾气不足、不实的人具有特别好的滋补效果。

　　阳痿、早泄的人，光有子弹，没有能力把子弹送到它该去的地方，这叫有精无气；还有的人有气无精，打空炮，干了半天活，最后没精子或者只有死精子。

　　撒尿的时候要咬牙。排便时咬牙切齿，是为了不漏肾气。

　　不要妄想用意识或者意志去控制自己的性欲。当你以此为耻、感到内疚的时候，说明已经伤了神了。

经文：

丈夫八岁肾气实，发长齿更；二八肾气盛，天癸至，精气溢泻，阴阳和，故能有子；三八肾气平均，筋骨劲强，故真牙生而长极。

1. 为什么男人叫"丈夫"

梁冬：前面我们讲到，女子是以"七"为周期来进行她的生理变革的。下面我们要聊的话题是跟男子有关的。男子的生理是以"八"为周期变革的。《黄帝内经》里讲男孩子"八岁，肾气实，发长齿更"。

很奇怪，女孩子叫"齿更发长"，而男孩子叫"发长齿更"。这中间有原因吗？

徐文兵：有。先说第一句"丈夫八岁"，你刚才直接就把"丈夫"翻译成男孩子了，是吧？我问一下，为什么男人叫"丈夫"？"丈"是什么意思？

梁冬："夫"我们知道，是比"天"更突出一点点，是吧？"丈"不知道。

徐文兵：以前女人们都称另一半为"丈夫"，现在都改称"老公"了。这个"丈"本身是个尺度单位，但8岁的男孩不可能有一丈长吧？所以，在这里它不是尺度的意思。

"丈"的甲骨文是这样写的，它底下是个"又"，象征着一个手，上面是个"十"字，象征着一把尺子。"丈"就是手里拿着尺子的那个人，他在丈量东西。

为什么手里拿个尺子的是男人而不是女人呢？这又是个问题。

梁冬：小时候都是我妈手里拿着一把尺子打我屁股。

徐文兵：那是戒尺，不是戒杖。"尺子"，我们用文言文的一个字来形容，叫什么？

梁冬：尺。

徐文兵：不对，叫"矩"。什么叫"规"？

◀ 男子的生理是以"八"为周期变革的。

◀ 为什么男人叫"丈夫"？

◀ "丈"就是手里拿着尺子的那个人，他在丈量东西。

梁冬：圆规。

徐文兵："规"是画圆圈的。量横长竖直的尺子叫"矩"。依规能画圆，依矩能画方，所以说"不依规矩不能成方圆"。

为什么拿尺子的人是男人呢？什么叫男人？

梁冬："男"字，上面有"田"，下面有"力"。

徐文兵：在田里干活出力的那个人就是男人。男人在自己家的田里干活，就得清楚自家有几亩地，这就涉及到丈量土地的问题。所以男人在干活之前，先要拿个尺子规划丈量土地。因此，"丈"其实是一种权力的象征。我们现在老说掌权，那什么叫掌权的人？

梁冬：就是掌握着权杖嘛，对不对？

徐文兵："权"是一杆秤，那个秤坨叫"衡"。你交来的谷子是几斤，我说了算，那么我就是有话语权的人。所以掌权的人，也就是掌握度量衡的人。因而掌握重量、掌握尺度的人都叫"丈"。

男人手里拿着尺子，也就是"矩"，那么女人手里拿着的是什么？是规。

梁冬：真的吗？

徐文兵：我在研究这个问题的时候，就想，如果我的推论是正确的话，那么女人手里拿的应该是"规"。我们中国最早的祖先，那一对男女是谁？西方人说是亚当和夏娃。

梁冬：中国人认为是伏羲和女娲。

徐文兵：古代的很多壁画或者丝绸的帛画，上面所描绘的就是伏羲和女娲的像，底下像两条蛇一样缠绕在一起，上面是分开的两个人形，一个男人，一个女人。男的有胡子，是伏羲，他手里拿着的是尺子；女的是女娲，手里拿的是规。

在人像的上面还有一个太阳，太阳里面有一只三足的鸟，叫朱雀，底下还有月亮、玉兔，周围还有北斗以及其他的星辰。

女娲拿着圆规干什么？男人在田里干活之前需要拿一个尺

▶ "丈"其实是一种权力的象征。

▶ 掌权的人，也就是掌握度量衡的人。

▶ 男人手里拿着尺子，也就是"矩"，女人手里拿的是规。

子去量土地，那么女人干什么呢？你还记得我讲过巫的事吗，巫是干嘛的？

梁冬：巫是沟通天地鬼神的人。

徐文兵：对。不知道你在参观故宫的时候有没有注意到，太和殿前摆着一个称量用的斗，还摆着一个"日圭"。这个"圭"还有个名字叫"晷"（念 guǐ），晷是圆的。我们经常说一句话叫"天圆地方"，拿尺子是为了量地，那么"规"就是用来研究天文星象的。

女娲拿个"规"是为了研究季节、天时的变化，从而制定历法。所以中国最早的历法叫"女娲历"。

梁冬：有一个成语叫"女娲补天"。

徐文兵：补什么天啊？不是说天漏了。我们都知道，公历的一年是 365 又 1/4 天，就是说比 365 天多了 1/4 天，每四年就加一天，也就是闰一天，把那一天补在二月的二十九号。其实在古代，那些大巫们已经意识到了这一天的缺失，就给补上了。

还有一种说法，说最早的历法是根据女人的月经周期来定的。标准的月经周期是 28 天，那时候一年有 13 个月，13 个月乘以 28 其实是 364 天，还差一天，又是女娲把这一天补在了二月

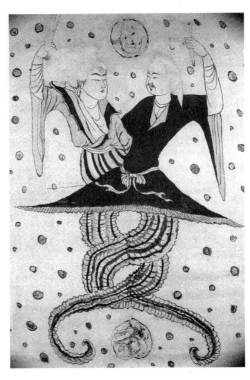

右边的是伏羲，左边的是女娲，伏羲手里拿的是尺子，女娲拿的是规。

◀ 巫是沟通天地鬼神的人。

二十九号。也就是说,那时候一个月有 28 天,唯有 2 月是 29 天。总结一下,即在上古时期,男人们是在地里干活的,而女人们是研究这些虚无缥缈的,与天地沟通的玄学的。

梁冬:所以现在的女青年动辄喜欢谈星相学,是有历史原因的。

徐文兵:中国人研究的二十四节气,非常精确地描述了太阳对地球的影响。

中国人用的二十四节气是标准的太阳历,它是根据太阳的周期变化来制定的,跟阳历的日子基本都吻合。而我们用的所谓农历即阴历,是根据月亮的阴晴圆缺变化来制定的。外国人虽然没有二十四节气,但有星相学。星相学跟我们的二十四节气也基本吻合。比如,梁冬你是冬至以前出生的吧?你是射手座?

梁冬:对。

徐文兵:星座也是根据太阳的变化来制定的。也就是说外国也有一些巫在观测天象。

梁冬:大道同源嘛。我有个问题,就是男孩子为什么 8 岁以前也叫丈夫?

徐文兵:就是从小就将他定下来,他们是要在田里耕作、流汗的,要负责任。

男人代表的是"方",女人代表的是"圆"。举个例子,古代时,两国谈判参加者多为男人,并且一般用方桌,表示很严肃,很正规。而母性则具有一些包容性,表示圆融和谐,比如我们吃饭用的都是圆桌。

梁冬:男人是理性的。

徐文兵:他们是比较直的,不拐弯的思维,横平竖直。而女性是一种圆的思维。

梁冬:所以为什么有团圆饭?

徐文兵:那是最高级别的圆,就是我们讲的一个圆点。我们经常说的打仗，是因为什么？打土豪，分田地，分地不均而产生了纠纷。那谁去打仗？男人。而说和通常都是由女性来负责，所以中国的哲学，以及道家的这种思想，更接近于母性的思维。

梁冬：林语堂就说过，女人更适合去做政治家。

徐文兵：做领导！

我们中国讲的易经那个泰卦，就是最好的那个卦，是阴爻在上，阳爻在下，就是女子在上边做领导的。"上古天真论"也是先讲的女子，后面才说男人。尊重女性是有哲学基础的。

梁冬：所以如果说从这个角度来看，妇女节就不应该在三八，而应该在三七。理论上来说三八其实应该是男人节。

◀ 中国的哲学，以及道家的这种思想，更接近于母性的思维。

◀ 女人更适合去做政治家。

◀ 尊重女性是有哲学基础的。

2.男孩子的变化首先表现在头发上

"丈夫八岁肾气实，发长齿更"

梁冬：下面我们讲"丈夫八岁肾气实，发长齿更"，为什么用"肾气实"呢？

徐文兵：男子到16岁就"肾气盛"，跟女子是不一样的。

梁冬：女子7岁的时候肾气"盛"，而男子是"丈夫八岁，肾气实"。

▶ 男孩子的生理发育要比女孩子晚一年。

徐文兵：我们可以明显看出，男孩子的生理发育要比女孩子晚了一年。另外，从身心角度来讲，男孩子懂事、开窍也比女孩子晚。

梁冬：晚很多哦！

徐文兵：一般女孩子一来例假，就懂了很多事情。

梁冬：跟小大人似的。

徐文兵：男孩子还懵懵懂懂。

梁冬：女孩子都已经知道怎么跟老师告状的时候，男孩子还傻乎乎地被告状呢。

徐文兵：这是一种天然的规律，我们要遵循它。

一个精血充足的男性，他的头发根根直立，特别粗壮。而且8岁以后，他头发生长的速度特别快，基本上一个星期就得理发，否则就毛毛糙糙的，很难看。

梁冬：毛头小子。

▶ 男人脱发、发鬓斑白都是精血弱的表现。

徐文兵：毛毛糙糙其实是精血充盈的一个表现。往后我们会讲，男人脱发、发鬓斑白都是精血弱的表现。

梁冬：所以女子七岁，齿更发长。丈夫八岁，发长齿更。

徐文兵：男孩子的变化先表现在头发上，之后才是牙齿。8岁以后，男孩子就脱落乳牙换成了新牙。但是有些肾气或者肾精血比较弱的孩子，乳牙就换不全。对这些换牙晚，或者有些牙换不掉，或者牙缝特别宽的男孩子，家长要有意识地用一些食疗或者中药药补的方法，帮他把肾气充实了。

梁冬：可以做什么呢?

徐文兵：可以通过一些饮食和药补的调理方法，但要提醒大家，甜的东西对肾气的伤害是最大的。比如，我们都知道吃了含糖分很高的西瓜会不停地去撒尿，而且吃糖过多会坏牙。不过甜的东西都补脾，对脾胃有好处。在五行学说里面，脾胃属于五行里面的什么呀?

梁冬：土。

徐文兵：肾呢? 属什么呀?

梁冬：水。

徐文兵：它俩啥关系?

梁冬：相克。

徐文兵：是土克水。

你吃甜的东西，它增强了脾胃的功能，但与此同时，它肯定要削弱肾的功能。所以，我建议这个年龄段的孩子一定要少吃或者干脆不吃糖。

梁冬：那应该吃些什么味道的东西呢?

徐文兵：吃苦，苦坚肾。比如，炒得焦焦黄黄的硬果、坚果等，这些对小孩子和老年人都有好处。肾主志，老年人肾气衰了以后，就老忘事。

梁冬：我现在就是这样啊!

徐文兵：有些老年人短期记忆特别不好，一想都是几十年前的事，脑萎缩了，怎么办? 用盐水煮点核桃吃，或者把核桃烤熟了，然后剥去那层小薄皮儿直接吃。这些东西对肾气不足、不

◀ 对这些换牙晚，或者有些牙换不掉，或者牙缝特别宽的男孩子来说，家长要有意识地用一些食疗或者中药药补的方法，帮他把肾气充实了。

◀ 甜的东西对肾气的伤害是最大的。

◀ 用盐水煮点核桃吃，或者把核桃烤熟了，然后剥去那层小薄皮儿直接吃。这些东西对肾气不足、不实的人具有特别好的滋补效果。

实的人具有特别好的滋补效果。

肾主藏，就是说肾气实的时候，你兜得住。肾气虚的则憋不住尿，还有人稍微一咳嗽、一笑，尿就出来了。肾气不足的小男孩则可能尿床。所以对这些孩子，我们就要顺应天道，在他该换牙却没换，或者牙缝特别宽，牙齿稀落；以及到了"发长"还是一头小黄毛的时候，赶紧补肾。

梁冬：8岁就补肾？

徐文兵：那怎么了？

梁冬：有可能更有助于他打下一个比较好的基础，对不对？

徐文兵：对，否则长大了以后，他就漏得更厉害。

▶ 肾气不足的小男孩可能尿床。

做什么事情都要趁早，未雨绸缪是聪明的健康之术。

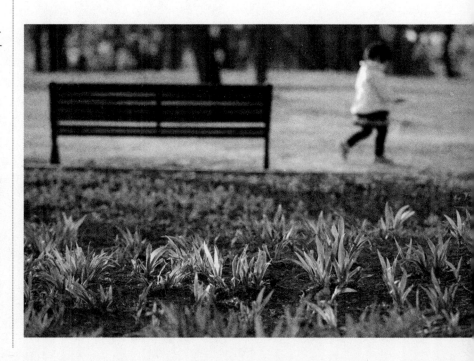

3. 16岁是男孩与男人的分水岭

"二八肾气盛，天癸至"

梁冬："二八肾气盛，天癸至"是我们接下来要讲的内容，我想问徐老师，为什么女子在第一个七年的时候，就已经"肾气盛"了，而男子要到二八16岁的时候，肾气才盛？

徐文兵：男子从8岁到16岁这个过程中，肾气逐渐由实变得特别盛大、充盈。到了虚岁16岁的时候，第二性征开始发育。

前面讲过，女子"天癸至，任脉通，太冲脉盛"，冲脉盛了以后，她的血就往下流，所以女人不长胡须。

梁冬：那为什么男人长了呢？

徐文兵：男人不流血，他冲脉往上走，由于冲脉是分布在口唇周围的，所以他就开始长胡须。女人月经不来了，也会长胡须；男人冲脉虚了，胡子就会很少。如果冲脉里边没有气血，这人就叫"天阉"。

梁冬：我有个问题想问一下徐老师，我8岁到16岁那个阶段特别喜欢流鼻血，每个月都要流，定期流，每次三天。这是为什么呢？

徐文兵：你属于男人中的男人。

梁冬：极品。

徐文兵：我有个爱好，平时喜欢研究一些名人的身体状况和病历，我知道有几个和你一样的例子。比如，咱们敬爱的周总理阳气就特别旺。

梁冬：他以前也这样吗？

徐文兵：也流鼻血。你去查一下他的回忆录，或者别人给

◀ 男子从8岁到16岁这个过程中，肾气逐渐由实变得特别盛大、充盈。到了虚岁16岁的时候，第二性征开始发育。

◀ 周总理阳气特别旺。

他写的传记。里面就有记载，说他到了冬天都不能穿太厚的衣服，一旦裹得太严，马上就流鼻血，这就是典型的阳气旺的表现。

文革期间，周总理一天工作二十一个小时，只是在去机场的路上，在车上打一个盹儿。但是一见到客人，他马上就容光焕发。大家描述周总理的时候，也都说总理的眼睛炯炯有神，这也说明他阳气非常旺。

梁冬：可我发现自己总是说事忘事。年轻时候的事儿、幼儿园的事倒是记得挺清楚的，比如哪个女同学等等。

徐文兵：男人肾气盛了以后，他首先要长喉结，要变声，然后长胡须；接着，骨骼会变得非常粗壮，开始长个儿。这些都是男人从 16 岁开始出现的体征变化。

▶ 男人肾气盛了以后，他首先要长喉结，要变声，然后长胡须；接着，骨骼会变得非常粗壮，开始长个儿。

4. "精气溢泻"是男人健康和成熟的表现

"精气溢泻"

梁冬：接下来这句"精气溢泻"，是说他的发育也趋于成熟了，对吧？

徐文兵：就是说，在肾气盛的情况下，他除了出现那些第二性征的变化，还有一个最主要的变化，就是出现射精、遗精的现象。

梁冬：是的。我这里插一个小问题，徐老师，我经常看到"泻"和"泄"，这两个都是拉肚子的意思吧？到底有什么不一样？

徐文兵：这两个字既然写法不一样，它的意思肯定也不一样，到底哪里不一样呢？我们在以后的章节中会专门讲到。

先说精，这个精是指看得见的物质，我们这里单说它，就是说生殖之精，指男性的精液，包括里面的精子。气，就是指我们讲的元气，也就是那种由肾精化生的能量。

梁冬："energy"。

徐文兵：有了"精"就等于有了子弹，有了"气"，它就有能力把子弹射出去。

梁冬：有可能没有能力射出去吗？

徐文兵：有啊，比如阳痿、早泄的人。他光有子弹，没有能力把子弹送到它该去的地方，这叫有精无气。还有的人有气无精。

梁冬：打空炮。

徐文兵：干了半天活，最后没精子或者只有死精子。

梁冬：咱们还是说回这个"精气溢泻"。

徐文兵：有"精气"，就说明有物质基础，而且很足，并

阳痿、早泄的人，光有子弹，没有能力把子弹送到它该去的地方，这叫有精无气；还有的人有气无精，打空炮，干了半天活，最后没精子或者只有死精子。

且元气也很足。既有物质又有能量，或者说有阴又有阳，会产生什么结果呢？要么"溢"，要么"泻"。"溢"和"泻"也不一样。打个比方，水开了，锅里面的水溢出来了，它是从哪儿出来的？

梁冬：从锅边儿。

徐文兵：对，从上面出来的。泻呢？开闸放水，是从底下泻出来的。

"精气溢泻"，首先会出现一个情况叫"精满自溢"，就是说精气、精液或者是力量，积攒到一定程度，你不给它加任何外来的力量和刺激，它也会排出来。

这就是16岁以后男孩会出现的梦遗现象，这是他生理成熟的表现，也是健康的一种体现。所谓泻，就是人为加了一些力量，有时候指性行为，比如男女交合，或者自己把它放出来，即"手淫"。

梁冬：打手枪。

徐文兵：所以"精气溢泻"是一种生理表现，很正常。

▶ 16岁以后男孩会出现梦遗现象，这是他生理成熟的表现，也是健康的一种体现。

男人成熟的时候，可能会出现『精满自溢』，是说精气、精液或者是力量，到了一定阶段，即使没有任何外来的力量和刺激，它也会排出来。

5. 把精气"省"下来，身体和智力都会发育得很好

"阴阳和，故能有子"

梁冬："阴阳和，故能有子"怎么解?

徐文兵："阴阳和"代指男女的交合。女孩子 14 岁成熟了，男孩子 16 岁也成熟了，从理论上讲，这时候就可以生孩子了。但是我在讲女性的时候说了，女性 21 岁才完全发育成熟，男孩子则要到 24 岁。

也就是说，从理论上讲，男孩 16 岁就可以有孩子了，但是如果能把这些"精"和"气"省下来，供自己生长发育的话，就会发育得很好，长得很壮，并且智力和慧力也会得到提升。

梁冬：以前讲过"智"和"慧"不一样，"急中生智""静能生慧"。

徐文兵：如果能节省下来的话，就能够去发展自己的智力和慧力。这就是说理论上可以有孩子了，但事实上《黄帝内经》不建议你那么去做。女人 21 岁、男人 24 岁时长到极限了，这时候是他们的最佳生育年龄。

梁冬：咱们国家说的 24 岁以前都叫"早婚早育"，那什么时候，或者说多少岁以后结婚生孩子属于"晚婚晚育"呢?

徐文兵：那就不知道了，我看还有 80 多岁才结婚的呢。

梁冬：哈哈哈! 那说明人家也活明白了。

◀ 从理论上讲，男孩 16 岁就可以有孩子了，但是如果能把这些"精"和"气"省下来，供自己生长发育的话，就会发育得很好，长得很壮，并且智力和慧力也会得到提升。

6. "二十三, 还要蹿一蹿"

"三八肾气平均, 筋骨劲强, 故真牙生而长极"

梁冬: "三八肾气平均, 筋骨劲强, 故真牙生而长极", 讲的是肾气平均了之后的状况。

徐文兵: 我们在讲女性的时候也讲到肾气平均。肾气除了要支撑人的生育功能以外, 还有富余的部分就会分布到全身的各个部位。

梁冬: 就像我们给香槟塔倒酒。倒在第一层, 慢慢渗到第二层、第三层、第四层……实际上, 我们的身体, 包括头脑、四肢、骨髓……的发育, 都得靠肾气。

徐文兵: 这时候男子就开始长个儿, 饭量也随之变大, 所以过去人们常说"半大小子, 吃死老子"。

梁冬: 为什么筋骨是"劲强", 而不是"强劲"呢?

徐文兵: 筋, 对应的是"劲"。"劲"是一种跳跃、有弹性的感觉, 形容筋和肌腱是有弹性的。骨, 对应的是强, 老子就曾讲过"弱其志, 强其骨"。因此, 我们说骨头是强的, 筋是劲儿的。

梁冬: 我觉得自己还是有进步的, 你看我就能问出为什么是"筋骨劲强", 而不是"筋骨强劲"。

徐文兵: 呵呵, 对。

梁冬: "故真牙生而长极"的"长极"怎么解?

徐文兵: 所谓"长极"就是说, 男人到了24岁就别再指望长高了。老百姓有句俗话叫"二十三, 还要蹿一蹿", 意思是

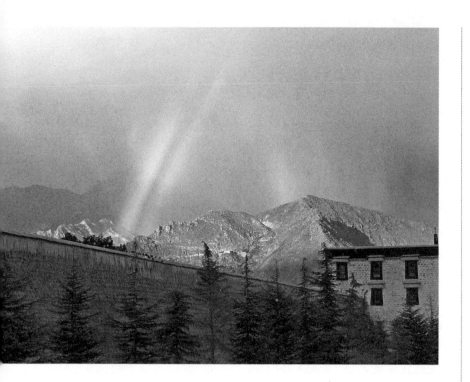

男性要想长个儿，在24岁之前还是有希望的。

到了 23 岁还有可能长高，但过了 24 岁就不行了。

男孩子上中学时可能并不起眼，但大学毕业后，可能都会长得特别高。我的好几个中学同学就是这样，他们的个儿都是在上大学期间长起来的。

梁冬：我好像也是这样。

徐文兵：24 岁之前蹿起来了。所以，男子 24 岁之前，用一些中医所说的方法使肾气能够平均，或者用能使"肾气实"或者"肾气盛"的方法调养一下，就能有助于长个儿。过了这个年龄，就别想了，除非穿高跟鞋。

男子24岁之前，用一些中医所说的方法使肾气能够平均，或者用能使"肾气实"或者"肾气盛"的方法调养一下，就能有助于长个儿。

7. 长智齿是肾气足的表现

"故真牙生而长极"

梁冬："故真牙生而长极"的"真牙"是指什么?

徐文兵：真牙就是我们说的智齿。

梁冬：有一些人觉得智齿没有什么用，就拔了。这样好吗?

徐文兵：不长智齿，说明肾气不太足；长出来智齿，恭喜你，你的肾气很足，所以槽牙也就是"倒头牙"都长出来了。如果长智齿特别疼，那么拔了也无所谓。

梁冬：说到此处，徐老师，我向您请教一个问题，我一个朋友说他在珠海认识一个人，那个人给人摁过穴位之后，不用工具，只用手就能把牙齿拔下来，别人也不觉得疼。而我们到那些所谓的牙科诊所拔牙，不光要打麻药，而且可能鼓捣半天都拔不下来。只摁几个穴位就能达到无痛拔牙的目的，您说有这个可能性吗?

徐文兵：有。这个人很有内力，他可能练过功夫。举个例子，如果我们要拔上颚的牙齿，那么点一下合谷穴就可以了，因为合谷穴属手阳明大肠经。

梁冬：合谷穴在哪里啊?

徐文兵：就是大拇指和这个食指中间的这个穴。

梁冬：有点像虎口。

徐文兵：就是虎口。手阳明大肠经就是从这儿走到了我们的上牙龈。以前我们做针刺麻醉，就是在合谷穴扎一针，或者强刺激，或者通上电。这时候你给他切开肚子做手术，他都没有知觉，何况拔牙。

梁冬：怪不得我小的时候牙疼，我妈就叫我捏虎口。我以

> 不长智齿，说明肾气不太足；长出来智齿，恭喜你，你的肾气很足，所以槽牙也就是"倒头牙"都长出来了。

> 以前我们做针刺麻醉，就是在合谷穴扎一针，或者强刺激，或者通上电。这时候你给他切开肚子做手术，他都没有知觉，何况拔牙。

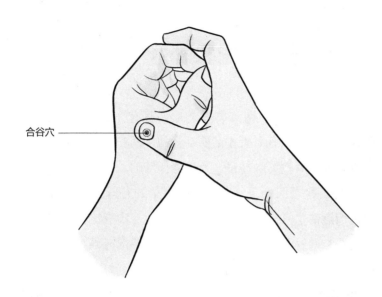

合谷穴

为我妈是让我转移疼痛位置呢。

徐文兵：其实也是这样的，这叫调神。我们之前讲到战士冲锋时，肠子出来都没感觉，为什么？就是因为心不在"焉"。他的"神"和"气"不在自己的身体上，等兴奋劲儿过了，"神"和"气"回来了，他才感觉到疼痛。

梁冬：据说很多人是在长征结束之后，到了目的地才死的。那也是因为他有一股一直支撑着他的劲儿。

徐文兵：到目的地以后，泄掉了。所以这个"虎口拔牙"是有道理的。

梁冬：传说中的"虎口拔牙"原来是这个意思。

徐文兵：就是按着虎口去拔自己的牙。

梁冬：真的有可能。

◀ 据说很多人是在长征结束之后，到了目的地才死的。那是因为他有一股一直支撑着他的劲儿。

8. "咬牙切齿"很补肾

梁冬：徐老师，跟您聊过之后，我有一个很重要的收获。以前我一直以为只有老头才需要补肾的，现在听您这么一说，我才知道原来8岁就可以补肾，为身体打基础。

另外，我想问一下，除了比较复杂的补肾方法以外，比如把核桃加点盐水煮一煮、煎一煎吃等等，有没有比较简便易行的补肾方法？最好是上课、坐公交车、等电梯的时候，都能够用的方法。

徐文兵：当然有了。我们说补肾是补漏洞，如果你有漏精的问题，首先要补住漏洞。

梁冬：您讲过"补"和"益"是不一样的，"补"不是加，而是像补锅一样，避免漏，是吧？

徐文兵：对。补肾的方法从古至今传下来的有很多，但那些呢，都不被人重视。这里我给大家说两个，第一个就是咬牙切齿。

我上中学的时候，有一位生物老师，因为患了严重的糖尿病而开始研究中医。他告诉我们一件事，撒尿的时候要咬牙。

梁冬：这是什么原理呢？我也听说过。

徐文兵：因为牙是属肾的，大家都知道。

梁冬：这个知道。

徐文兵：排便功能也与肾有关。排便时咬牙切齿，是为了不漏肾气。

梁冬：如果跟西医说这种方法，他们肯定觉得你疯了。

徐文兵：所以这个事情很不被人重视。上了大学后，教我

▶ 补肾是补漏洞，如果你有漏精的问题，首先要补住漏洞。

▶ 撒尿的时候要咬牙。排便时咬牙切齿，是为了不漏肾气。

的很多中医老师和太极、形意的老师，都无一例外告诉我这个方法。我们都知道吃饭的时候别说话，现在我要告诉大家，小便的时候也别说话，不论男女，都要养成这个习惯。

梁冬：我们经常看见有一些人上厕所还在打电话。

徐文兵：那会儿说话或者不咬牙，都是在漏气。其实古代一些人在静坐、站桩练功时，他能感觉到这种气往哪儿走，是怎么散掉的，所以他到那时就咬牙。

◀ 吃饭的时候别说话，小便的时候也别说话，不论男女，都要养成这个习惯。

9. 提肛是一种随时随地都可用的补肾方法

徐文兵：另外一个补肾的方法，就是"撮谷道"，我们叫"提肛"。什么叫"提肛"呢？就是有意识地把肛门那儿撮起来。

梁冬：括约肌嘛。

徐文兵：对，肛门括约肌。就好像你要排便但却忍着的那个状态，古人管这叫"撮谷道"。古人说话很含蓄，把肛门叫谷道，把男性、女性撒尿的器官，叫水道。肛门它本来是个孔，是个窟窿，当你把它撮起来的时候，这个窟窿就闭合了。

督脉主一身之阳，男人最重要的脉是督脉。督脉往后走，第一个经过的就是肛门。你如果不把这个窟窿闭起来，气就过不去。接着，它经过我们的尾椎，沿着脊椎就上去了。这时候督脉才算通了。我们道家练功站桩的时候，必须"舌添上颚搭鹊桥"，底下就要提肛。

梁冬：徐老师你看见我脸上的表情就可以了解，我已经在做这方面的努力了吧。看来好多平常懂得的东西，还得知道它的原理，这样你才会真正地去实行。

徐文兵：祖先教的东西肯定是对的，我们就需要照着去做。

梁冬：那您说是不是要长期坚持，或者说有节奏地做呢？

徐文兵：不要太刻意了，除了站桩之外，平时行、走、坐、卧都可以默默练功。

我在美国的时候，参观过国立卫生院。那儿的大夫给我们介绍了一些解决产妇问题的方法。比如，女人生完孩子后，会有阴道松弛的问题，于是她对夫妻生活就会比较厌倦；还可能有子

督脉主一身之阳，男人最重要的脉是督脉。

看来好多平常懂得的东西，还得知道它的原理，这样你才会真正地去实行。

祖先教的东西肯定是对的，我们只需要照着去做就行。

宫脱垂、下垂的问题。医生给这些女性提供了一个恢复方法，以锻炼她的阴道括约肌，也就是 PC 肌。

这个方法就是做提肛训练。我告诉他们说，你们现在依照科学技术发现的这个方法，跟我们老祖宗几千年前掌握的方法不谋而合。

梁冬：据说，现在有一些所谓的很高端的女性瑜珈会馆，很多著名演员都是会员，都在参加其中一门很贵的训练课程，就是收缩、提肛。

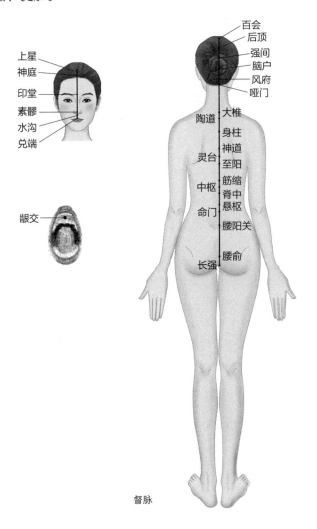

督脉

◀ 现在依照科学技术发现的提肛方法，跟我们老祖宗几千年前掌握的方法不谋而合。

10. "阴阳交合"的目的是"阴阳互补"，禁欲也会伤神

徐文兵：男性的发育，其实就是一个"精化气，气化神"的过程。但有很多人在这个阶段没有发育好，他的"精"漏掉了，没化成"气"。这就直接影响到了他一生的幸福。

据我的经验来看，女性堕胎最伤精，伤精导致伤神，进而产生抑郁症。而男性漏精、失精，也会产生抑郁症。我举几个典型的病例，一个 8 岁小男孩玩滑杆的时候，刺激到了自己的那个玩意儿。

梁冬：小雀雀。

徐文兵：然后就有一种快感，于是他就养成了这种习惯。

梁冬：什么叫滑杆啊？

徐文兵：就是可以爬上去，然后溜下来的那种杆子，它能给人一种刺激。

还有一些诱因会导致漏精，比如以前一家人都睡一张炕上，父母做有些事情也不避讳，让 8 岁的孩子过早懂事了。还有就是误交损友，一帮孩子在一起传播做这个事情，使得 16 ~ 24 岁，甚至 8 ~ 16 岁的有些孩子，天天在漏精。

中医讲，阴阳交合有个互补作用，光自己弄，就叫"孤阳不生，独阴不长"。《红楼梦》里的贾瑞就是因为没有阴的滋润，没有把欲火平复的阴的那一面，所以他越做越想做，越做越控制不住，越做虚火越旺，漏得也越厉害。他这样做先伤的是精，后伤的是神。

现在有的人意识到这样做不好，就去找医生，医生给他的

▶ 女性堕胎最伤精，伤精导致伤神，进而产生抑郁症。男性漏精、失精，也会产生抑郁症。

▶《红楼梦》里的贾瑞就是因为没有阴的滋润，没有把欲火平复的阴的那一面，所以他越做越想做，越做越控制不住，越做虚火越旺，漏得也越厉害。

观点是什么呢？说没关系，精液里面就几颗蛋白质。

他这儿很痛苦，医生又没招，还说是因为思想负担过重，没事儿。结果搞得现在很多人都活在这种半生半死的状态。

梁冬：透支的状态。

徐文兵：这些人要先补精，不要让它再漏，然后再清清心火。这种情况就像前面的章节我们讲到的"嗜欲"，就是有些欲望由于没有得到正常满足，就会变得很偏、很怪，以另一种特殊的方式表现出来。具有这种欲望的人一定要找医生去调理。

有些人得抑郁症的部分原因就是精没了，物质基础伤掉了，哪儿还有神？所以他们就觉得活着没意思。

梁冬：中医讲，精神精神，不是神经神经，就是先有精，后有神。

徐文兵：先有物质后有神，先有"阴"后有"阳"。

梁冬：中国文字微言大义，顺序都有讲究。

徐文兵：所以我们老说"阴阳学说"，却不说"阳阴学说"；老说"精神"，却不说"神经"。

我建议大家，不要妄想用意识或者意志去控制自己的性欲。当你以此为耻、感到内疚的时候，说明已经伤了神了。这时候要宽慰自己，明白这是一种伤害自己的病，去找医生看病就行了，没必要为此去念咒，或者接受某种宗教，硬是要戒掉它。我想跟大家说，你的意志战胜不了它，还得从生理上去调整。

还有的人可能会因此而谴责自己，每天想着，我跟上什么鬼啦？犯了什么戒了？遭什么报应了？这些都是不对的。要明白，这是很正常的一种生理现象，就跟感冒发烧一样，没必要有那么多心理负担。

梁冬：我估计很多中学生、大学生，都有类似的压力，他们也知道这个事不对，这样做对身体不好，但是就是不知道该怎么办。

◀ 有些欲望由于没有得到正常满足，就会变得很偏、很怪，以另一种特殊的方式表现出来。

◀ 不要妄想用意识或者意志去控制自己的性欲。当你以此为耻、感到内疚的时候，说明已经伤了神了。

◀ 你的意志战胜不了欲望，还得从生理上去调整。

◀ 要明白，欲望是很正常的一种生理现象，就跟感冒发烧一样，没必要有那么多心理负担。

欲望是天生的，是正常的，禁欲伤身，应顺应自然天性。

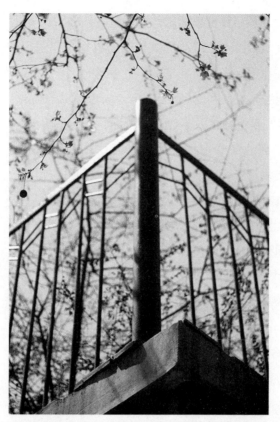

▶ 男性到了16岁，就是性成熟以后，也不是急火火地去找女人，而是也有个排斥异性期。

徐文兵：我有时候想，我们那个年代的教育其实有非常可取的地方，比较符合人性。

梁冬：你们那个时候受什么教育了？

徐文兵：我研究男性、女性生理发育的时候，发现女性在14～21岁之间有个排斥异性期。男性到了16岁，就是性成熟以后，也不是急火火地去找女人，而是也有个排斥异性期。

梁冬：有吗？

徐文兵：有。但现在这个社会已经没这个时期了。

梁冬：对啊，我就是没看到嘛。

徐文兵：现在都是早熟、早恋，恨不得立刻就扑上去。我们那个年代，大家一般是12岁上初中，高中毕业时是18岁。那会儿我们男女生是不说话的，并且不是假装不说话，而是心里真的不愿意跟异性说话。我们那会儿关注打打杀杀，看《水浒》，然后拉帮结伙，整天疯狂打闹。

梁冬：一下课就斗鸡，把一只脚抬到另外一条腿上。

徐文兵：那叫做"骑马打仗"，那时大家都通过这些方式表现自己的勇猛阳刚之气。还有件特别有意思的事情，就是如果有人说你在搞对象了，那就是奇耻大辱！我记得我被谁说过一回，哎呀，那一整天我都觉得特别没脸见人。

梁冬：事实上有没有？

徐文兵：没有，当时确实是诬陷。别人说我，谁不知道你啊，跟那谁谁谁搞，当时我真觉得是奇耻大辱。现在的小孩儿呢？以此为荣！

梁冬：不以为耻，反以为荣。

徐文兵：其实这是漏精的表现。我建议大家还是要顺应天性，稍加引导，让男性充分利用 16 ~ 24 岁这个黄金的年龄段，去发展他的勇力、尚武精神、智力等。我们现在看男人不像男人，女人不像女人，问题就在于男性 16 ~ 24 岁这个阶段、女性 14 ~ 21 岁这个阶段都没过渡好。

梁冬：经常有各种老师教导说，当你为这些事情烦恼的时候，就去冲个冷水澡。

徐文兵：没用。这个窍一旦开了，就堵不上了。

梁冬：那怎么办呢？

徐文兵：最好就是处在懵懂之中不开这个窍。

梁冬：那不可能嘛。

徐文兵：已经开了，我觉得那就顺应自然吧。我理想中的教育模式是这样的，男女分校培养。这样，男孩子有他的勇猛阳刚之气，女孩子有安静、内敛、含蓄的阴柔之气。这种做法也是为和谐美好的社会奠定基础。否则，阴不阴，阳不阳，哪儿来和谐可言呢？

16 ~ 24 岁这个阶段，是男性的黄金时期，一定要把持好。

◀ 要顺应天性，稍加引导，让男性充分利用 16 ~ 24 岁这个黄金的年龄段，去发展他的勇力、尚武精神、智力等。

◀ 我们现在看男人不像男人，女人不像女人，问题就在于男性 16 ~ 24 岁这个阶段、女性 14 ~ 21 岁这个阶段都没过渡好。

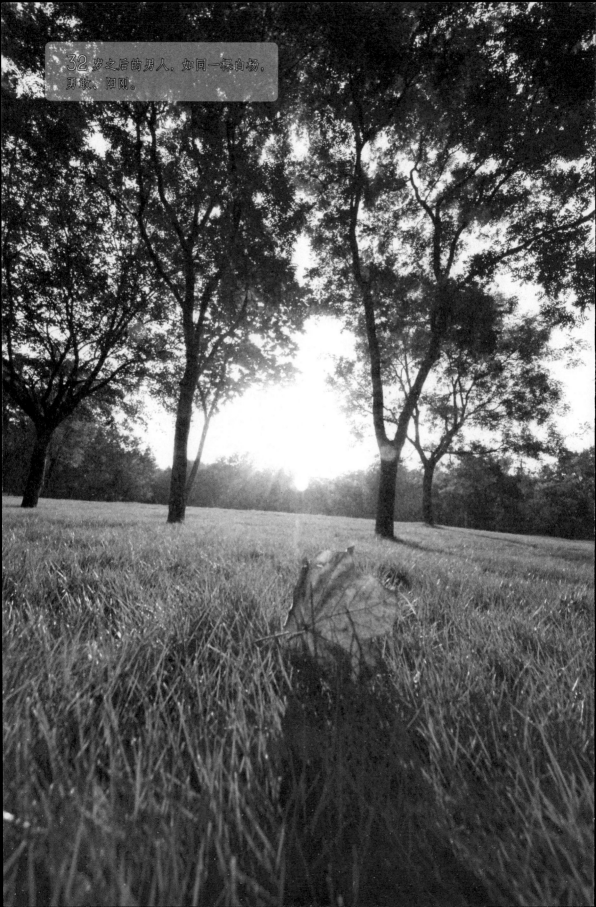

32岁之后的男人，如同一棵白杨，勇敢、阳刚。

第九章
男人 32 岁以后的幸福活法

32 岁的男人最迷人，这时候男人虽然不长个儿了，但是剩下的精气会充实到身体的各个部分，让男人会变得宽，变得厚，体重也稍微会增加一些，生理会达到一个高峰，这叫"盛"。

道家有个观点，人这一辈子吃的饭是有定数的，早吃多吃，你早完蛋；慢慢吃，悠着点吃，你活得就长。

32 岁以后，你还在吃，还在转化，但是漏的多，补的少，这时候人的生理状况就呈下降的趋势。

经文：

四八筋骨隆盛，肌肉满壮；五八肾气衰，发堕齿槁；
六八阳气衰竭于上，面焦，发鬓颁白；七八肝气衰，筋
不能动；八八天癸竭，精少，肾脏衰，形体皆极，则齿
发去。肾者主水，受五脏六腑之精而藏之，故五脏盛乃
能泻。今五脏皆衰，筋骨解堕，天癸尽矣，故发鬓白，
身体重，行步不正，而无子耳。

1. 32岁的男人最迷人

"四八筋骨隆盛，肌肉满壮"

梁冬：我们接下来就要讲"四八筋骨隆盛，肌肉满壮"，徐老师，为什么叫"隆盛"呢？

徐文兵："隆"是指发力的时候，筋绷起来，鼓起来的那个样子。这时候男人虽然不长个儿了，但是剩下的精气会充实到身体的各个部分，让男人会变得宽，变得厚，体重也稍微会增加一些，生理会达到一个高峰，这叫"盛"。

梁冬：筋骨隆盛，一想起来就觉得很性感的样子。

徐文兵：所谓性感就是当一个人的肾气充盈，表现出很强的生育能力时，所流露出来的那种气氛、感觉，甚至是一种味道。

梁冬：我俩只能站在男性的角度来思考问题，我们知道什么样的女性是性感的，但是其实我一直不能确切地知道男性肌肉丰满、很壮的样子对女性是否有性感的吸引力？

徐文兵：子非鱼焉知鱼之乐也。

梁冬：我一直以为会写一篇好作文的男人，她们就觉得挺性感。

徐文兵：性感表现在很多方面，有些表现在形，就是形体的性感，比如说这男人有他的性征。如果一个男人肩膀不宽，也没有胡子，甚至没有喉结，一说话娘娘腔，他就不性感，但或者会让另外一些有特殊爱好的人觉得很性感。

梁冬：不是吧，你看现在流行的那些男性偶像不都长那样吗？

徐文兵：这是一种病态的、畸形的美。我们上中学时学过

◀ 所谓性感就是当一个人的肾气充盈，表现出很强的生育能力时，所流露出来的那种气氛、感觉，甚至是一种味道。

◀ 如果一个男人肩膀不宽，也没有胡子，甚至没有喉结，一说话娘娘腔，他就不性感，但或者会让另外一些有特殊爱好的人觉得很性感。

龚自珍写的《病梅馆记》，当时的人们把梅弄得很扭曲，很拧巴，认为那样才美，但实际上，它是一种病态的美。

当一个男人的阳气或者精力不足的时候，他靠什么取得一种平衡的美感呢？靠削弱女人。所以我们古代社会最大的一种病态行为就是把女人的脚给缠起来，让女人无力支撑，婷婷袅袅、弱不禁风，那时候的男人欣赏这种病弱的美。

而现在的很多男人喜欢的却不见得都是《红楼梦》里的林黛玉，身体相对弱的、缠绵的、多愁善感的男人欣赏林黛玉，而一些比较强壮的、精力旺盛的男人，他欣赏的可能就是史湘云或者薛宝钗。每个人的审美跟他的身体基础有关系。

梁冬："肌肉满壮"这句话，徐老师如何解呢？

徐文兵："肌"和"肉"是完全不一样的。中国人"慧"的水平非常高，同一个东西它处在不同的时候或者状态时，我们用来描绘它的词也不一样。

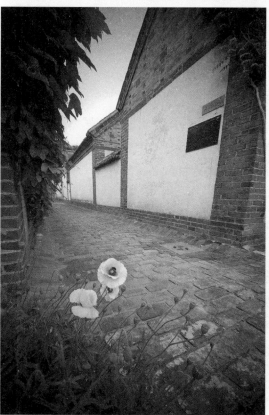

梁冬：是的，你看西方人说肌肉"muscle"就完了，那么，"肌"和"肉"到底有什么不一样呢？

徐文兵：举个例子，我们说"花"是名词，而当花正好绽放，吐露芬芳的时候我们

当一个男人的阳气或者精力不足的时候，他靠什么取得一种平衡的美感呢？靠削弱女人。

男人阳刚，女人柔弱，这是符合自然之道的，阴阳互补，世界才如此美丽。

236

说"华"，在英语里就是一种"ing"的状态。

梁冬：我还以为是"花 +ing"呢。

徐文兵：名词加"ing"，它描写的就是正在进行的状态。

梁冬：春华秋实。

徐文兵：春天要开花，秋天要结果。还有一个词叫"华而不实"，光开花不结果。它把那种带有气，带有动作的感觉用一个词表达出来了。但可能是因为我英语也没学好，在英文中我就没找到一个对应的词来表达它。

回到刚才的话题，"肌"和"肉"描写的是同一个物质，但描写的是这个物质的不同状态。比如，我们北京人说这个人很"肉"。

梁冬：常常都有，以前我们班有个同学叫"牛肉面"，姓刘，又"肉"又"面"，所以叫"牛肉面"。

徐文兵：有的人说你开车真"肉"，"肉"是一种什么状态？没劲，就是萎软的，提不起来，没弹性的那种状态。所以，同样是这块肉，当它处于放松状态时，我们管它叫"肉"；可当它发力绷起来的时候，我们就管它叫"肌"。有些人处于老发力，不放松，肌肉紧绷的状态，就叫"有肌无肉"。

我们很多人老在电脑前保持一个姿势，最后肌肉条索，一摸，咯楞咯楞的，这叫肌。还有的人，比如偏瘫的人，肌肉老不活动，最后就松弛萎缩了，这就是比较"肉"。我们这里说的肌肉充盈的状态，是说它在该发力的时候能绷起来，该放松的时候又很软。

梁冬：真是不得不承认，我们大部分的人都是没文化的，分不清"肌"和"肉"。"满壮"这两个字有得讲吗？

徐文兵："满"是充盈的，就是说有其物质的存在。有的人，你捏一捏他的小腿肚子，捏一捏胳膊上的肱二头肌，没有"小耗子"，没肉。

梁冬：还有一种情况是，一摁下去一个坑儿，这是浮肿。

◀ "肉"是一种什么状态？没劲，就是萎软的，提不起来，没弹性的那种状态。

◀ 我们很多人老在电脑前保持一个姿势，最后肌肉条索一摸，咯楞咯楞的，这叫肌。

◀ 我们大部分的人都是没文化的，分不清"肌"和"肉"。

▶ 认识事物，不应只看到了它的物质基础，还要意识到推动物质运动的那个东西，即功能，我们管它叫"气"。

▶ "强"指它的坚硬程度，"劲"是说它有弹性。

徐文兵：浮肿既不满，也不壮。"满"是物质基础，"壮"是功能。

我们中国人骨子里就有遗传下来的一种哲学素养，认识事物，不光只看到了它的物质基础，还会意识到了推动物质运动的那个东西，即功能，我们管它叫"气"。这种对气和神的认识，是我们从小就潜移默化受到的影响。比如，我们经常说这个人喜气洋洋、怒气冲冲或者杀气腾腾，说这人一脸晦气等。

《黄帝内经》里讲的物质，后面都跟着一个东西，比如讲"精"，后面有个"气"；讲"满"要讲"壮"；讲"筋"，要讲"强"讲"劲"，"强"指它的坚硬程度，"劲"是说它有弹性。也就是说，连起来的两者贯穿了对物质本身以及对物质的运动状态的认识。辩证唯物主义的第一句话就是说"世界是物质的"，很多人只记得这句话，却忘了它后面还有一句"物质是运动的"。

梁冬：其实物理学里面也有类似的讲法。比如，能量、功。物质本身是存在的，但不管它有多少牛顿，它里面都还有另一样东西的存在。这种东西可以是势能、动能等，负责推动物质的运动。

徐文兵：我们经常说"大势所趋""势不可挡"，这个"势"到底是什么？就是背后的那个能量。

梁冬：摧枯拉朽。

徐文兵：势不可挡。

2. 一过30岁，病就开始"上门找人"了

"五八肾气衰"

梁冬：男人过了32岁以后，生理就开始慢慢走向衰落了。40岁的时候就更可怜，"五八肾气衰，发堕齿槁"。

徐文兵：我们要顺应自然，明白盛极必衰。

梁冬：有的女人会不会有这样的一个观念，就说一个男人，你熬他熬到三十六七岁，他就不会在外面折腾了。为什么呢？他自己力气不够了，能把家里面这摊子事处理好就不错了。到40岁的时候，肾气就衰了。

徐文兵：男人32岁以后，身体开始走下坡路了，这一点，我自己有明显的感觉。大学毕业时，我24岁，正是风风火火地一心要做事情，要往前闯的那个年龄。

梁冬：总觉得怀才不遇？

徐文兵：没有，那会儿也没觉得怀才不遇，就觉得身上有使不完的劲。到了32岁以后，我的第一个感觉就是，不能熬夜了。

梁冬：这倒是真的。

徐文兵：你说你有没有同感啊？

梁冬：有啊，我常常碰见一些同龄人，他们都说，年轻的时候晚上打通宵的麻将都没事儿，后来年纪大了晚上剪一个片子或者讨论个剧本，都没有力气了。

徐文兵：确实是这样的。我毕业后留在东直门医院，开始是搞行政的，有时候处理一些纠纷、事故等，一晚上都没睡，第二天洗把脸，该干嘛干嘛。可是32岁以后，要是让我熬个夜或者值个班，第二天还不能补觉，得接着干，那我就要困不欲生，

> 有的女人会不会有这样的一个观念，就说一个男人，你熬他熬到三十六七岁，他就不会在外面折腾了。

> 男人到40岁的时候，肾气就衰了。

239

连死的心都有了。

梁冬：万念俱灰。

徐文兵：就是精和神完全支撑供应不上了，觉得眼睛干涩，睁不开。我们说人的体液也是身体"精"的一部分，由肾精所化。白天养阳，晚上睡觉养阴，因而晚上不睡觉是违反自然规律的。以前肾精足还能供得上，过了 32 岁以后，不仅眼干，而且还口干。

所以那会儿谁要让我值班，我就求爷爷告奶奶，完全不想值；还有朋友说一块儿出去玩，我说那行，你们想怎么玩，比如你们搓麻将输多少钱，行，我就先把钱输给你们。我就怕最后熬得又输钱又输人，身体精力支撑不住了，其他就什么也跟不上了。

所以一般男人关注养生也是从 32 岁开始。老百姓有句俗话叫什么？30 岁以前人找病。"人找病"是什么意思？就是比如冰天雪地脱光了裸奔、游泳都没事的那个状态。

梁冬："让我在雪地里撒点野"，崔健说的。

徐文兵：你看现在崔健就不写这种歌了。

梁冬：他也写不出来了。

徐文兵：30 岁以前，人找病，找了半天还不得病，因为肾气足。到了 30 岁以后是什么？病找人，这儿不舒服了，那儿也不舒服，这时候才想起关心养生，学中医了。如果我们给那些 32 岁以前的男人或是 28 岁前的女人去讲《黄帝内经》，人家会说："这关我什么事？"毫不关心。大家一般都是过了这个生理高峰以后，力不从心了，才会想到要养生。

▶ 白天养阳，晚上睡觉养阴，因而晚上不睡觉是违反自然规律的。

▶ 一般男人关注养生也是从 32 岁开始。

▶ 如果给那些 32 岁以前的男人或是 28 岁前的女人去讲《黄帝内经》，人家会说："这关我什么事？"毫不关心。

3.40岁的男人如何做到"发不堕齿不槁"

"发堕齿槁"

梁冬：接下来是"发堕齿槁"。

徐文兵："发堕"是说男人40岁开始脱发。这个"齿槁"是什么意思呢？我们经常说木头没有水了，就叫"枯槁"。齿槁就是牙齿枯槁了！人的牙齿与肾有关。

梁冬：肾有余嘛。

徐文兵：对，肾之余，骨之余，长牙齿。40岁之前，人的牙齿本来是滋润的，甚至"齿如寒贝"，闪着光泽。40岁以后，牙变成什么样了？干涩枯槁。原来咬核桃，一咬"嘎嘣"，核桃碎了，现在再咬核桃，核桃没碎，什么碎了呢？

梁冬：牙碎了。所以你很少能见到40岁的男人还用牙齿开啤酒的。

徐文兵：可以对照这两句话，"丈夫8岁，发长齿更"，到了五八是什么？"发堕齿槁"。生命就是这么残酷无情。

梁冬：从另外一个角度来看，我们应该从容面对。

徐文兵：当然，男人40岁开始脱发、掉牙齿，这是从理论上来说的一个普遍的规律。但懂得养生，平时注意照顾自己身体的人，就不会出现这个问题，至少他的头发不会掉得那么厉害，不会谢顶。很多人活到八九十岁，还有一口好牙，他们都是懂得养生之道的人。

梁冬：现在有很多人还不到40岁就这样了，这个问题尤其需要大家留意。

◀ 40岁以后，牙变成什么样了？干涩枯槁。原来咬核桃，一咬"嘎嘣"，核桃碎了，现在再咬核桃，核桃没碎，什么碎了呢？

◀ 很多人活到八九十岁，还有一口好牙，他们都是懂得养生之道的人。

4. 脸是六腑功能的"晴雨表"

"六八阳气衰竭于上，面焦"

梁冬：接下里讲"六八阳气衰竭于上，面焦，发鬓颁白。"48 岁已接近于半百了，黄帝曾说"年半百而动作皆衰"，一般人接近 50 岁的时候会出现什么问题呢？"阳气衰竭于上"。

徐文兵：女人属阴性，本来阳气不足，到了 35 岁，"面始焦，发始堕"，这是正常的；而男人本身充满了阳气，因而他出现"面焦"即脸色发黑，失去润泽的年龄要相对晚一点。但是到了 48 岁以后，他的阳气就到不了脸上，于是脸色就会变得焦黑、出现皱纹等情况。

梁冬：我想问个问题，阳气的出发地是不是在肾？

徐文兵：出发地不是在肾。

梁冬：在哪儿呢？

徐文兵：我们讲女性的时候，特意说过，先是"阳明脉衰"，后来叫"三阳脉衰于上"。这些经络指的不是走元气的那些经络，而是后天之气所走的十二正经。我们的六腑弱了，即胃、大肠、小肠、膀胱、三焦、胆的消化功能弱了，经络没有额外的力量走到脸上，于是就出现"三阳脉衰于上"。人的脸上分布有六条经脉，都是六腑的经脉：膀胱经经过额头和两条眉毛中间、胆经和三焦经经过眼角、大肠经经过鼻子两边、整个覆盖在脸上的是胃经、小肠经经过颧骨，大致就是这样分布的。

由于整张脸全被六条阳经覆盖，所以当你消化功能好、阳气足的时候，你就总是满面红光，或者是鹤发童颜；当六腑的消化功能差的时候，首先表现出来的是什么？满脸的焦黑、焦黄、

▶ 男人本身充满了阳气，因而他出现"面焦"，即脸色发黑，失去润泽的年龄比女人要相对晚一点。

▶ 六腑，即胃、大肠、小肠、膀胱、三焦、胆。

▶ 由于整张脸全被六条阳经覆盖，所以当你消化功能好、阳气足的时候，你就总是满面红光，或者是鹤发童颜。

晦暗之气。通过中医调理以后，消化功能得到恢复，这个人的脸色才会开始慢慢变白，印堂开始发亮，这时可以说阳气恢复了。

梁冬：我们了解中医的这个原理之后，可以从一个人脸上的光泽度来了解他的内脏情况。

徐文兵：中医讲究"望闻问切"。"望"，我们叫"望神"，看这人的眼睛里有神没神。我们说男女互相吸引，一见钟情，它也跟"神"有关，四目一对，然后有那种心如撞鹿、触电的感觉，先触动神，再产生气。

"望神"之后，我们就要望整个的脸色，包括你说的脸的颜色、润泽度，还有斑点的问题，这些都是中医望诊的内容。

梁冬：我有个技术性的问题想请教您，就是女青年一看见自己喜欢的男青年，脸上就开始泛红，从技术上来讲，这是什么原因？

徐文兵：动心了嘛。

梁冬：是因为眼睛看到一样东西动了心，心又反馈到脸上？

徐文兵：对。我们说人心触动的表现是什么？脸红、心跳、出汗，然后瞳孔放大，还有的人会咽唾沫。

梁冬：紧张的时候咽唾沫。你看犯罪分子一被抓进去审问的时候，就开始咽唾沫。

徐文兵：这也是动心了。当一个女青年眼巴巴望着你干咽唾沫的时候，就知道她动心了。

梁冬：那是不是眼巴巴时间长了却没有结果，就望穿秋水了。

徐文兵：对，秋水代指人的眼睛。

◀ 我们了解中医的这个原理之后，可以从一个人脸上的光泽度来了解他的内脏情况。

◀ 我们说男女互相吸引，一见钟情，它也跟"神"有关，四目一对，然后有那种心如撞鹿、触电的感觉，先触动神，再产生气。

◀ 当一个女青年眼巴巴望着你干咽唾沫的时候，就知道她动心了。

5.皱纹起于眼角，发白始于鬓角，全因三焦经出了问题

"发鬓颁白"

梁冬：接下来讲"发鬓颁白"，我想请问，为什么发鬓是两角开始白，而不是后面也不是前面呢？

徐文兵：这就涉及到经络的分布，人的头顶是督脉，两边是膀胱经，鬓角走的三焦经和胆经。三焦经和胆经，在消化功能里主"化"，就是把猪肉变成人肉的那个过程。那这个胆经和三焦的根在哪儿呢？听我慢慢说。我们说肾属水，那么肝胆属什么呢？

梁冬：肝胆属木。

> ▶ 当人的肾气、肾精衰竭了以后，第一个表现就是肝胆的气不足了。

徐文兵：水生木，所以当人的肾气、肾精衰竭了以后，第一个表现是什么，肝胆的气不足了。年轻的时候胆子很大，我记得上学的时候，常常互相追逐打闹，往很高的墙头上跑，一砖宽的墙我们也敢在上面，现在想起来都后怕，但当时却无畏，为什么？肾气足。现在别说让往上跑，我单单站在上面看一眼都觉得害怕。

梁冬：这是为什么呢？

> ▶ 人胆子的大小跟肾精有直接的关系。

徐文兵：人胆子的大小跟肾精有直接的关系。都说别和毛头小伙子打架，这些人下手没有轻重，胆子极大。等他老了，知道轻重了，知道我该达到什么目的、有考量的时候，肾气已经开始衰了。

梁冬：我们常常讲"胆大妄为"，以前还以为是个形容词，其实它是个描述性的状态词，描述生理问题。

> ▶ 生理功能决定的东西，你要引导它，把它引导到一个正确的方向，否则就容易出事。

徐文兵：生理功能决定的东西，你要引导它，把它引导到一个正确的方向，否则就容易出事。

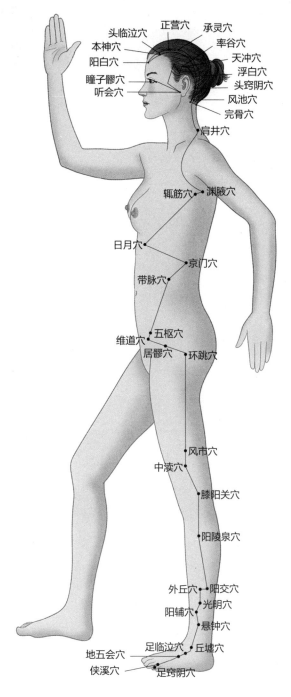

头临泣穴　正营穴　承灵穴
本神穴　　　　　　率谷穴
阳白穴　　　　　　天冲穴
　　　　　　　　　浮白穴
瞳子髎穴　　　　　头窍阴穴
听会穴　　　　　　风池穴
　　　　　　　　　完骨穴
　　　　　肩井穴

辄筋穴　渊腋穴

日月穴
　　　京门穴
带脉穴

维道穴　五枢穴
居髎穴　环跳穴

风市穴
中渎穴
膝阳关穴

阳陵泉穴

外丘穴　阳交穴
　　　　光明穴
阳辅穴
　　　　悬钟穴

地五会穴　足临泣穴　丘墟穴
侠溪穴　　足窍阴穴

足少阳胆经

女性第一道皱纹起于眼角，男性的发鬓最先斑白，问题都出在胆经和三焦经上。

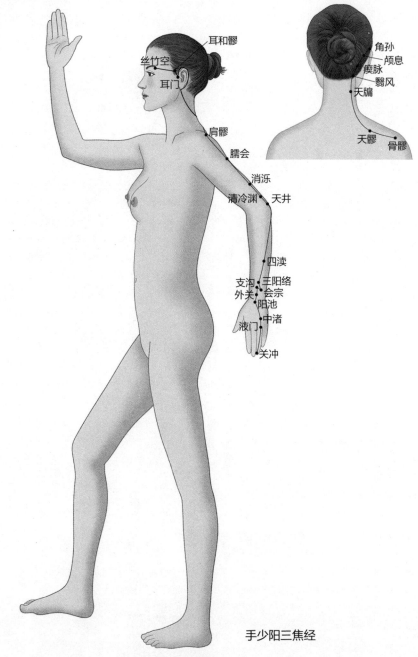

耳和髎

丝竹空

耳门

肩髎

臑会

消泺

清冷渊　天井

四渎

支沟　三阳络
外关　会宗
　　　阳池
　　中渚
液门

关冲

角孙
颅息
瘈脉
翳风
天牖

天髎　骨髎

手少阳三焦经

▶ 是不是就是说肾精足，所以胆大？胆大的时候，人就比较有勇气，做事也比较鲁莽？

梁冬：是不是就是说肾精足，所以胆大？胆大的时候，人就比较有勇气，做事也比较鲁莽？

徐文兵：对，古代曾有人解剖过三国时期的姜维，那个非常具有胆量的人，发现他的胆子已经大得远远超过常人。所有人

246

表现出来的形而上的那种思想、情绪，其实都有物质基础。

刚才我说了，胆是少阳，属于肾的孩子，肾精足，人的胆子就大。另外，胆主决断，年轻的时候说干就干，不计后果，直接冲上去，到了一定的年龄，胆气衰了，就开始变得优柔寡断。

梁冬：所以很少有四五十岁的人，敢于放弃高管的职位出来创业的，就算他有钱、有经验，也创不了业，因为他没有决断力了。

徐文兵：还有三焦经，跟肾精关系更加密切，它是走元气的经络，这种元气起于丹田。

从女性来讲，她的第一道皱纹出现在哪儿？眼角！正好是三焦经和胆经的都经过的那个位置；作为男人来讲，鬓角也是三焦经和胆经循行的部位，因而"发鬓颁白"。苏东坡说"早生华发"，可能就是说没到 48 岁就被折磨得两鬓斑白了。

梁冬：喝酒、思考、写诗造成的，是吧？

徐文兵：是的，苏东坡也是多情的才子。

梁冬：古代的文人，跟现在的知识分子不一样，我们现在充其量就是聊一聊学术问题，古代人都是去有青楼女子的酒楼。

徐文兵：所以古人"早生华发"的原因，就在于肾精耗竭以后所导致的胆功能不足。我们说"发为血之余"，也说过"肾其华在发"，意思就是肾表现出来的颜色在头发上。中国人得天地之精气照顾，头发是黑色的，因为肾气足的人是乌发，而外国人是其他颜色，但老外到了一定年龄也会出现头发灰白的问题。

梁冬：有些人天生就是白头发怎么办？

徐文兵：有遗传的原因。

梁冬：我听说，一个人年纪轻轻就当了老板，如果有很多白头发，一定性情暴烈。

徐文兵：对，血热，心火太旺，就像你这种人。

梁冬：热血型。我脾气一点都不暴躁，公司同事都知道，我怕他们，他们从来不怕我。

◀ 胆主决断，年轻的时候说干就干，不计后果，直接冲上去，到了一定的年龄，胆气衰了，就开始变得优柔寡断。

◀ "早生华发"的原因，就在于肾精耗竭以后，导致胆功能不足。

◀ 中国人得天地之精气照顾，头发是黑色的，因为肾气足的人是乌发。

◀ 一个人年纪轻轻就当了老板，如果有很多白头发，一定性情暴烈。

6. 阳痿要调肝，早泄则补肾

"七八肝气衰，筋不能动"

梁冬：接下来是"七八肝气衰，筋不能动"，这个"肝气衰"怎么讲？

徐文兵：我们之前讲过，肾的子是肝和胆，这二者都属木。木主生发，是往上的。五行里面有两个是往上走的，两个是往下走的。肝属木，是往上走的、心属火，也是往上走的，因为火性炎上；肺属金，是往下走的，肾属水，也是向下走的。它们本来处于平衡状态，但是到了这个年龄段，原来生机勃勃的肝就开始出现萎缩、萎靡不振的情况了。

梁冬：从五行来讲，肝主绿色，那么肝解剖出来是青的吗？

徐文兵：胆是青的，胆汁是青绿的。

梁冬：那肝呢？

徐文兵：肝是红的，因为肝是藏血的。肝胆对应我们身体的是筋。风吹来了，树弯倒了，风过去了，树又挺直了。筋的性质就像这样，需要发力的时候，它绷起来；需要放松的时候，它就松下去。

另外，肝有个最重要的功能，就是主疏泄。什么叫疏泄呢？就是疏导开泄，它跟男女的性功能有着密切的关系。比如，女性要来例假，为什么？肝血藏到一定阶段以后，突然一泄，就出来了。男人的阴茎，也就是他们的性器官，中医称它为"宗筋"，这个器官也有跟木一样的性质，能屈能伸。需要用它的时候，它勃起，很坚硬；不需要的时候，它又很放松很软。以上说的是肝功能正常时的情况，到了这个年龄段，肝功能衰退了，因

▶ 肾的子是肝和胆，这二者都属木。

▶ 筋的性质就像这样，需要发力的时候，它绷起来；需要放松的时候，它就松下去。

▶ 男人的阴茎，也就是他们的性器官，中医称它为"宗筋"，这个器官也有跟木一样的性质，能屈能伸。

而疏泄功能也就差一点了。

梁冬：所以有经验的老先生治阳痿，都是先调肝再补肾的。

徐文兵：现在的人都在胡乱地用中医方法，直接吃补肾药，其实那些药都是催心火的催欲剂。阳痿的原因是精漏得太多了，出于自我保护的需要，身体就会出现这种状况，意在警告你歇会儿，别折腾了。

但有的人一定要折腾，吃了很多春药，用它们来催心火和肝的气血，这实际上是在加快自己死亡的速度。真正有水平的老中医治疗阳痿的方法是调肝，治疗早泄则补肾。"宗筋"起不来就调肝，漏精厉害就补肾。有的人情况正好相反，叫阳强不倒，起来了就软不下去，这种情况也得调肝，所以起来和起不来都要治肝。

什么是"筋不能动"？很多人都会出现这种情况，如果连接骨骼和肌肉的肌腱失去了弹性，就会一拧脖子"嘎啦嘎啦"响，筋不能动；还有人会出现骨关节病，上下楼梯膝盖就疼得不行。

出现上述情况时，有人以为是骨头磨损，其实问题出在负责连接、固定骨骼的那个筋、肌腱上，它们开始衰弱了。这个时候，人应该吃啥呢？你猜猜。

梁冬：炖点牛蹄筋。

◀ 有的人一定要折腾，吃了很多春药，用它们来催心火和肝的气血，这是在加快自己死亡的速度。

◀ 真正有水平的老中医治疗阳痿的方法是调肝，治疗早泄则补肾。

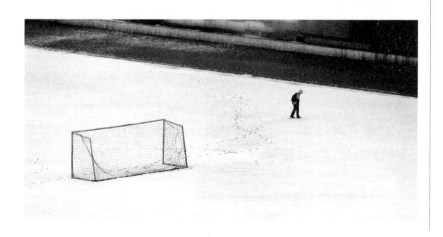

不符合自然之道地催动自己的情欲，是在加速自己的衰老、加快自己的死亡速度。

徐文兵：对，蹄筋。不论男女，如果出现了筋的问题，就多吃点蹄筋，最好吃的就是鹿蹄筋。你看鹿那么轻盈、跑起来那么快、一蹦那么高，什么在起作用？筋！

梁冬：讲汉字的肖启宏老师，就提到"尘"的繁体字是"塵"，这个字上面就是"梅花鹿"的"鹿"，下面是个"土"。他说以前的土翻得很高，只有鹿踩在地上才会有"尘"。难怪您说鹿跳得高，能把灰尘弹起来。

徐文兵：能够卷起烟尘一骑而去，这说明人家的筋好、肝好，再往上还是肾好。

梁冬：话说回来，男人在 56 岁的时候，筋不能动了，是不是还要注意一个问题——很容易骨折？

> ▶ 筋的一个特别重要的作用就是固定骨骼的位置。

徐文兵：不是。筋的一个特别重要的作用是固定骨骼的位置。现在很多人有椎间盘突出的毛病，为什么？其实椎间盘是一个软骨，介于筋和骨之间，是固定我们腰椎的肌腱，它失去了弹性，不能适应人的过度剧烈或者是奇怪姿势的改变，结果就导致筋不能动，很容易伤到骨。

> ▶ 我们现在很多人瞎吃补药补钙，其实不对。

现在我们很多人瞎吃补药补钙，其实不对。这跟往地里施化肥没啥区别，补钙把骨头都补得脆了，虽然它还是很硬，但是失去了弹性，结果摔一跤就能摔成好几截。

梁冬：粉碎性骨折。

> ▶ 营养的补充还是得从食物调养着手，根据自己的情况，选择适合自己的食物，不要乱用药。

徐文兵：营养的补充还是得从食物调养着手，根据自己的情况，选择适合自己的食物，不要乱用药。

梁冬：腰椎间盘突出的人是不是可以适当地多吃一点蹄筋来调养筋？

徐文兵：是。虽然腰椎间盘突出的原因也要因人而异，但是我临床碰到的都是筋和肌肉先出了问题，才伤到骨。

7. 性功能如何才能强大不衰

"八八天癸竭，精少，肾脏衰，形体皆极，则齿发去"

梁冬：接下来是"八八天癸竭，精少，肾脏衰，形体皆极"，"天癸"一般是指性荷尔蒙，对不对？

徐文兵："天癸"到现在还没有一个确切的概念，它是天赋的由肾精化生的一种物质或者能量，起促进和维持性功能的作用。这句话按考证来说它应该放在八八。

梁冬：那为什么放在七八了呢？

徐文兵：在古代，《黄帝内经》是写在竹简上的，没准儿哪个好学的人把牛皮筋翻断了，这根竹简掉到下一根上，那个人又不懂，一接接错了。所以读书不光要认错别字、通假字，还要认识错简。七八这个阶段讲的是肝，到了八八讲的是什么？最后藏的那点精——肾精。

梁冬：所以应该是"八八天癸竭，精少，肾脏衰"。

徐文兵：男性到了八八64岁，我们说他过了一寿了，即一个甲子，以后基本上这个人的精子数目、成活率以及活动度就告一段落了，从此也就没什么生育能力了。

七八56岁的时候，他的性功能衰竭了，筋不能动了，也就是说不能行人道，或者出现了我们说的阳萎的问题。到了八八干脆就连子弹也没了。七八时是有子弹不能发射，没准他通过现代科技手段做人工授精还能怀孕，到了八八，干脆连制造精子的功能都没有了，彻底不能生育了。

梁冬：男人到了八八64岁时，不光没有了生育能力，还

▶ "天癸"是天赋的由肾精化生的一种物质或者说是能量，起促进和维持性功能的作用。

▶ 七八时是有子弹不能发射，没准他通过现代科技手段做人工授精还能怀孕，到了八八，干脆连制造精子的功能都没有了，彻底不能生育了。

"则齿发去。肾者主水，受五脏六腑之精而藏之，故五脏盛乃能泻"，这句话是什么意思？

徐文兵：就是说，到了这一阶段不光是掉头发、牙齿枯槁的问题，而是齿发尽去了，一张嘴没牙了，头发也掉得很稀疏，基本上掉光了，即便没掉也全白了。

梁冬：现在很多老年人不得不戴假牙，刷牙时，左手拿着牙，右手拿着牙刷。

徐文兵：这是身体肾精、肾气不足的典型表现。

梁冬：但为什么这里讲到"肾者主水"呢？

徐文兵：这就是我们讲的五脏跟五行的对应关系：木对应肝、火对应心、金对应肺、脾对应土、肾主水。

梁冬：那为什么前面都不提，到八八的时候突然讲"肾者主水"呢？

徐文兵：意思就是说维持我们生长发育、生殖功能就靠着先天的那点精，这个精就是我们所说的先天之水，绝对不是我们后天喝的这个水。

梁冬：举例来说，人体的这个先天之水，就像地球上的石油一样，它不是后天可以炼出来放进去的，而是天然就存在的，是几世、几十世累积下来的。

徐文兵：这个水就是我们讲的精化生出来的体液，而不是喝进去的水。很多人都说要多喝水，补液体。我说，你补的可能都是邪气，为什么呢？这个水如果不经过你的消化、转化的话，它没法跟肾精结合，变不成你的体液。很多人喝一肚子水，"咣咣"响，一摸上去，没消化，变成尿排出来，结果还伤肾。

我们刚才说胆是青绿色，青又包括蓝和绿两种颜色；心，赤色、红色；脾，土色、黄色；肺，白色；肾，黑色。肾主水，那么我问一下，水是什么颜色的？

梁冬：黑色。

▶ 人体的这个先天之水，就像地球上的石油一样，它不是后天可以炼出来放进去的，而是天然就存在的，是几世、几十世累积下来的。

▶ 水如果不经过你的消化、转化的话，它没法跟肾精结合，变不成你的体液。很多人喝一肚子水，"咣咣"响，一摸上去，没消化，变成尿排出来，结果还伤肾。

徐文兵：水为什么是黑色的？在自然界，我们看见的水是无色透明的，大海是蓝的，为什么中医说肾水是黑的？是因为这个水是从天上降下来的水。我们知道黑云压城城欲摧，云是什么颜色的？

梁冬：黑色的。

徐文兵：对，这种积雨云蕴含了大量的水，它降到地下，地下的水再变成汽蒸腾到天上，这时候就完成了一个天地交流的循环。有了这种交流，才产生了天地之气，才有了阴阳的交流，才产生了生命。地球上为什么有生命？为什么其他星球上目前没有生命？就是因为地球上有这种阴阳的交流。那我们身上的水从哪儿来？

梁冬：从肺来。

徐文兵：不对。

梁冬：不是吗？肺不是主降、肃降吗？

徐文兵：我们身上的水也从天上来，对不对？人是天地的产物嘛。我们自身也是个小宇宙、小天地。人的水从哪儿来？我们的水存在哪儿？

梁冬：我们的天在哪儿？

徐文兵：你说呢？

梁冬：我想，既然是天，那是不是头脑呢？

徐文兵：对啦，脑髓。我们经常说精，精在哪儿？精就是你的髓，就是骨子里的东西。脑髓、脊髓、骨髓，都是我们的"水"。

梁冬：那是黑色的吗？

徐文兵：当然。转化的过程就是我们身体肾精转化成气、液的过程，所以"肾者主水"这句话是对我们整个生理功能的一个总结。

◀ 为什么中医说肾水是黑的？

◀ 地球上为什么有生命？为什么其他星球上目前没有生命？

◀ 我们身上的水从哪儿来？

◀ 脑髓、脊髓、骨髓，都是我们的"水"。

8. 透支肾精,你的身体就会灾害不断

> "肾者主水,受五脏六腑之精而藏之,故五脏盛乃能泻。今五脏皆衰,筋骨解堕,天癸尽矣,故发鬓白,身体重,行步不正,而无子耳"

徐文兵:为什么男人到 64 岁就没有精了,然后齿发皆去了?肾主封藏,我们的肾原本藏了很多这种精髓(水),经过这么多年的消耗,到现在漏光了,所以才会出现这一系列的症状。言外之意是说,如果你节约用"水"的话,就不会出现这些问题。

梁冬:讲到这里,我就越发为地球感到担心了,其实地球上的石油很像中医里面讲的肾精。

徐文兵:对,石油是经过几亿年、几亿万年攒下来的东西。

梁冬:你看石油一开采出来之后,地球就变暖。所谓变暖其实是地球表层的变暖,下面反而空了。为什么现在有那么多的天灾?实际上就跟人体的道理一样,肾精透支过度之后,人就很容易生病。

徐文兵:真的,你看煤炭也是黑的。

梁冬:这就是为什么以前的佛家不建议人们烧煤炭,说那东西叫劫灰。古代的人肯定也知道煤是可以拿来烧的,对不对?但他们却不怎么烧煤。

徐文兵:回到脏腑的关系,我们说"脏藏于内,藏而不泄;腑传化物而不藏","脏"与"腑"一阴一阳。随着生理的成熟和逐渐衰老,肾脏和其他各脏藏的那点儿精都慢慢消耗尽了,

▶ 所谓变暖其实是地球表层的变暖,下面反而空了。

▶ 为什么现在有那么多的天灾?

▶ 以前的佛家不建议人们烧煤炭,说那东西叫劫灰。

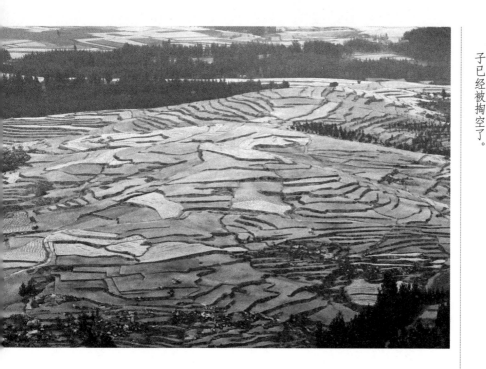

现在很多人表面看着没事，其实底子已经被掏空了。

人的生命也就逐渐终止了。

梁冬："五脏盛乃能泻，今五脏皆衰，筋骨解堕，天癸尽矣，故发鬓白，身体重，行步不正，而无子耳"。

徐文兵：这就是对英雄末路、美人迟暮的一个概括。这里讲到了"行步不正"，现代医学对它的诊断叫"小脑萎缩"。小脑是负责身体平衡的，如果脑髓消耗过多，或者是经过了一些不正常的消耗以后，小脑就会萎缩，人走路就不能保持一条线，无法平衡，这其实也是肾衰的一个表现。

梁冬：肾主骨和脑髓，现在所说的小脑萎缩，其医学道理其实很简单，那就是肾气不足，撑不住了。

徐文兵：古代的人早就意识到了这个问题。

◀ 现在所说的小脑萎缩，其医学道理其实很简单，那就是肾气不足，撑不住了。

255

9. 你吃饭，饭也在吃你

梁冬：其实我们每个人生下来就有"一罐气"，也就是肾精。有没有办法能够往里加呢？

徐文兵：有啊。我们吃五谷就能把植物的精转化成自己的精，储存起来。

梁冬：那转化的精和原有的精有没有差别呢？先天和后天不一样吧？

徐文兵：先天的就是你说的这罐"气"，后天的是由其他物质转化而来的。但有一个问题要注意，你在吃饭的同时，饭也在吃你。

梁冬：此话怎讲？

徐文兵：呵呵，你看风景的时候，风景也在看你。就是说，我们把食物、猪肉转化成人肉，把五谷之精转化成我们的脂肪、骨髓的这个过程，同时也要消耗我们的元气。你吃得越多，元气消耗得也就越多。但是人有个生理高峰，比如男人在 32 岁之前，转化的多，消耗的少，所以这时就一直在积累。

梁冬：好现象。

徐文兵：在积累，在长个儿，在长壮。32 岁以后，你还在吃，还在转化，但是漏的多，补的少，这时候人的生理状况就呈下降的趋势。

梁冬：是转换能力变差了还是吸收能力变差了？

徐文兵：转化能力和吸收能力都差了。这个转化能力就是指元气。文人说："廉颇老矣，尚能饭否？"是说这个人还能不能打仗、能不能长寿，就要看他的饭量。如果这个人能吃饭，而

▶ 你在吃饭的同时，饭也在吃你。

▶ 把食物、猪肉转化成人肉，把五谷之精转化成我们的脂肪、骨髓的这个过程，同时也要消耗我们的元气。你吃得越多，元气消耗得也就越多。

且能把吃的饭转化成自身的精气神，那这人年度百岁就没问题。但是那个廉颇呢？当皇帝派人去考察，看这位老将军还能不能吃饭？因派去的人是个奸臣，受人指使，一看廉颇还能吃，汇报给皇帝时就加了一句，说廉颇吃得倒是不少，但是一顿饭的功夫上了三次厕所，光能吃，不能吸收了，结果还是不行。

前面我们说了情欲，也就是性行为会消耗我们的元气，其实饮食也是消耗我们元气的一个主要原因。所以我们一定要注意饮食，现在，有的人不但暴饮暴食，还吃很多没用的东西。比如，有的人本来已经饱了，不想再吃了，但还要在饭菜里多加盐、味精、辣椒等刺激的佐料，把胃口刺激开再吃。这就跟那些没有性能力的人吃春药一样，把人的消化能力透支了。所以道家有个观点，人这一辈子吃的饭是有定数的，早吃多吃，你早完蛋；慢慢吃，悠着点吃，你活得就长。

这就是我们说的补充肾精的方法：一是不要让它漏，另外就是从我们的饮食里面，尽可能高效率地把吃的食物转化成精，去充填我们的脑髓和骨髓。而这里面排在第一位的食物就是五谷。

梁冬：可现在很多人只吃肉，不吃米。

徐文兵：不吃主食。一说要减肥，就不吃主食了，整天吃黄瓜、茄子、西红柿，甚至连肉也不吃，减来减去，先伤精，后伤神，一个个不是厌食就是抑郁。

◁ 如果这个人能吃饭，而且能把吃的饭转化成自身的精气神，那这人年度百岁就没问题。

◁ 饮食也是消耗我们元气的一个主要原因。

◁ 充填我们的脑髓和骨髓，排在第一位的食物就是五谷。

257

10. 真正懂得吃水果的人，吃的都是坚果、硬果

梁冬：有些女青年以减肥为名，晚上只吃水果，好像蛮健康。

徐文兵：五果为助，光吃水果一点也不健康。我们分析一下，不论植物还是动物，都把它最精华的东西藏在那儿？

梁冬：种子里面？

徐文兵：对。你看，胎儿如果缺钙的话，母亲可以掉牙，可以脱钙去给孩子补。这是一种天赋的、伟大的牺牲精神。植物也是这样，水果最精华的地方是在种子里面。

比如苹果，它的种子绝对不是外面的肉，而是核里面的籽。苹果肉那么好吃那么漂亮，就是为了吸引动物去吃，顺便把它的种子吃到肚子里，然后拉肚子，正好给种子的生长发育提供肥料。所以"苹"的繁体字是"蘋"，草字头底下一个频繁的"频"。

梁冬：此话怎讲？

徐文兵：频繁地拉肚子。这是天地的造化。我们现在还乐呵呵地吃苹果，其实是在伤害自己。再说梨，"梨者痢也"，吃完梨也拉肚子，这就是吃水果的"好处"。而真正对人体有益的果仁，是核桃、杏仁儿、瓜子、花生等之类的坚果。你看，植物都把它最精华、宝贵的东西包裹在那硬硬的壳里，不让你吃。

▶ 水果最精华的地方是在种子里面。

▶ 真正对人体有益的果仁，是核桃、杏仁儿、瓜子、花生等等之类的坚果。

▶ 植物都把它最精华、宝贵的东西包裹在那硬硬的壳里，不让你吃。

第十章
把精气用在刀刃上

　　一对恋人分手了，这个女同学说，"把我的青春赔给我"。这个男同学就说，"自行车放在那里不骑，它自己还会坏得更快嘞"。所以你反而还要感谢他。

　　我建议大家，首先是要把气脉打通，另外就是别往油灯里面多加捻子，别去做那个"妄"。到最后，你就能体会到人生最大的快乐，是什么呢？有人说是看着自己的敌人一个个死在前头，就是"但将冷眼观螃蟹，看你横行到几时"。可是很多人是什么？"壮志未酬身先死，长使英雄泪满襟"。

经文：

帝曰：有其年已老而有子者，何也？

岐伯曰：此其天寿过度，气脉常通，而肾气有余也。此
虽有子，男不过尽八八，女不过尽七七，而天地之精气
皆竭矣。

帝曰：夫道者，年皆百数，能有子乎？岐伯曰：夫道
者，能却老而全形，身年虽寿，能生子也。

1. 为什么有些人老了, 生育能力还很强

"帝曰：有其年已老而有子者：何也？
岐伯曰：此其天寿过度"

梁冬："帝曰：有其年已老而有子者，何也？"黄帝问他的老师岐伯，有些人虽然很老了，却仍然有生育能力，这是为什么？

徐文兵：这是黄帝的第二个问题，他第一个问题是问"人年老而无子者，材力尽邪？将天数然也？"然后就引出了老师岐伯的两段评述。

第一段讲的是女子，说女子从 7 ~ 49 岁有一个变化过程。到 49 岁以后基本上就绝经，没有排卵也不会怀孕了。第二段讲男子，男子到 64 岁连走路都踉踉跄跄了，"天癸竭"，也不能生育了。

听完老师的解答以后，黄帝进一步提出了这样一个问题：为什么有的女人过了 49 岁，男人过了 64 岁，依然还有生育能力呢？

举个例子，我国有位著名的影星在将近 60 岁的时候，结婚生了儿子。到 60 岁还能生孩子的人确实不多，很多人到了"七八"56 岁的时候就出现了心功能衰弱的情况。我的一些学生用现代的商品名称简单概括了一下男人的生理周期，说男人 8 ~ 16 岁时血气方刚，是"奔腾"；16 ~ 24 岁是"日立"，就是每天早晨就无欲而起。

梁冬：就是能见到"陈伯伯"（"晨勃勃"）。

徐文兵：男人 32 岁时是高峰，原来叫"奔腾"现在叫"奔驰"，永不停息；但是过了 32 岁以后，到 40 岁就出现什么问题呢？这时称作"微软"，觉得有点力不从心了。48 岁，发鬓

◀ 为什么有的女人过了 49 岁，男人过了 64 岁，依然还有生育能力呢？

◀ 男人 8 ~ 16 岁是"奔腾"；16 ~ 24 岁是"日立"；32 岁叫"奔驰"；40 岁称作"微软"；到 48 岁，就有点"松下"；56 岁以后就是"联想"，只能动动念头。

斑白以后，就有点"松下"；56岁以后就什么都不能干了，就是"联想"，只能动动念头。

梁冬：不是"联想"，是连想都不要想。

徐文兵：懂得养生之道的人，不会按照这种自然规律，像大多数人一样去走，他除了性能力保持比较长的时间以外，寿命、活跃程度也会比一般人长。

梁冬：这是为什么呢？

徐文兵：岐伯回答了，"此其天寿过度"，是吧？

梁冬：什么叫"天寿过度"？

徐文兵：每个人都被赋予了两个甲子的寿命，如果能活这么久，就叫尽其天年。但是世间的人却有另外两种情况：有的人生下来就夭折了，说明他的天寿不足；有的人由老天赋予的信息和能量超过了常人，因而他的寿命会比两个甲子还要长，也就是说他天赋的素质本来就比一般人要好一些。

梁冬：这个还是有道理的，比如苹果，有些苹果天生就比另一些苹果长得大一点，也不能说不公平。有的人说天生就公平，有的人说天生不公平，我觉得这两句话都是对的。

徐文兵：这种先天禀赋的差异，大家一定要认识到它的存在。

梁冬：孔子好像说过，有多大的头，就戴多大的帽子，否则就不吉祥，对不对？

徐文兵：这就是人们经常说的人贵有自知之明。

梁冬：那这个自知之明，这个天寿，主要是跟父母有关喽？

徐文兵：跟父母有关，也跟受孕的时间有关。

▶ 有的人生下来就夭折了，说明他的天寿不足；有的人由老天赋予的信息和能量超过了常人，因而他的寿命会比两个甲子还要长。

▶ 有的人说天生就公平，有的人说天生不公平，这两句话都是对的。

2. 真正的算命算的是天赋对人的影响

徐文兵：现在算命都是根据人出生的时辰来算，这样做其实是不准确的。

梁冬：在这里我们旗帜鲜明地反对封建迷信。

徐文兵：强烈反对。有些人算命说是根据出生的时间去算，这其实就是一个模糊的算法。为什么？既然你是算命，就应该算天命，而不是算人为的命，因为人为的东西可以改变你的出生时间。所以很多人为生个什么世纪婴儿、奥运宝宝，就提前剖腹产，我想说，这是人为给他的命运，不是他的天命。真正的算命应该算天赋对人的影响，这些影响因素包括父母的遗传，以及受孕时间。

梁冬：是要精确到秒吗？

徐文兵：应该是精确到那个时辰，两个小时之内。所以说，受孕的那一刹那对人是有很大影响的。

梁冬：因为那个时候有所谓的天地之间的一种影响。

徐文兵：马克思说"人是社会关系的总和"，这种社会关系包括父母的关系，还有什么？天时地利的关系。受孕那天是个什么节气、什么时辰、在什么地方，是中原、西方、东方，还是南方，等等，和这些都有关系。

梁冬：可不可以这样去揣度一下，就是说因为在不同的时间，对地球和其他星球之间的磁场角度和其他方面都会产生影响，所以说它其实是一个综合力的影响。

徐文兵：对，它很复杂，人的智力水平无法揣测，所以有的人就认为没有关系。古代人的"慧"很高，能用自己的心神去

◎ 真正的算命应该算天赋对人的影响，这些影响因素包括父母的遗传，以及受孕时间。

◎ 受孕的那一刹那对人是有很大影响的。

日月节气的变化对人都会产生影响。

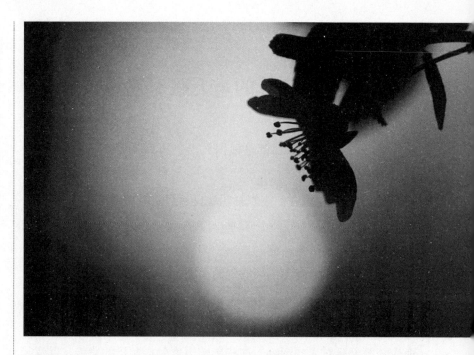

体会，所以古代特别注重研究星宿对人的影响。古人讲二十八星宿，东方青龙、西方白虎、南方朱雀、北方玄武等，就是观察到了太阳和月亮的变化对人的影响。

梁冬：对地球的影响，对地球上人的影响。

徐文兵：对我们生活的影响，比如，我们的阳历就是根据太阳的变化制定的，它有二十四节气；阴历是根据月亮的变化制定的，有初一和十五。中国人还算什么？算五运六气，算一甲子，这就牵涉到了更深邃的星象变化对人的影响。

▶ 中国人还算五运六气，算一甲子，这就牵涉到了更深邃的星象变化对人的影响。

梁冬：有一段时间，我跟在西方的一些中医和物理学家聊天，他们说，既然在英国出现了牛顿这样的人，那就说明他们那个地方的人是能够理解不同星球之间的万有引力与物种之间的关系的。

他们从这个角度去重新理解中医，认为也许我们现在还无法用量度的方式来揣测，到底这种磁场夹角或者互相引力对地球生物的影响有多少，但是他们相信中国的五运六气，也就是地球的公转和自转确实会对生命造成影响。

3. 身体越不使用，退化得越快

梁冬：我们之前说过"天寿过度"，就是天给他的寿命长于常人，这个"过度"其实是一个褒义词。

徐文兵：我们讲的女性七年、男性八年为一个生理周期，指的是大多数人，即平均水平。而"天寿过度"的人则超乎于平均水平之上。

梁冬：对，岐伯这种人"天寿过度，气脉常通，而肾气有余也"。

徐文兵："天寿过度"是遗传的基因，这是一个物质基础。在这个物质基础上，它还有能量的原因。比如，我给你一辆车，这是物质基础，但是你怎么使用、维护、保养这辆车，就涉及到"气"的问题了，所以它说"气脉常通"。很多人说我有一部车且特别珍惜，放在车库里，不开、不用，这样就能一直保存它。事实证明什么？

梁冬：事实证明坏得更糟糕！

徐文兵：没错。所以中医说人的身体有一个现象——用进废退，就是说你用它能促进它更好地发育，不用就退化了。

梁冬：这让我想起一件事情，一对恋人分手了，女同学说："把我的青春赔给我。"男同学就说："自行车放在那里不骑，它自己还会坏得更快嘞。"所以对女同学来说，你反而还要感谢他呢。道理就在这里，对不对？

徐文兵：对，这男同学说得还比较客气，他应该说我们互相滋养，谈不上损失，如果你有损失，那我也有损失。

梁冬：你有获得，我也有获得，是吧？

◀ 很多人说我有一部车且特别珍惜，放在车库里，不开、不用，这样就能一直保存它。事实证明坏得更糟糕！中医说人的身体有一个现象—用进废退，就是说你用它能促进它更好地发育，不用就退化了。

265

徐文兵：这件事情怎么讲，第一，不用就会导致"用进废退"，它很多功能退化了。很多人说，我这也不想，那也不干，这也不做，那也不为，是不是我就能长寿？不见得。所谓"气脉常通"，就是说你要用它。第二，走向另一个极端也不对，不要用过头了，把自己消耗掉了。本来我们只有一盏油灯，一个捻子照着就够了，您非添俩捻让它烧得过快，这样也不对。

所以跟中医说话，你没法走极端。如果你习惯了简单、粗暴、一根筋的思维，让我告诉你到底吃什么好？到底该干什么不干什么？为什么"道可道，非常道"？"我"是谁？在什么情况下、在什么条件下该怎么做？那我没法回答你，因为我说不出来一个固定不变的东西或真理。

▶ 本来我们只有一盏油灯，一个捻子照着就够了，您非添俩捻让它烧得过快，这样也不对。

用进废退，很多东西你不用它就退化了。

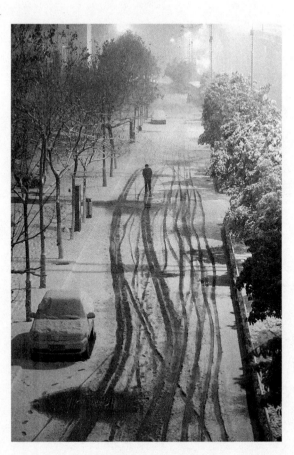

4．如果身体某个部位低于常温，就表明此处"气脉不通"

"气脉常通"

徐文兵：我们经常说"经脉"，经络走的是气；脉，主要是讲血脉，它走的是有形的物质——血。所以气脉常通，其实就是讲经脉常通，意思就是：我们的血管，包括我们的动脉、静脉，还有毛细血管，它们都是通的，也就是血通。

血通会出现什么现象呢？没有瘀血。别以为中医说哪儿有块死肉，发青发紫了才叫瘀血。局部的血液循环不好，会出现什么？温度不够。比如测体温，西医测量时，腋下、口腔、肛门分别是一个温度。而中医检查身体则讲究三部九侯。

梁冬：就是那三个地方吗？

徐文兵：不，要比它复杂得多，我们现在流行的诊脉叫什么——独取寸口。大家看中医时习惯一伸胳膊，医生就伸出仨指头往病人脉上一搭，这个脉只是我们古代三部九侯的一个部分——寸口脉。寸口脉是从谁那儿流传下来的呢？以前人们看病都要摸全身，扁鹊则独取寸口。

梁冬：还摸哪里啊？

徐文兵：十二经都有动脉，三部九侯就是上中下三部。比如上部我们要摸颈动脉、耳前的动脉等；下部的脚上有一条足背动脉叫跗阳脉，那有一个穴叫冲阳。他号这些不同的脉，同时也摸它局部的温度，如果发现这块的温度低于常温，摸上去不热乎或者冰凉，说明什么？

◀ 局部的血液循环不好，会出现什么？温度不够。

◀ 现在流行的诊脉叫什么——独取寸口。

◀ 如果发现这块儿的温度低于常温，摸上去不热乎或者冰凉，说明什么？气血不通。

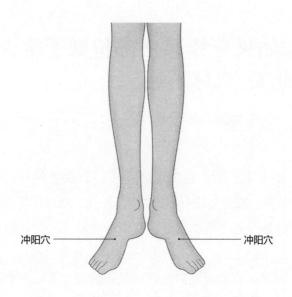

冲阳穴 —————   ————— 冲阳穴

趺阳脉是脚上的足背动脉，冲阳穴是趺阳脉的"经纪
人"。脚上出了问题，"问问"冲阳穴就知道了。

▶ 你跟人握手，
有的人手不热乎
或者冰凉，但那
个手还是正常的，
没有腐烂、溃疡，
说明什么呢？

梁冬：气血不通。

徐文兵：这里就是被身体遗忘的角落。有人就问，你说我
到底是气不通，还是血不通？大家可以观察一下，你跟人握手，
有的人手不热乎或者冰凉，但那个手还是正常的，没有腐烂、
溃疡，说明什么呢？说明血通，但是气过不去。这个叫血通气
不通。

还有的人不仅手是凉的，甚至连皮色都变了，手指头发紫
发暗。这样的人会从手指尖或者脚趾尖开始坏死，西医称之为血
栓闭塞型脉管炎。怎么办？一点一点截肢，先剁手指头，再往上
剁手掌，一点一点往上砍。

梁冬：为什么要剁呢？

徐文兵：因为局部坏死就会感染，感染以后会出现脓毒血症，会要人的命。

梁冬：糖尿病就会有这样的情况？

徐文兵：糖尿病性的坏疽比这还严重，叫血不通了。原来是气不通，现在是血不通。气血都不通了，就只能死掉了。身体的局部是这样，我们能看到的手是这样，那么内脏呢？

梁冬：也有可能是这样。

徐文兵：内脏因为气或者是血过不去，也会先凉，再变色，然后坏死。所以很多人说我前段时间突然得了一场什么病，我说没有突然，没有偶然只有必然，就是说是你没有注意到你那里出了问题。

所以当我们给病人做检查的时候，比如说做三部九候的检查，就要摸他的背、肚子，找到那些阴寒凝滞、气脉不通的地方。接着怎么办呢？给他扎针，以针引气；或者做艾灸，把他局部的那些能量唤醒。这样的话，能打通气脉，病者就可以开始治病了；没有病，可以保健，提高性生活质量，延长寿命。

◀ 很多人说我以前突然得了一场什么病，其实没有突然，没有偶然只有必然，就是说是你没有注意到你那里出了问题。

5. 艾灸，像母爱

梁冬：经常泡热水澡，是不是好事？

徐文兵：不见得。

梁冬：为什么呢？

徐文兵：热水的热度有个渗透力的问题。晒太阳、烤火、艾灸、烤频谱仪、睡电褥子都能获得热量，但是你比较一下，它们感觉都不一样。因为每一种热都有它的波长、频率、振幅，只有和人体的气，或者说和人体的热、能量最接近，才能引起和谐共振，能深入透达到身体里面。否则，就算表皮烫伤了，甚至起泡了、烤熟了，那个热也进不去。

梁冬：热水就有这个问题吗？

徐文兵：热水能达到的热度深度就不够。

梁冬：现在很流行做艾灸，为什么我们要选择那个艾？

徐文兵：燧人氏钻木取火，两个木头磨得发热了，但是木头没着，谁着了？艾绒，因为它是易燃的。艾绒的还有一个特点就是保温，它能保持火苗长久。我们经常说死灰复燃，艾绒就是这样的，看着好像没火星了，一吹"哗"一下那个火又起来了。

艾绒的这两个特点，使它成为了古代人们的生活必需品。后来人们发现用艾绒的这个热，去给自己做烤或者灸的治疗的时候，感觉舒服，像冬日的暖阳，像母爱。中国人造字和发音都有一些关系，所以"我爱你"的那个"爱"，和艾叶的这个"艾"，发音是一样的。

梁冬：您说艾灸有如冬日暖阳，它的热度跟热水的热度是不一样的。那我还有一个问题，我有一个朋友的肠胃比较凉，正

▶ 每一种热都有它的波长、频率、振幅，只有和人体的气，或者说和人体的热、能量最接近，才能引起和谐共振，能深入透达到身体里面。

▶ 人们发现用艾绒的这个热，去给自己做烤或者灸的治疗的时候，感觉舒服，像冬日的暖阳，像母爱。

▶ 艾灸有如冬日暖阳，它的热度跟热水的热度是不一样的。

好我家里有一个暖气片，就给了他一个垫子，让他把肚子贴在那个暖气片上，后来烤一烤又转过来。这样做行吗？

徐文兵：比不加温或者用其他的方法要好一点儿。取暖用品，除了这种水暖，还有电暖气、电子取暖器等，但相比之下还是水暖舒服，加温后的水散发出来的热量的振幅、波长等，跟我们人体相对更接近一些。而最接近的，还是艾草，而且它放的时间越长，渗透性越好，烟也越小。

所以古人说"七年之疾，欲求三年之艾"，就是说三年以上的陈艾，在点着以后做艾灸效果非常好。这是中医帮助一些寒性特别是虚寒性的病人保持"气脉常通"的一个有效治疗方法。很多人说我去扎针灸，我说您是去扎针去了，不是扎灸去了。灸是指什么？艾灸。

梁冬：您真的解决了我一大困惑，以前我一直都不明白为什么都是热，大家却偏偏要用艾灸。还有一个问题，徐老师，有时候家里没艾草，有一根从古巴带回来的雪茄，拿来点点行不行？

徐文兵：这个真不行。你看我们吃的烤鸭，你可以用电烤、用炭烤，为什么还要专门用果木烤呀？美食家就知道，果木烧着以后，它发出的那种光、热，以及散发出来的气味，就跟其他的燃料不一样。

◀ 热量的振幅、波长跟我们人体最接近的是艾草，而且它放的时间越长，渗透性越好，烟也越小。

◀ 三年以上的陈艾，在点着以后做艾灸效果非常好。

◀ 艾灸是中医帮助一些寒性特别是虚寒性的病人保持"气脉常通"的一个有效治疗方法。

6.把肾气用在刀刃上

"肾气有余"

梁冬：接下来讲"肾气有余"，是不是说气脉常通之后，肾气就有余了？

徐文兵：对。这个"肾气有余"是这样的，不是说老天爷给的恩惠多，会多给你一勺肾精，然后化成的肾气就多。我在将近二十年的临床治疗中发现，肾气是真的能挣的不如会花的，它绝对是省下来的。当一个人气脉不通的时候，肾气燃烧成的那个火，或者说肾阳，去温暖你全身的话，就"费电"或者"费气"，是吧？就好像烧锅炉的，我这里锅炉烧得都快炸了，你们家暖气还没热，或者屋里温度还达不到 16℃，咋回事啊？

梁冬：不通。

徐文兵：暖气管道堵住了，这就费劲，烧着气、费着油，你还不暖和，双方都痛苦。所以气脉常通的人省什么呀？省气！

梁冬：这个很有意思啊。

徐文兵：我们之前讲过，有的人活到最后，行步不正了，记忆力也减退了，以前的事忘不了，现在的事儿记不住。

梁冬：这不是老年痴呆症前兆嘛。

徐文兵：白天打瞌睡晚上睡不着。可有的人因为一年省点"气"，两年省点"气"，到大家都这样的时候，自己的肾气还有余，还能支撑着去做很多事情。

所以我建议大家，首先是要把气脉打通，另外就是别往油灯里面多加捻子，别去做那个"妄"。到最后，你就能体会到人生最大的快乐，是什么呢？有人说是看着自己的敌人一个个死在

（左侧旁注）

▶ 肾气是真的能挣的不如会花的，它绝对是省下来的。

▶ 气脉常通的人省什么呀？省气！

▶ 有的人因为一年省点"气"，两年省点"气"，到大家都这样的时候，自己的肾气还有余，还能支撑着去做很多事情。

前头，就是"但将冷眼观螃蟹，看你横行到几时"。可是很多人是什么？"壮志未酬身先死，长使英雄泪满襟"。

梁冬：要"行至水穷处，坐看云起时"，就得像您刚才讲的，血脉常通，这样才会肾气有余。

徐文兵：关于肾气有余，我们山西老家有这么一个民谣，它说"男人是个耙耙，女人是个匣匣"。"男人是个耙耙"，意思就是从地里往回搂粮食的那个。

梁冬：什么叫匣匣？

徐文兵：放钱、存钱那个匣子，有点什么东西都存进去。这句话后面还跟着一句话，很有意思，它说，"不怕耙耙没齿子"，就是我那个钉耙（像猪八戒扛的那个钉耙），里边儿那个齿子缺几块，因而就搂不着东西，不怕这个，也不怕咱这个耙子小或者没齿子，就怕什么？"就怕匣匣没底子"。

梁冬：深刻啊。

徐文兵：匣匣没底子，漏了。我们一直讲，很多人在漏精，是吧？

梁冬：这说明一个问题，许多有钱人之所以有钱，并不是因为他光会挣钱，而是在于他会省钱。所以现在很多做营销的人老说要向高端客户卖奢侈品，其实是错的。

徐文兵：能挣不如会花。

梁冬：大部分有钱人其实比一般人更加抠门。

徐文兵：我们要把精气用在刀刃上，这样就既省精又省气，干的事还相当漂亮。

◀ 男人是个耙耙，女人是个匣匣。不怕耙耙没齿子，就怕匣匣没底子。

◀ 许多有钱人之所以有钱，并不是因为他光会挣钱，而是在于他会省钱。所以现在很多做营销的人老说要向高端客户卖奢侈品，其实是错的。

◀ 大部分有钱人其实比一般人更加抠门。

7. 为什么"道者"年过百岁还能有子

"此虽有子，男不过尽八八，女不过尽七七，而天地之精气皆竭矣。帝曰：夫道者，年皆百岁，能有子乎？"

徐文兵：男女到了七七和八八的岁数，生育功能基本上就退化了，这是天赋。但不管天赋怎么样，不管生理变化规律是什么样，只要能做到顺应自然变化规律，然后在饮食起居修身养性上多下功夫，结果会怎么样呢？

梁冬："夫道者年皆百数，能有子乎"？

徐文兵：这就是黄帝问的。

梁冬："岐伯曰：夫道者能却老而全形，身年虽寿，能生子也。"普通人到了七七和八八不能生子了，但是"道者"却能生子，请问什么叫"道者"？

徐文兵：我们以前讲了个"德"，德全而不危也，什么叫德呢？就是按照那个道——自然变化规律做事。如果你做的事，基本上都符合天地变化，我们叫"德全"。我们讲"修行"，讲这个人是"高僧大德"，是什么意思？就是一个僧人修行得非常好，他的所思所想所作所为都是符合天道变化的，这就叫"德"。

梁冬：插一句话，徐老师，这个德不仅仅是要有高尚品格，还得有智慧才行。

徐文兵：对，必须得有"慧"，否则你就体会不到天道的变化，也谈不上跟它走。除了你要"知道"，老师还教你，得"觉道"，即能感觉得到。节气一变化，尽管温度还很低，你却能觉到"吹面不寒杨柳风"，也就是春天来了，你能感觉到它。最

▶ 普通人到了七七和八八不能生子了，但是"道者"却能行。

▶ 如果你做的事，基本上都符合天地变化，我们叫"德全"。

▶ 有知、有觉、有悟，这才能体会到"道"。

终还要"悟道"。所以有知、有觉、有悟，这才能体会到"道"。

梁冬：最后才能"行道"。

徐文兵：悟道、正道，再去行道，以后再给别人讲，即布道，就是这么个过程。

我们接着刚才没说完的"德"，"德"是双人旁，它还是讲人。但是"道"是什么？天道，它没有双人旁，已经不讲人了，讲的是达到与天地的变化完全一致的那种状态，能达到这种状态的叫"道家"，或者说"道者"，他们由此创立道教。因而我们说比有德的人还要高的叫什么？天人合一。不知道你骑没骑过马？

梁冬：骑过。

徐文兵：我有一次被朋友拉到一个跑马场，里面都是那种经过训练的马。人家给我戴上所有的装备行头，戴上头盔，然后有人还牵着马，我就围着那个圈跑。人家说先让马慢慢走，然后快步走，还告诉我，马起你也起，马落你也落，所谓"人马合一"。这样的话，马与人都不累。但是我老掌握不了那个节奏，往往是马往上拱我往下砸，马往下落我往上颠，最后闹得自己腰

◉ 人马合一，马与人都不累。

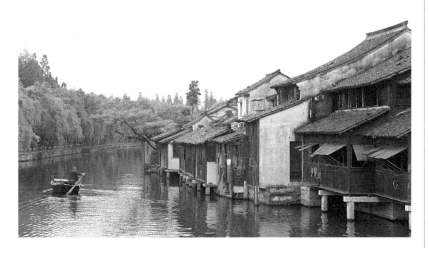

『道』的根本是真正的让自己的身心和天地变成如鱼得水、和谐共振的状态。

酸背疼。

梁冬：关键是马也腰酸背疼，你知道的。

徐文兵：这匹马心里肯定也很痛苦：怎么拉了这么个人。我知道马为什么尥蹶子了，因为我太讨厌了。我没骑之前还想终于逮着机会骑马，一定要多骑，骑它俩小时，还不用自己掏钱；结果骑了十几分钟就受不了，趔趄着腿就下去了，第二天走步还撇八字腿。我还属马，却连人马合一都做不到，更不用说与天地合一了。

梁冬：知道的人说您去骑马了，不知道的还以为您干嘛呢！

徐文兵：这个大腿内侧肌肉疼得，哎哟！

梁冬：总而言之，就是如果不能做到人马合一，双方都累。

▶ 你如果不能做到天人合一，就完成不了你的天寿，也尽不了天年，而且在生命的过程中，可能会罹患很多疾病，甚至活得生不如死。

徐文兵：都痛苦。同样，你如果不能做到天人合一，就完成不了你的天寿，也尽不了天年，而且在生命的过程中，还可能会罹患很多疾病，甚至活得生不如死。

梁冬：我觉得您刚才讲的骑马的事情，让我感觉有一个东西很重要——节奏，就是说，整个的"key point"即核心点在于如何把握一个节奏。

徐文兵：春生夏长秋收冬藏都有一个节奏，白天昼夜也有节奏。生命同样也有节奏。

梁冬：我碰见过一些炒股炒得很厉害的人，他们讲到炒股最重要的东西就是——你有没有踏上那个节奏。

徐文兵：跟上人家那个步点。

梁冬：对，就是股市的起跌。

▶ 黄帝说的这个"道者"，绝对是能与天地同步且完全跟上了时代节奏的，并且不是社会的节奏，而是大自然的节奏。

徐文兵：你跟女同学跳舞的时候，老踩人家脚，那也是因为点儿都没踏对，节奏没跟上，一步落步步落。所以黄帝说的这个"道者"，绝对是能与天地同步且完全跟上了时代节奏的，并且不是社会的节奏，而是大自然的节奏。

8. 道家与道教不是一回事

徐文兵：我再跟大家强调一点，就是千万记住道家和道教不是一回事。

梁冬：到底有什么不同呢？

徐文兵：道教的历史不过两千年，它的前身是汉朝时候的张道陵在四川创立的五斗米教。所以姓张的那个人，就被称为"天师"。

梁冬：张天师嘛！

徐文兵：对。道教与其他宗教一样，它有传承。《水浒传》里写到，宋朝闹瘟疫，第一件事就是去请这个张天师去布道、做法、驱邪、辟邪等。道教的历史虽然不过两千年，但是道家的历史溯源却很早，伏羲、女娲、神农、黄帝等都是道家的传承。现在很多人一说起道家，就想到老子，其实在老子之前，已经有很多先贤。周朝的军师，就是帮助周武王、周文王打天下的是谁？

梁冬：《封神演义》里讲到了，姜子牙。

徐文兵：对，姜尚，他是道家。周朝之前是商朝，商朝的开国宰相伊尹，他也是道家。

梁冬：伊尹，不是个厨子吗？

徐文兵：伊尹不仅是个厨子，他以做厨子"和鼎调羹""调和五味"的理论来治理天下，正所谓"治大国若烹小鲜"。伊尹给汤王（商汤）做了一顿饭，汤王问他："你怎么做得这样好？"他就说："我只不过是把五味给调和好了，因而这饭就好吃了，治理天下莫过于此。"他后来被汤王聘为军师、谋士、宰相，治理天下。

> 现在很多人一说起道家，就想到老子，其实在老子之前，已经有很多先贤。

伊尹除了是开国宰相，他还对道家和中医有伟大的贡献。我们现在用的方子叫"经方"，它就来自于伊尹写的《汤液经法》。

> **梁冬**：那伊尹比老子老很多喽？

> **徐文兵**：老得多。老子并不是道家的创始人，在他之前有姜尚、伊尹，再往前有黄帝，黄帝之前有神农，神农之前有伏羲、女娲，这是道家一脉的传承。

> **梁冬**：你说起来一两个字的距离，其实中间隔了几百年。

> **徐文兵**：几千年。我们讲黄帝纪元，就是说现在距离黄帝诞生时期有多少年。大家都知道我们现在用的是"公元纪年"，这是辛亥革命以后开始采用的西方纪年法。大家看看中国的历史，很多都发生在公元前，对不对？

耶稣出生的那个公元一年或者是公元零年，我们正处于汉朝，汉朝之前有前秦，有秦朝，秦朝之前有春秋、战国，再往前有夏、商。所以公元纪年法只是在用西方的标准衡量我们，其实老百姓一直用的是谁的纪年？黄帝纪年！请问今年是黄帝纪年第几年？

> **梁冬**：有没有四五千年呢？

> **徐文兵**：有！你说的很准，就是四五千年，大家可能不知道我们现在是距黄帝多少年，但是应该知道，我们一直在用这种甲子纪年法，对不对？今年什么年？

> **梁冬**：己丑吧？

> **徐文兵**：对，去年呢？

> **梁冬**：戊子年。

> **徐文兵**：对。甲子这种纪年方法，六十年一轮回，就是从黄帝开始的。所以从黄帝纪年开始，我们已经度过了七十八个甲子，再加上到现在的二十五年，今年就是第四千七百多年。

> **梁冬**：这很有意思，我觉得您提了一个重要的概念，就是很多人都认为公元零年已经很远很远了，实际上，在那之前还有

▶ 我们现在用的方子叫"经方"，它就来自于伊尹写的《汤液经法》。

▶ 老子并不是道家的创始人，在他之前有姜尚、伊尹，再往前有我们讲的黄帝，黄帝之前有神农，神农之前有伏羲、女娲，这是道家一脉的传承。

▶ 公元纪年法只是在用西方的标准衡量我们，其实老百姓一直用的是谁的纪年？黄帝纪年！

很长的一段历史！

徐文兵：我们最灿烂的文明，都是在公元前发生的。

梁冬：子孙不肖啊！

徐文兵：道家和道教是有区别的，中国人的信仰是从道家那里传下来的。很多人说道家不入世，但你看我讲的几个开国的人，都是道家。再往后走，刘邦的开国谋士宰相张良，他是师承黄石公的，也是道家。所以在汉朝秉承的是什么？修身。

梁冬：黄老之术。

徐文兵：对，修身养息、无为而治，结果才有了"文景之治"，为将来汉武帝打匈奴、稳定边疆积累了大量的财富。你再往后看，诸葛亮、明朝国师刘伯温等都是道家。

梁冬：所以道家才是中国古代帝王术的真正根源。

徐文兵：说它是帝王术也好，贫民术也罢，总之它是一种信仰和行为准则的根源。

梁冬：如果不懂道家的话，真的很难说自己是一个中国人。

徐文兵：道者，不是信道教的人，而是真正的让自己的身心和天地变成如鱼得水、和谐共振的状态的人。我希望大家都能先知"道"，然后行"道"、正"道"、悟"道"、觉"道"，最后变成得"道"的人！

◀ 我们最灿烂的文明，都是在公元前发生的。

◀ 很多人说道家不入世，但你看我讲的几个开国的人，都是道家。再往后走，刘邦的开国谋士宰相张良，他是师承黄石公的，也是道家。

◀ 道者，不是信道教的人，而是真正的让自己的身心和天地变成如鱼得水、和谐共振的状态的人。

9. 对待身体这副"臭皮囊"，应该连一根毫毛都不要损害

"夫道者，能却老而全形"

梁冬：徐老师，接下来我们讲"岐伯曰：夫道者，能却老而全形"。什么叫"能却老而全形"啊？

徐文兵："却"是推却的意思。我们说把老的时间推迟了，就叫"却老"。很多人说"纯德全道"，或者是"德全不危"，我都做不到，那最起码您能做到全形吧？

梁冬：什么叫"全形"啊？

徐文兵：就是我们的肉身是完整的。你看不到气，看不到神，因而也理解不了，但你能看到自己的肉体，就是佛家所说的"臭皮囊"。"身体发肤，受之父母"，你起码要做到不损害它、不伤害它。古人说到死留个全尸，这是我们的一个价值观！

梁冬：在古代，从理论上来说，你剪个头发都应该有讲究。

徐文兵：剪个头发也要找时间，正月是不剪头发的，对不对？

梁冬：正月里剪头发会怎么样？

徐文兵：嘿嘿，没怎么样！捎带说一句，为什么一般人在正月里不剪头发呢？我们还有句俗话叫"有钱没钱，剃头过年"，不管有钱没钱，一般人都赶上腊月里年根上，以崭新的面貌迎接新的一年。由此可见，"全形"很重要。

梁冬：怎么个重要法？

徐文兵：经过几亿万年的进化，我们存在的这个形是最终保留下来的，都是有用的。

梁冬：有一个问题我想问一下徐老师，就是男人的乳头有

▶ 什么叫"全形"啊？就是我们的肉身是完整的。

▶ "全形"很重要。

▶ 男人的乳头有什么用？

什么用？

徐文兵：也有几位朋友曾问过我同性恋的问题，我一块儿说一下。同性恋表现出来的是行为状态，乳头表现出来的是肉质状态，其实就是说在特殊情况下，男女是可以变性的。

梁冬：您是这样解释这个事情的？

徐文兵：对，就是说世界留下这种物质的存在，是为将来在某种特殊

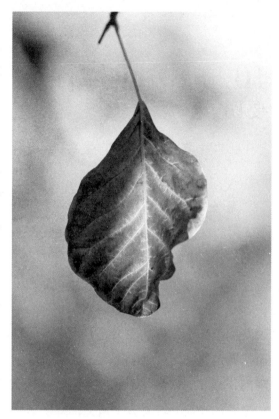

存在即合理。万物都有其存在的原因。

情况下，为它产生变化所准备的一种物质基础。

为什么会有同性恋的问题？为什么会有异装还有变性的行为？为什么有的男人不想做男人，有的女人不想做女人？这其实都是进化过程中的一种状态。比如我们曾看到当某种物种的鱼都灭绝了以后，从这群雌性或者雄性的物种里面，又变出来一条异种鱼来，这就是自然的变化！

梁冬：所以这个世界不用担心没有男人，对不对？

徐文兵：不用担心，有些东西存在其实是正常的。有人问我怎么看同性恋问题，我说《黄帝内经》说了"各从其欲，皆得所愿"，你干嘛要强迫人家，干嘛非逼人家去结婚，然后害那个人，是吧？

◀ 为什么会有同性恋的问题？为什么会有异装还有变性的行为？为什么有的男人不想做男人，有的女人不想做女人？

10. 不到万不得已，阑尾、扁桃体都不要切

"身年虽寿，能生子也"

徐文兵：说到"全形"，我在此劝大家不要轻易割阑尾。有人可能觉得阑尾没用，我给大家讲一下阑尾的作用。人类的祖先吃什么？茹毛饮血。

梁冬：现在吃日本料理不也一样嘛。

徐文兵：阑尾这个器官是专门消化动物的毛发的，就是说我们把那个生肉连皮带肉、连毛带血吃进去以后，动物的那个毛发是通过阑尾消化的。进化到现在，我们吃肉之前会剃毛、刮毛，把它弄得干干净净，慢慢地这个阑尾的功能也退化了。但是它的功能并没有完全消失，所以不要轻易切除它，要保持"全形"。

还有一个扁桃体的问题，我说过孩子是纯阳之体，不要给他吃烤鸡翅、鸡肉等热性的东西，否则吃完后就容易上火，导致扁桃体发炎。有人认为，防止扁桃体发炎的最省事办法就是切掉它。我告诉你，咽喉是心的门户，扁桃体切除以后，心的门户大开，就会直接伤害到内心。

所以把自己身体的某些部分切掉以后，你就不能全形了，这会影响你的生命质量。这就是"不全"，我们叫"缺"。

另外，如果你的身体本来有这个东西，你没切它，但是把它弄得扭曲变形了，这就叫"残"，摧残。比如说古代妇女缠足，好好的一双脚给拧成那个样子，她虽然还有脚，但是已经"不全"了，变成了"残"。还有现代人的抽脂行为也同样如此。

▶ 阑尾这个器官是专门消化动物的毛发的，就是说我们把那个生肉连皮带肉、连毛带血吃进去以后，动物的那个毛发是通过阑尾消化的。

▶ 咽喉是心的门户，扁桃体切除以后，心的门户大开，就会直接伤害到内心。

▶ 如果你的身体本来有这个东西，你没切它，但是把它弄得扭曲变形了，这就叫"残"，摧残。

梁冬：我太胖了，然后就抽脂肪，或者觉得我这儿不胖，不够丰满，去垫硅胶等行为都是在摧残你的身体。这些人需要调整的其实是心态。很多人觉得自己不美、不漂亮，或者自我厌恶，这都是有违"全形"的观念的。如果你不能做到修德修道的话，至少要做到什么呢？全形！

◁ 很多人觉得自己不美、不漂亮，或者自我厌恶，这都是有违"全形"的观念的。

徐文兵：别摧残自己，保持个全形，北京话叫——全须全尾（yǐ）。咱还活着呢，这样就挺好。

梁冬：好，接着讲"身年虽寿，能生子也"。

徐文兵：这些得道的人，能够保全自己的身体，也能够推迟衰老的到来。也就是说他们不光"全形"，还能动作不衰。有的人是"形"既没有"缺"也没有"残"，但是却失去它的功能了，萎靡不振了，那此时再保全"形"也没多大意义了。而得道的人不光"却老全形"，而且还能保持自己旺盛的精力。

◁ 得道的人不光"却老全形"，而且还能保持自己旺盛的精力。

梁冬：所以能够生子。

徐文兵：我知道有的人九十多岁照样能生孩子。

◁ 有的人九十多岁照样能生孩子。

梁冬：了不起。我认识一个人，他五十多岁的时候有了儿子，跟我说这样很好，感觉自己像二三十岁的样子。

徐文兵：这种有精的人就会有气，有气的人就会神足，神足的人到多大年纪都一样精力充沛。他不会有垂垂老矣、死期将至的末路感。

11. 如何知道自己的身体里有邪气聚集

梁冬：您上面提到的全形问题针对的是男性，是吧？对于女性来说又怎样呢？

徐文兵：我再讲几个女性的全形问题。我看到临床很多乳腺增生、乳腺囊肿和乳腺癌患者，都无一例外选择切除患病组织，这就是什么？不全形。但是问题并没有彻底解决，她光摘了树上的果子，没看到那个树上的枝干还在，切完以后疾病组织又会再长。

梁冬：那就不长在原处啦？

徐文兵：它还长，在它附近或者在原处又长起来了。

梁冬：那怎么办啊？

徐文兵：接着切。我还见过更残忍的，有的女人反正也闭经了，孩子也大了，最后就把乳房全切了。

梁冬：那会不会还有些更残酷的，就是挖个坑啊？

徐文兵：坑倒不至于，因为底下有肋骨。

梁冬：哇，好可怜！

徐文兵：这是一种不全形。如果得了乳腺癌，那没办法，一定要做这种清扫手术，甚至连腋下淋巴也得切掉。这是万不得已了，就是两害相权取其轻。

女性常见的疾病还有一个就是卵巢囊肿，但是这个囊肿它切了还会长，再切再长。所以，我觉得相对来说，手术是治标不治本的方法，根源还在于气脉不通。

梁冬：那与其将来切掉，不如现在就留意。

徐文兵：对，那到底怎么预防这种病呢？打个比方，我们经常走在路上会"堵车"，为避免这种情况，就要事先想想"堵车"的原因是什么？是信号灯的问题？还是道路出现了什么问题？

梁冬：了解"路况信息"。

徐文兵："上工治未病"，或者一旦发现问题赶紧去找个好中医调理一下。我们开车开到 10 万、20 万公里，就要做一次大修，相同的，人到中年以后，不管有病没病，都要定期找中医做一次检查。这不是体检，我们说过，"体"是肢体，就是胳膊、腿等，而我们说的这个检查是整个身躯的检查。

> 人到中年以后，不管有病没病，都要定期找中医做一次检查。

梁冬：包括内脏。

徐文兵：对，让中医看看你哪儿气不通、哪儿的脉不通。前面我讲过，扁鹊号脉独取寸口，为什么？大家去读下《史记》就知道，扁鹊被自己的老师培养到了"望而知之谓之神"的地步。他是个神医，能尽见五脏症结，所以他号脉就是个幌子。现在有的人给人号一下脉，就马上开方子，或许这些人有特殊本领吧，反正我是不行。

梁冬：那您一般怎样帮人看病？

徐文兵：我给别人看病都是用古代的方法，三部九侯。基本上除了号寸口脉，其他身上所有相关的经络和俞穴，我都要摸、都要点穴的，同时我会告诉病人他哪里有问题，他们也都有感觉。你朝着那些坚硬、温度低的地方点穴，他就巨痛、往死里痛。

> 你朝着那些坚硬、温度低的地方点穴，他就巨痛、往死里痛。

梁冬：您上次帮我扎针的时候，我就觉得很奇怪，同样是扎针，为什么扎这个部位就特别疼。

徐文兵：有邪气聚集的地方，人其实对它都有感觉，医生会帮助你唤醒对它的知觉。我们现代人活得就是丧失了知觉。

> 有邪气聚集的地方，人其实对它都有感觉，医生会帮助你唤醒对它的知觉。我们现代人活得就是丧失了知觉。

梁冬：徐老师，我想替女性朋友问您一个问题，就是她们自我检查的时候，摸哪几个部位觉得凉，就需要引起注意呢？

徐文兵：首先要恢复知觉，你得把心神收回来，自我关爱。当你忙着工作或者其他事情的时候，对身体是没感觉的。

作为女性来讲，你想预防这种乳腺癌、乳腺增生或者卵巢囊肿，首先就必须调理好自己的情绪。我们说先有气滞，也就是先有能量的停滞，后有物质的停滞，这样才会长出东西来。之前它那儿是什么都没有的，它聚的就是一口气。

人们常说"义愤填膺""咽不下这口气"，是吧？或者是气得手脚冰凉、气得都背过气去了，这些都是情绪的变化。这些情绪变化在你身上都会有痕迹。人在江湖漂，谁能不挨刀？

所以我建议不论女性男性，要经常摸摸你的膻中穴，它在

▶ 作为女性来讲，你想预防乳腺癌、乳腺增生或者卵巢囊肿，首先就必须调理好自己的情绪。

▶ 先有气滞，也就是先有能量的停滞，后有物质的停滞，这样才会长出东西来。之前它那儿是什么都没有的，它聚的就是一口气。

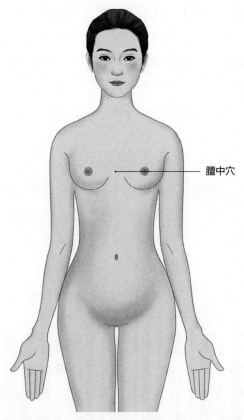

膻中穴

膻中穴是人体邪气的集散地，经常揉按，坏情绪就不会在这里逗留，疾病也就失去了温床。

两个乳头正中间，是我们心包的募穴，就是心包的气聚集在那儿的的穴位。心包是主管人的情绪的，当你的喜、怒、忧、思、悲、恐、惊等不良情绪积聚到一定程度的时候，气就会聚在这儿。所以当你摸到这儿，产生一种疼痛，或者是难以忍受的剧痛的时候，你就应该知道自己已经被不良情绪侵害了。

梁冬：就是堵住了嘛，是心包不开，不开心！

徐文兵：有的女性老觉得嗓子里面有个东西，"妇人咽中如有炙脔"（《金匮要略》），就像卡着一块烤焦了的肉，吞之不下，吐之不出。西医检查说啥也没有，你患的是癔病。什么是癔病？就是想象出来的病。我跟你说，没有有形物质作为代表的病，其实都是我们中医讲的气和神的病。

这种病你去揉这个膻中穴，最后打个嗝、放个屁，把那个能量卸掉，把那口气放出去，你也就不会再得增生、肿瘤或者是癌症了。

还有的女性患有子宫肌瘤，子宫出血不止，最后不得不把子宫切了，这也是形不全了。所以想保持自己的形全，请记住一定要保持"气脉常通"。

梁冬：经常摁一摁膻中穴，如果觉得痛的话，那就说明你不开心了，把它揉开之后，就会开心了。

◀ 当你摸到膻中穴处，产生一种疼痛，或者是难以忍受的剧痛的时候，你就应该知道自己已经被不良情绪侵害了。

◀ 你去揉这个膻中穴，最后打个嗝、放个屁，把那个能量卸掉，把那口气放出去，你也就不会再得增生、肿瘤或者是癌症了。

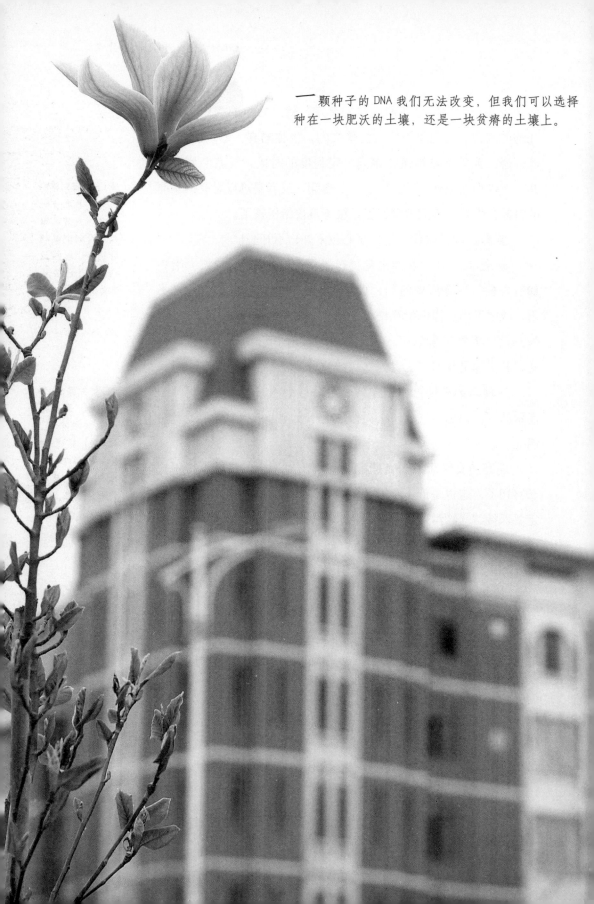

一颗种子的 DNA 我们无法改变，但我们可以选择种在一块肥沃的土壤，还是一块贫瘠的土壤上。

第十一章
我命由我不由天

如果你是一只蝴蝶，就别想变成一只苍蝇。作为一只苍蝇，你能改变什么呢？你能改变的是在厕所飞，还是在厨房飞。

种子的 DNA 改变不了，但能改变的是生活在一块肥沃的土壤，还是一块贫瘠的土壤里。或者上面有块大石头压着，但小苗能坚持着扭曲地或者顺溜溜地长出来。这是普通人能改变的"运"。

只有那些幼稚的、思维简单的人才想让别人跟自个儿一样，把别人都改变成他那样的人。

经文：

黄帝曰：余闻上古有真人者，提挈天地，把握阴阳，呼吸精气，独立守神，肌肉若一，故能寿敝天地，无有终时，此其道生。中古之时，有至人者，淳德全道，和于阴阳，调于四时，去世离俗，积精全神，游行天地之间，视听八达之外，此盖益其寿命而强者也，亦归于真人。

1. 做人要做"真人"

"余闻上古有真人者,提挈天地"

徐文兵:其实"上古天真论"基本上可以分为三段。第一段,黄帝问:有的人半百而衰,他们是因为将身不当,还是因为天数是这样?岐伯回答时,提出了一个健康的生活观念,告诉我们该怎么做避免"半百而衰"。第二段,黄帝又提出了一个问题,问:人年老而无子,是材力尽了,还是天数的原因?岐伯分别讲述了女子每七年、男子每八年的生理周期变化。接下来我们要讲的就是第三段,我给它起了个标题。

梁冬:叫什么?

徐文兵:"做人要做这样的人"。

梁冬:做真人嘛!

徐文兵:道家将做人的理想分成了四个层次——真、至、圣、贤,前面我们已经提到了,就是说我们现在人可怜巴巴的,为什么活着呢?为衣食温饱欲望,为我能不得病或者少得病,为能多活几年,这样活着的层次太低了。

梁冬:能这样活就不错啦!

徐文兵:我们现在都觉得,有份工作不失业,供套房子,然后娶个媳妇儿,生个孩子,把孩子抚养成人,自个儿能正常拿到退休金,生个病也别拖累孩子,这样就行了。

别看今天的社会如此进步,其实我们活得很可怜,远没有古代那些接近自然、淳德全道的人活得潇洒、幸福、快乐。今天我们给大家指一个方向,做人要做什么样的人呢?

第一种,真人,就是那些完全与天地同步、和谐共振、更

◀ 道家将做人的理想分成了四个层次 ——真、至、圣、贤。

◀ 我们现在人可怜巴巴的,为衣食温饱欲望,为我能不得病或者少得病,为能多活几年,这样活着的层次太低了。

◀ 别看今天的社会如此进步,其实我们活得很可怜,远没有古代那些接近自然、淳德全道的人活得潇洒、幸福、快乐。

接近自然的人。他们到底活在一种怎样的状态下？咱没吃过猪肉，起码见过猪跑，是吧？可惜很多人没读过《黄帝内经》，连古人活什么样儿，就是说那些真正幸福的活法都不知道，今天就给大家展示一下。

梁冬：上古有真人。

徐文兵：在远古最接近自然的状态下，上古之人都是餐风饮露、茹毛饮血，活得很卑微、很可怜的，这是我们现在很多人的印象。我建议有这种思想的人去参观一下殷墟，参观一下四川的三星堆，去看看古代人创造的文明，看完你就不会轻易贬低古人了。

"余闻上古有真人者，提挈（qiè）天地"。"提"是往上提，"挈"是什么？拉着。鲁迅有句诗："挈妇将雏鬓有丝。"就是拉扯着自己的老婆孩子，混得鬓角的白发都出来了。本来人是什么？天地的产物，天怎么变你就该跟着变。可这些人活到了可以影响自然的程度，甚至活到了可以掌握自己的命的程度。

梁冬：这就叫"提挈天地"吗？

徐文兵：对，就是说真人能影响天地的变化。

梁冬：之前，我们一直讲的就是要顺应天地的变化。

徐文兵：我们是什么人？人家是什么人？晋朝时候有一位非常伟大的道家，也是中医学家——葛洪，他说了一句话："我命由我不由天。"

乍一看这话，可能会想这人真狂啊！不过，人家的确是在掌握自然变化规律的基础上去做了些事情。

▶ 可惜很多人没读过《黄帝内经》，连古人活什么样儿，就是说那些真正幸福的活法都不知道。

▶ 本来人是天地的产物，天怎么变你就该跟着变。可有些人活到了可以影响自然的这种程度，甚至活到了可以掌握自己的命的这种程度。

2.什么是"命",什么是"运"

徐文兵：我们在这儿说一下"命"和"运"，什么叫"命"？"命"拆开是两个字，"口"和"令"。

谁的口令？天的口令。老天爷给你安排好的东西，变不了。我们经常说要改变自己的命运，那你是想改变自己的"命"还是"运"呢？"命"是天命，"运"是人为。天命不可改，举例来说，如果你是一只蝴蝶，就别想变成一只苍蝇。或者说，你身为苍蝇，就别想变成别的什么东西。

梁冬：变成苍鹰，大漠上的一只鹰。

徐文兵：呵呵，变不成苍鹰。但是作为一只苍蝇，你能改变什么呢？你能改变的是你在厕所飞，还是在厨房飞。

梁冬：这是不一样的，对不对？

徐文兵：这是"运"。

梁冬："人生如鼠，不在仓则在厕"嘛。

徐文兵：李斯说的。在当厕所里的老鼠和粮仓里的老鼠之间，李斯选择了后者，不过他最后死得很惨。他就没得道，也没掌握好该在哪儿吃。作为一只苍蝇，如果你选择在厨房里飞，可能吃香的喝辣的。

梁冬：但是也容易被拍死。

徐文兵：如果你在厕所里飞，虽然追腥逐臭，但也可能活得很逍遥。这种选择是能改变的，叫"运"。我们普通人能改变自己的运，但改不了自己的命。套用一种时髦的观点：你改变不了自己的DNA。

梁冬：你这么一说，就科学了。

> ◀ 如果你是一只蝴蝶，就别想变成一只苍蝇。

> ◀ 作为一只苍蝇，你能改变什么呢？你能改变的是在厕所飞，还是在厨房飞。

> ◀ 我们普通人能改变自己的运，但改不了自己的命。套用一种时髦的观点：你改变不了自己的DNA。

▶ 种子的DNA改变不了，但能改变的是生活在一块肥沃的土壤，还是一块贫瘠的土壤里。或者上面有块大石头压着，但小苗能坚持着扭曲地或者顺溜溜地长出来。这是普通人能改变的"运"。

徐文兵：这颗种子的DNA改变不了，但能改变的是生活在一块肥沃的土壤，还是一块贫瘠的土壤里。或者上面有块大石头压着，但小苗能坚持着扭曲地或者顺溜溜地长出来。这是普通人能改变的"运"。

真人则不同，他能影响天地的变化。现在还有一种科学理论，说南美的一只蝴蝶振动一下翅膀，结果北半球可能就掀起了一场台风或者暴风雨。

梁冬：蝴蝶效应。

徐文兵：现代科学认识到了蝴蝶与台风的关系，已经进步了。但是，大家想想"诸葛亮借东风"。赤壁边儿七星坛上有一个人在那儿舞剑，结果怎么样？

梁冬：会不会影响到风的流向呢？

徐文兵：掀起了一场东风。现代人这才意识到那儿有只蝴蝶在振翅膀，会掀起一场风暴，而我们中国古人已经知道了在这个坛、这个时间、这个地点、舞什么剑、走什么步就会影响风向，半夜子时过后到丑时，原来刮着的西北风就会变成东南风。

▶ 中国古人已经知道了在这个坛、这个时间、这个地点、舞什么剑、走什么步，就会影响风向。

梁冬：就是有意识地做了那一只蝴蝶。

徐文兵：你精辟地总结了我的话。这一场"借东风"，就是"提挈天地"的表现。它是在了解天地变化的基础上，还做了一些人为的东西，导致了这个变化。

所以古代很多高人，常说天机不可泄露，所谓顺势而为、水到渠成。诸葛亮为什么出山？他已经算到了，目前这种生灵涂炭的局面需要一些改变。

梁冬：需要他出来。

徐文兵：需要有一个人去做一点儿什么，来完成三分天下，鼎足而立，维护一方平安的一个工作，所以他是顺势而出。

我刚才讲的开国的那些大宰相、元勋，都是道家，本来他们自得其乐、恬淡虚无，过得挺好，但在关键时刻看到生灵涂炭，于心不忍就出山了。尧帝要将天下让给许由，许由却坚决不肯接受让他当皇帝都不愿意，为什么？他追求自得其乐的生活，可是到了天下民不聊生的时候，他就立刻出山去拯救百姓苍生，这就是"提挈天地"。

梁冬：我觉得这是您讲的最有趣的一段。"提挈天地"这四个字，我以前也看过，但从来没有想过，去有意识地做一只能引起"蝴蝶效应"的蝴蝶。

徐文兵：再举一个例子，在蒙古人大肆屠杀无辜、攻城掠地的情况下，丘处机挺身而出，穿越大漠去见成吉思汗，劝他不要杀生。就因为他，很多的生命得到了拯救，丘处机也因此受到了统治者的敬重。

梁冬：丘处机也是真人，他本来是修道的。

徐文兵：他又叫丘真人。

梁冬：还有一个叫耶律楚材的人，他虽然是蒙古人，但是据说他对中国文化的理解非常深刻。

徐文兵：他是蒙古人，但是内心完全是淳德全道，接受了中国传统文化的熏陶。现在，一提起中国传统文化，大家就会想到儒学是吧？

儒家学说的创始人孔子，生活在公元前500年，距今两千五百年，难道我们的历史就这么短吗？很多人说"天不生仲尼，万古如长夜"，那没有孔子之前，人们过的都是黑暗的日子吗？当然不是，是"道"的阳光照耀了我们中华民族几千年甚至上万年。

梁冬：虽然可能也有部分孔子的支持者不苟同您的观点。

徐文兵：我一点儿都没有贬低儒学，你看《三国演义》里还有个诸葛亮"舌战群儒"的故事呢。

这明显就是道家和儒家的一次交锋，但是诸葛亮本身一点都没说儒家不好，他说的是那些腐儒，就是看书看到最后死在章

◀ 尧帝要将天下让给许由，许由却坚决不肯接受，让他当皇帝都不愿意，为什么？

◀ 真人就是有意识地做了一只能引起"蝴蝶效应"的蝴蝶。

◀"道"的阳光照耀了我们中华民族几千年甚至上万年。

句下的人。诸葛亮说这些人是什么？"寻章摘句、皓首穷经，笔下虽有千言，胸中实无一册"。你读书读死了，既维持不了自己的身心健康，活得很痛苦，还拯救不了身边的黎民百姓，无法给他们治病，并且也改变不了社会发展的方向，你说你活个什么劲？干脆自残得了。

所以儒和道历来都有争论，但是没有一个道家贬低儒家，我们贬损的是那些腐儒，是把书读死了的那些人。包括中医也是如此，有人自称儒医，但却不修身、不养性、不练功，没有气的感觉，就说自己会开方子。所以中医的没落，正是由于这些人胡搞瞎搞，将一种勇于实践、勇于入世、勇于亲自临床实践去拯救病人的道的方法，转成了那种死读书、读死书、寻章摘句的儒学研究的方法。包括现在，你看很多中医都在干什么？搞科研，跟那个大白鼠较劲。

梁冬：拿个白鼠来针灸，看看效果。

徐文兵：然后一步一步的搞科研，这其实是一种误区。

梁冬：悲哀。

> ▶ 没有一个道家贬低儒家，我们贬损的是那些腐儒，是把书读死了的那些人。

> ▶ 很多中医都在搞科研，跟那个大白鼠较劲。

3. 把阴阳"玩弄"于股掌之间

"把握阴阳"

梁冬："把握阴阳"该怎么解释?

徐文兵：就是把握阴阳的变化。我们前面讲过"法于阴阳"，是什么意思?

梁冬：顺应阴阳变化。

徐文兵：一个是"法于阴阳"，一个是"把握阴阳"。一个是做阴阳的奴隶，一个是把握阴阳，利用阴阳。

梁冬：有那种把阴阳玩弄于掌股之间的意味?

徐文兵：对，这就是高人! 是到了很高境界的人才能做到的事情，他会影响到阴阳的变化。

东风压倒西风，西风压倒东风，这就是阴阳的变化。本来赤壁之战是冬至那天，冬至一阳生，所以他利用这种天地之气，就掀起了更厉害的阳气，这种做法就是把握阴阳。医生给病人看病，我不敢说"提挈天地"，只能说我们在"把握阴阳"。

《黄帝内经》说"善诊者，察色按脉，先别阴阳"，就是说一个善于给病人做诊断的人，他通过给你"望闻问切"，第一件事做完以后，他先知道你是"阴症、阳症、虚症、寒症、热症、实症"，这就是先认识阴阳，然后把握阴阳，热者寒之，寒者热之。

比如说热实症，我们扎针；虚寒症就做艾灸；有脓肿的地方，用砭石。这都是把握阴阳。

人体也是个小宇宙，出现一些病痛、疾患，是因为阴阳失去了平衡，失去了内在的一种关系。而掌握了道的人，或者了解到人的这种生理变化的人，去把握阴阳，就能拯救人于水火、危

◀ 一个善于给病人做诊断的人，他通过给你"望闻问切"，第一件事做完以后，他先知道你是什么症状，就是先认识阴阳，然后把握阴阳。

◀ 人体也是个小宇宙，出现一些病痛、疾患，是因为阴阳失去了平衡，失去了内在的一种关系。

难之中。

梁冬：有些人理解错误，以为中医是搞有神论，其实从另外一个角度看，把握阴阳是典型的辩证唯物主义。

徐文兵：很科学的辩证唯物主义。

▶ 从另外一个角度看，把握阴阳是典型的辩证唯物主义。

人体也是个小宇宙，出现病痛、疾患，就是阴阳失去了它的平衡，失去了其内在的一种关系。

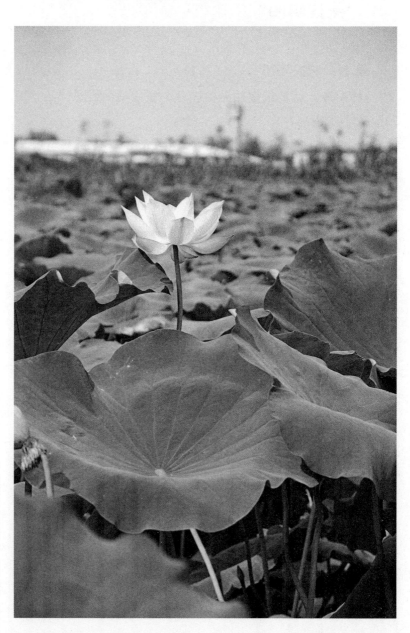

4.如何才能精力十足

"呼吸精气"

徐文兵：接下来讲"呼吸精气"。一个人是如何做到"真人"境界的呢？首先是呼吸精气。精是物质，气是能量。我们在吸氧，氧是物质，但同时我们也在吸气。这个气是什么？不同的地域场合、不同的环境，它有一种能量。真人能够找到那些拥有最好的空气或者最富有能量的地方去生活，在那儿呼吸吐纳，修身养性。

"呼吸精气"的反义词是"呼吸浊气"。空气污染的问题，想必大家都不陌生。含有二氧化碳、二氧化硫或者粉尘、悬浮物、颗粒物等的不良空气，就是浊气。还有，"精"后面的那个"气"不是物质，而是一种无形的能量。比如你有时到了某个城市以后，就会不由自主地被一种力量推动。

脚步加快了，心情就激动、浮躁了，然后，心率跟着就加快，这是气对你的一种影响。

梁冬：其实我觉得这是一种频谱。

徐文兵："气"就是一种类似电磁波、频谱的东西。就是你到了一个地方，让你受影响的一种物质。比如，你在北京有这种感觉，到了香港可能感觉更厉害。

梁冬：在不同的地方感觉会很不一样。

徐文兵：现在的工业污染，包括汽车尾气，以及抽烟等都是浊气的来源。二手烟的危害甚至超过一手烟。

梁冬：于是有的人就主张，如果不能吸二手烟，那就吸一手烟。我们对此是反对的。

◀ 真人能够找到那些拥有最好的空气或者最富有能量的地方去生活，在那儿呼吸吐纳，修身养性。

◀ 含有二氧化碳、二氧化硫或者粉尘、悬浮物、颗粒物等的不良空气，就是浊气。

5. 抽烟就是"置之死地而后快"

徐文兵：我本人是反对抽烟的。但是，道家有句话叫"物无美恶，过则为灾"，也就是说抽烟也有它有利于身心健康的一面，所以不要走极端，认为抽烟一无是处。比起你呼吸汽车尾气的危害来，你抽一种自然植物燃烧的烟的害处是可以忽略不计的。

但和你呼吸新鲜空气相比，当然抽烟的危害更大。说起抽烟对人身体的影响，我们可以用一个成语来概括，就是"置之死地而后快"。

梁冬：此话怎解？

徐文兵：当空气的含氧量突然下降以后，人会突然产生一种应激反应。就是说，本来氧气很足的情况下，你突然抽一口烟导致烟雾进入体内，这时身体出于本能会紧张，心跳加速，流向四肢的血就会被临时抽调到心脑。

这时候，抽完烟的人就有一种快感或者说欣慰感，而且写文章的人没准还会有一点儿灵感，但这其实是把你置之死地以后的状态。这种快感是身体的一种本能反应，当身体本能还很强的时候，这种反应就会有；当身体很弱的时候，把你置之死地，你就死了，本能反应也没有了。

梁冬：怪不得贾平凹曾经在一篇散文里面讲过"知识分子多有脚气"，为什么呢？就是知识分子在抽烟写东西的时候，他的气血都往心脑里去了。

徐文兵：没错！

梁冬：所以，人体的末梢，比如手、脚等，就会阳气不足，自然就会有脚气了。

徐文兵：所以抽烟给人带来的最大影响是末梢循环会变得很差。一根烟下去，灵感倒是有了，手脚开始凉了。我们看到很多人患有"血栓闭塞性脉管炎"，这种病会有什么症状呢？患者的手指或脚趾的末端开始变黑、发凉，一截一截坏死，最后不得不截肢。

梁冬：据说有些糖尿病人也是这样的。

徐文兵：对，坏疽患者也有这样的情况。患这些病的病人，你可以调查一下，他们大多都抽烟。

梁冬：如果有些人已经抽烟了，那如何能够不让问题变得那么严重呢？

徐文兵：抽烟是激发人潜能的一个方法。就像你身体强壮的时候，通过洗冷水浴，可以把体内的阳气激发出来。所以，在抽烟和身体本能反应之间应该有个平衡。

对于抽烟的人来说，烟就像一根拐杖，你突然把它戒掉了，把拐杖扔了，身体就会不适应，失去平衡。所以我建议大家，不要突然戒烟，可以慢慢减少抽烟的量。通过其他的方式来提高你的心肺功能，而不是通过某种恶性刺激的方式。

◀ 抽烟给人带来的最大影响就是，末梢循环会变得很差。

◀ 不要突然戒烟，可以慢慢减少抽烟的量。通过其他的方式来提高你的心肺功能，而不是通过某种恶性刺激的方式。

6. 想戒烟就揉阳溪穴

徐文兵：我们说"棍棒底下出孝子"，教育孩子的方法有很多种，不是说非得打他。同样的道理，提高心肺功能的方法有很多种，不一定要通过抽烟来达到这个目的。比如，中医通过刺激一些穴位就能帮助人提高肺气，提高肺对空气的利用率。刺激完这些穴位以后，你就会觉得，自己对烟好像没什么欲望了，或者一抽就感觉烟的味道变了。

梁冬：主要有什么穴位呢？

徐文兵：我给大家推荐个穴位，属于大肠经，叫阳溪穴，位于手阳明大肠经的第五个穴，在合谷穴的上面。这个穴位很好找，就是把大拇指一翘，大拇指的根部就会出现两个肌腱，它们形成的那个"坑"就是阳溪穴。

◉ 中医通过刺激一些穴位就能帮助人提高肺气，提高肺对空气的利用率。

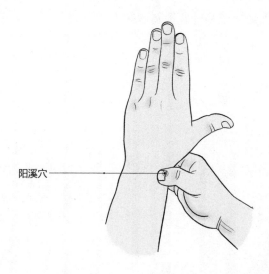

阳溪穴

阳溪穴是你戒烟的好帮手。每天揉揉这个穴位，
不但能让你对烟失去欲望，还能帮你补肺气。

想自个儿戒烟，或帮老公（老婆）戒烟，就天天替他（她）揉揉这儿，可以增补肺气。

另外一个问题就是抽烟的时候，手脚冰凉，怎么做才能让手脚热呢？喝酒是一种方法。

梁冬：那会不会有新的问题？

徐文兵：其实真正的平衡是左手抽一支烟，右手喝一杯酒。但这是一种恶性刺激状态下的平衡。

梁冬：我们特别强调一下，左手一支烟，右手一杯酒，是一种恶性循环，是一种短期行为。

◀ 其实真正的平衡是左手抽一支烟，右手喝一杯酒。但这是一种恶性刺激状态下的平衡。

7. 做"金鸡独立"就能"守神"

"独立守神"

徐文兵：请问什么是"独立守神"？

梁冬：这个"独立守神"是说，在整个过程中不要动来动去，能站着就不错了。

徐文兵：现在人都是浮躁多动症，手足无措。

梁冬：晚上还出去跑步，或者到健身房去跑步，真是疯掉了。

徐文兵：很多人问我："徐大夫，生命在于运动，您难道觉得这句话不对吗？"我说当然对了，那到底应该怎么锻炼呢？

梁冬：运动。

徐文兵：您是说"运"还是说"动"？

梁冬："运"和"动"怎么区别？

徐文兵：现在大家说到"运动"其实都只是在"动"，其实"动"是动脚，"做"是动手，"运"是什么？

梁冬："运"是"运化"吧？

徐文兵：对，你看运的繁体"運"，底下是"辶"，上面是个"车"。

它是指我们身体内脏的运化、传导，比如，你吃东西是从上面吃进去，再从下面排出，这叫"运"。"动"容易，它受你后天的意识支配。比如你身体健康，想要动动手、动动脚，可以随心所欲；但是如果你偏瘫了，那就想动哪儿都动不了。而"运"则不受你意识控制。

梁冬：是的。比如说让你马上放一个屁，恐怕没那么容易。

徐文兵：可能有的人不消化，有的人便秘，譬如"放屁"

> 晚上还出去跑步，或者到健身房去跑步，真是疯掉了。

> 你吃东西是从上面吃进去，再从下面排出，这叫"运"。

之类的事情是受身体里另外一套系统控制的，也就是受心神的控制。那怎么让它"运"起来？"动"起来很容易，怎么让它"运"起来却不容易。"运"和"动"正好是相反的，就是相互对立的。

梁冬：是吗？

徐文兵：一对冤家，比如说当你动得太多的时候就会不运。打个比方，你刚跑完马拉松，马上让你吃顿饭，你肯定吃不下，一点胃口没有，为什么？因为全身的气血能量都在往肢体上流，而往身躯流的很少，无法"运"。从顺应自然的角度来讲，人先顾身躯，后顾肢体，是吧？一个是主干，一个是末梢，这你得分清楚。所以，如果你想让它"运"怎么办？先不"动"。

很多人说："你不让我动，那太好了，我就不动。"你如果真的摆个姿势站那儿不动试试，大多数人往那儿一站，用不了一分钟就开始躁，一会儿抓耳挠腮，一会儿浑身刺痒，最后他不由自主地就要动。

梁冬：掏出手机来看看短信什么的。

徐文兵：现在人静不下来。"动"得太多，"运"就必然会很少。很多人消化功能出问题就是这个原因。怎么让它运化、运作起来？《黄帝内经》就告诉你了：呼吸精气。如果你整天呼吸的是浊气或者是腐败之气的话，你身体就不会好。在呼吸精气的基础上怎么办呢？"独立守神"。"立"是什么？站那儿不动。

梁冬：不许动！

徐文兵：很多人做不到，不信你试试。我最早跟马世琦老师学形意拳站桩，就是学站桩的第一式，我跟马老师说度秒如年！

梁冬：度秒如年？

徐文兵：就是，我在那儿看秒针"嘣儿嘣儿"一秒一秒蹦，就感觉时间那么漫长，身上的汗就下来了，但还是咬着牙坚持。

◀ "运"和"动"正好是相反的，就是相互对立的。

◀ 你刚跑完马拉松，马上让你吃顿饭，你肯定吃不下，一点胃口没有，为什么？

◀ 如果你整天呼吸的是浊气或者是腐败之气的话，你身体就不会好。

梁冬：您最多能坚持多长时间不动？

徐文兵：现在一个小时、两个小时都可以。但在那会儿就是躁，气血老不关注自己最重要的脏器、身躯，而是总往手脚上奔涌。往手脚上奔涌的结果是什么？手脚躁动。我们总说现在人很"浮躁"，"浮"是什么？心气儿浮，眼高手低。"躁"是什么？就是手脚乱动，静不下来。

梁冬：瞎折腾。

徐文兵：所以我们讲要"独立守神"，这个"独"有两种解释：有人说就是一个人静静地在那儿站着，很孤独，还有就是大成拳的王芗斋先生说的，"独立守神"就是学金鸡独立，"独"就是一条腿站着。

梁冬：一条腿站在那儿，就像一只鹅是吧。

徐文兵：就像那个仙鹤等水禽。

梁冬：所以广东人吃烧鹅，都是吃左腿或者右腿。

徐文兵：总共就两条腿，不是左腿就是右腿。

梁冬：我忘记问一下他们是吃哪条，上次他们给我讲过好像吃右腿，因为大部分的时候，左腿是抬起来，右腿站着的，所以右腿比左腿要好吃一点儿。

徐文兵：有劲。"独立守神"后来被中里巴人郑幅中先生宣传了出去，叫"金鸡独立"。就是首先让你两条腿儿在那儿站着，独立，静静地站着。过了这一关以后，一条腿站，而且要闭上眼睛。

梁冬：很不容易呀！

徐文兵：这时候你会发现自己站不住。

梁冬：几乎不可能，我试过。

徐文兵：但是你坚持练习下去，就能"守神"了。本来你的心思全在外面，看着电视或者听着音乐再站着也行。不过当你练这种闭上眼睛一条腿站桩的功夫的时候，你绝对心无旁骛，顾

▶ "浮"是什么？心气儿浮，眼高手低。"躁"是什么？就是手脚乱动，静不下来。

▶ "独立守神"后来被中里巴人郑幅中先生宣传了出去，叫"金鸡独立"。就是首先让你两条腿儿在那儿站着，独立，静静地站着。过了这一关以后，一条腿站，而且要闭上眼睛。

不上外面那些东西了。你的心神就全收回来了，放在怎么去保证身体平衡上面了。

梁冬：这跟瑜珈里面的有些动作原理是一样的。

徐文兵：瑜珈的很多东西都和道家的修炼方法是相通的，它也要调息、调形，还摆出很多人都做不到的姿势。

梁冬：人家以为是杂技，其实不是。

徐文兵：最后它也能达到调心的效果。所以先调呼吸，然后再独立，这是调形，最后守神。所谓"精神内守，病安从来"，就是当你这么站桩、呼吸吐纳的时候，你的神就守在体内了，这样你才有资格、有可能去做一个真人。

"神"就像刀刃，像小火苗的顶端，如果你把钢用在刀刃上，把"神"用在正确的地方，小火苗虽然开得很小，但却能达到事半功倍的效果。如果你不会用神的话，就会失神、散神、失魂落魄，把自个儿那点精气全耗尽了，最后回首一生，没准儿还觉得一事无成。所以说第一步要守神。第二步，我建议大家做什么事情都要全神贯注、聚精会神地去做。

梁冬：《庄子·养生主》里面有一篇叫"庖丁解牛"，就是要把自己的位置变得很小。

徐文兵：人牛合一。

梁冬：是的，你要在这个缝隙之中把自己缩得很小，在缝隙之中游刃有余。

徐文兵：另外，我建议大家有空除了读《黄帝内经》之外，还可以读一下道家的经典著作《庄子》。《老子》一般读不懂就先别看。包括《列子》，也可以读一下，它里面有很多寓言故事，读了以后就像听人讲故事一样，能在潜移默化中改变你的思维方法、情绪习惯，从而达到修身的效果。

现在很多人都不守神，你看那些孩子，耳朵听着MP3，嘴里嚼着口香糖，手里摇着笔，花样百出，一边做作业，还一边看

瑜珈的很多东西都和道家的修炼方法是相通的，它也要调息、调形，还摆出很多人都做不到的姿势。

"神"就像刀刃，像小火苗的顶端，如果你把钢用在刀刃上，把"神"用在正确的地方，你的小火苗虽然开得很小，但却能达到事半功倍的效果。

《列子》里面有很多寓言故事，读了以后就像听人讲故事一样，能在潜移默化中改变你的思维方法、情绪习惯，从而达到修身的效果。

▶ 同时分神做很多事，结果一件事儿都做不好，还把自己累得够呛。

▶ 站桩出的汗和你过度运动出的汗是完全不一样的。

▶ 站桩一会儿，人就会手脚发热，打嗝放屁，怎么回事? 肚子里运化开了，这就是一种回神的表现。

电视。在这种情况下，"神"是散乱的。同时分神做很多事，结果一件事儿都做不好，还把自己累得够呛。

梁冬：所以我们应该做到前面讲到的"独立守神"。"独立"有两种方法，一种是一个人站着，另外一种是一条腿站着。"守神"就是要把"神"往里面收，让你聚精会神。

徐文兵：当你这么做的时候，你的心思、心神，出于本能就都收回来了。

梁冬：这个我曾经真的试过，闭上眼睛，一条腿站着，真的所有的注意力都在腿上面。

徐文兵：顾不上干别的。

梁冬：这反而比较轻松。

徐文兵：你这么站完以后，肚子里面的运化功能就恢复了。所以很多人虽然没跑步，但站桩后他会微微出汗。并且，站桩出的汗和你过度运动出的汗是完全不一样的。而且站桩一会儿，人就会手脚发热，打嗝放屁，怎么回事? 肚子里运化开了，这就是一种回神的表现。

梁冬：运气来了。

徐文兵：嗯，真漂亮!

8. 想要完美胸部，就不要穿高跟鞋

徐文兵：这一节我再强调一下"独立守神"。前面我讲过，现在很多人已经不会站了。

有人可能会说，"站"这么简单的事，谁不会啊？可实际上，我们现在都怎么站呢？我先问问你，大家都穿什么鞋？

梁冬：球鞋？

徐文兵：球鞋还不错，一般都是男人穿。你看女人穿什么？

梁冬：高跟鞋。

徐文兵：对，高跟鞋，把脚后跟支楞起来。脚后跟叫什么啊？

梁冬：踵。

徐文兵："运动""动力"的那个"动"，都是脚后跟发力。古人说把一个人的武功废掉了，就要把脚后跟那根肌腱挑断。

梁冬：挑脚筋。

徐文兵：之后那个力就发不出来了。形意拳练功讲的是什么？力由足起，也就是脚后跟给的劲；气由脊发，这个力通过你的脊柱传导分布到全身。脚后跟是你力量的一个源泉，可是我们现在呢？脚后跟不着地了，用一个汉字怎么形容呢？

梁冬：什么字？徐老师。

徐文兵："企鹅"的"企"。它所表现的是踮起脚后跟，脚尖着地的那种状态。

梁冬：所以"企划"这种工作或者行为通常是没有执行可言的，因为它的状态是踮着脚后跟的。

徐文兵：为什么脚后跟踮起就叫"企"呢？当你摘苹果够不着的时候，你自然会脚尖着地，脚后跟踮起，然后去够它。所

◀ 废掉了一个人的武功，就要把他脚后跟那根肌腱挑断。

◀ 气由脊发，这个力通过你的脊柱传导分布到全身。脚后跟是你力量的一个源泉。

◀ 企划"这种工作或者行为通常是没有执行可言的，因为它的状态是踮着脚后跟的。

以这种状态是在追求，是总在企望、企盼去够一点儿东西。如果你老摆这种姿势的话，你的心情是什么样儿的？

梁冬：总是有点不满足，对不对？

徐文兵：你绝对不是心如止水的，就想追求、寻求新的东西。就像我母亲说的，现在的人需要的不多，想要的多。为什么想要的多？就是因为脚尖着地。

以前的爱情片拍得比较含蓄，一到男女主人公接吻的时候，不直接拍脸。

梁冬：拍哪儿啊？

徐文兵：拍脚，一般都是男的高、女的矮，接吻时，女的脚就踮起来，这时你就想像吧。

女性本来是很沉稳的，属于很平静的阴性的一种人类，如果老是摆出这种脚尖着地的姿势的话，就会怎样呢？

梁冬：不踏实。

徐文兵：没着没落。

梁冬：甚至会影响心理。

徐文兵：一直不停地追求。正所谓"阳在外，阴之使也"，她自己追求不到，就会推着男人去追，所以社会总在不停地往前走。

梁冬：有穿高跟鞋的老婆，老公都比较惨。

徐文兵：是，她的心情会不受控制地静不下来。当你"独立守神"的时候，也就是脚后跟着地的时候，我们"藏精"的肾经，它的一支分支就能分到脚后跟那儿。并且脚后跟还是我们奇经八脉里面的阴跷脉、阳跷脉的发力点。

当脚后跟有力量的时候，这个人的肾气、肾水就足，人就能控制住自己的心火，所以就很平静，这时候"神"就能回来。可是当脚后跟不受力，虚空的时候，人的心火就开始旺，就容易失"神"。

老年人肾气虚了，脚后跟会疼，有的年轻人性生活过度了，

▶ 现在的人需要的不多，想要的多。为什么想要的多？就是因为脚尖着地。

▶ 有穿高跟鞋的老婆，老公都比较惨。

▶ 当脚后跟有力量的时候，这个人的肾气、肾水就足，人就能控制住自己的心火，所以就很平静，这时候"神"就能回来。

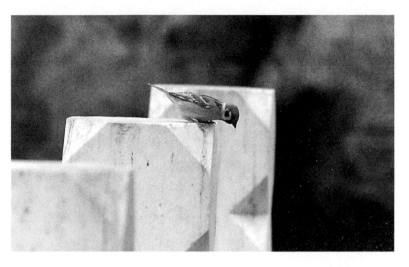

脚 跟站稳了，心也就定了，人也会更有力量。

脚后跟也疼。另外，我特意观察过女性的生理发育，其实也跟脚后跟也有关系。

你发现没有？芭蕾舞演员胸都小。有人说是专门挑的胸小的孩子或者女演员，其实不对。这些芭蕾舞演员都是从八九岁开始训练的，那会儿不可能预测到她胸多大或者胸多小。所以，原因其实在于后天的训练，是她跳舞的那种方式造成了胸部发育不良。

梁冬：原来是这样。

徐文兵：所以，有人来问我怎么能让自己的孩子身材发育得好点儿，我就告诉他们，在孩子21岁以前，不要让她穿高跟鞋。

冲脉走的是肾经，它从小肚子起来，然后散布于胸中，促进胸部的发育。如果你脚跟不能着地，那么你就把冲脉的根儿给掐断了。

梁冬：而当你脚跟着地的时候，冲脉又回到脚后跟了，对不对？

徐文兵：对！冲脉的一支分支是往脚下走的。

◑ 老年人肾气虚了，脚后跟会疼，有的年轻人性生活过度了，脚后跟也疼。

◑ 有人来问我怎么能让自己的孩子身材发育得好点儿，我就告诉他们，在孩子21岁以前，不要让她穿高跟鞋。

9. "挺胸抬头"的方式是在摧残孩子

徐文兵：我们经常说，果实累累的枝头都是弯的，那个支楞着的枝干是挂不住果儿的。那我想问，是果实把枝头坠弯了？还是它本身弯，所以才孕育这么多果实？

梁冬：阴阳互生。

徐文兵：对。你看胸部是属阴性的，它应该是虚空的；后背是属阳性的，它应该是凸起的。所以很多道家形意拳站桩的姿势是什么？

梁冬：含胸拔背。

徐文兵：绝对不是挺胸而出。我们现在教育孩子站立的方式都是什么？挺胸！抬头！

这是在摧残儿童。我上高一的时候，身高一米七八，到24岁已经不再长个儿的时候我还是一米七八，但三十多岁时，我跟老师学练形意拳站桩，结果现在长到一米八了。

梁冬：为什么？

徐文兵：含胸拔背！这个拔背的姿势让人的脊柱就是督脉的阳气通畅了，这时候人的椎间或者是软骨就有点增厚，所以能使人长高。

梁冬："含胸拔背"的"拔"是有一点点弯的意思吧？

徐文兵："拔背"不是驼背。很多人可能不理解，说这胸一含，那后背不就驼了？其实不是，它是拔起来。我们练功讲一种劲，叫虚灵顶劲，你感觉头顶的百会穴处，好像有一根丝在牵引着、抻着你。这样，人的颈椎以及其他七个椎体就能够挺起来，当然后背的胸椎也能挺起来，这时候的感觉是什么？胸是空的。

▶ 胸部是属阴性的，它应该是虚空的；后背是属阳性的，它应该是凸起的。

▶ 拔背的姿势让人的脊柱就是督脉的阳气通畅了，这时候人的椎间或者是软骨，就有点增厚，所以能使人长高。

▶ 很多人可能不理解，说这胸一含，那后背不是就驼了？其实不是，它是拔起来。

梁冬：所以说"胸怀若谷"嘛！

徐文兵：虚怀若谷。我不反对人挺胸。当你奉献、冲锋，为了集体、国家的利益去战斗的时候，你就得挺起胸膛站出来。当你养生的时候，就应该把胸含进去。含胸拔背以后，你会觉得后脊梁发热，且这时脚后跟也着地，就会觉得一股力量从脚下升起来，一直能顶到你的头上，感觉会非常舒服。我现在给人号脉、点穴时，用的劲儿不是胳膊上的劲儿。

梁冬：腰上的劲？

徐文兵：脚后跟的劲儿。这样给人治疗，我一点儿也不累。如果光用手腕、手指头的劲儿，第一，劲儿透不进去；第二，做的时间长了，手就会出现腱鞘炎等问题。

只要身体的气脉畅通，你脚后跟的劲儿就能传到手上。道家的这些功法和《黄帝内经》的内容都是一脉相承的。

我想告诉大家，虽然我们可能达不到真人的境界，但是真人的一些养生方法我们还是可以学习的。第一，呼吸精气，找个空气清新、环境优美的地方多呆一呆，洗洗自己的肺，若是不能天天呆，隔三岔五去一趟也行。

梁冬：起码一年去一两趟。

徐文兵：我的建议是最好一个月去一趟。第二，平时要学会脚后跟着地，独立守神，这对你的气血流动、精神回归都有很大的帮助。

◀ 含胸拔背以后，你会觉得后脊梁发热，且这时脚后跟也着地，就会觉得一股力量从脚下升起来，一直能顶到你的头上，感觉会非常舒服。

◀ 只要身体的气脉畅通，你脚后跟的劲儿就能传到手上。

10. 绷得越久，亏得越多

"肌肉若一"

梁冬：什么是"肌肉若一"？前面你讲过"肌"和"肉"是不一样的，对不对？

徐文兵：对。肌是发力的肉，肉是放松的肌。有的人有"肌"无"肉"，有的人有"肉"无"肌"。有"肌"无"肉"的人有什么反应？肌肉僵硬，老在发力，没有放松。而文武之道是一张一弛，如果一个人老在那儿绷着劲不放松的话，身体肯定受不了。

梁冬：自己累别人也累。

徐文兵：这种人，所表现出来的性格就是老爱跟人较劲。

我治疗过几个病人，他们的肌肉冷、僵、硬，一点穴就剧痛。我说他们腹部的肉有毛病，人家还跟我说这是练腹肌练的。腹肌我见过，那肉是生动活泼的，该发力的时候，团结紧张，硬得像石头；该放松的时候却柔软如婴儿。

老子说"抟气致柔，能婴儿乎"？这叫"肌肉若一"。什么叫"若一"呢？就是等分。我们以前说祭天用的那个玉叫玉璧，有玉的地方古人就叫"肉"，如果玉璧的窟窿小、玉多，就叫"肉比孔多"；如果是做成环状的，那就是孔大肉小；还有一种情况叫"瑗"，就是肉和孔一样大。肌肉若一，是说发力的肌和放松的肉是对等的，绝对不会是光有肉没有肌或者光有肌没有肉。

梁冬：就是黄金搭档一比一。

徐文兵：在练功的状态下，你的身体会知道哪儿该放松、哪儿该紧张，这就恢复到了一种原始、天然、纯真的状态——肌肉若一。

▶ 文武之道是一张一弛，如果一个人老在那儿绷着劲不放松的话，身体肯定受不了。

▶ 腹肌肉是生动活泼的，该发力的时候，团结紧张，硬得像石头；该放松的时候柔软如婴儿。

▶ 肌肉若一，是说发力的肌和放松的肉是对等的，绝对不会是光有肉没有肌或者光有肌没有肉。

梁冬：我还以为是肌肉合一。

徐文兵：我最开始也是这样理解的。后来我一遍遍地读《黄帝内经》，发现越读越有意思，越看能理解的篇章越多，能明白的意思也越深，所以才有了现在的这种理解。

我见过几个大男人，他们的手摸上去软软的，等他一抓你的时候，那双绵软的手就变得比老鹰的爪子都厉害，疼得你彻骨。就像真正打疼人而且打得最疼的不是棍子，而是看似软软的鞭子。

梁冬：真是这样的。

徐文兵：鞭子那么柔软，等它那个末梢发力打在身上的时候，那叫一个疼，因为它把力和气都深深地透进去了。同样的道理，当我们练到肌肉若一的状态时，我们的身体就处于气脉常通的状态。

我记得有个病例，就是我刚才说的练习腹肌的那位男士，他是因为不生育来找我看病的。我告诉他，他的腹部都是阴寒凝滞的死肉，不是腹肌。后来我给他扎针，他痛得不行，这就说明他体内阴寒特别重。

梁冬：这种人会不会扎针都扎不进去啊?

徐文兵：是的，我现在用的都是一次性的针，因为反复使用的针会产生金属疲劳，碰到这种阴寒特别重、肌肉特别死的人容易折进去。

后来，他肚子被扎软了、气脉通了，也生了个女儿，现在女儿都上学了。为什么他的肌肉那么死、那么硬?后来他告诉我，他哥哥在北冰洋汽水厂工作，改革开放前，人们没有可口可乐喝，北京最好喝的饮料就是北冰洋汽水，而他沾哥哥的光常能喝到这种冷饮。症结就在这里，他喝了太多冷饮，最后导致腹部阴寒凝滞。

梁冬：用老子的话来说，什么事情都不见得是好事，是吧?那个时候他觉得肯定很骄傲吧?

徐文兵：特骄傲。我们那会儿看人吃根冰棍儿都觉得挺羡慕，更何况喝汽水。

◀《黄帝内经》，越读越有意思，越看能理解的篇章越多，能明白的意思也越深。

◀ 真正打疼人而且打得最疼的不是棍子，而是看似软软的鞭子。

◀ 喝太多冷饮会导致腹部阴寒凝滞。

11. 我命由我不由天

"故能寿敝天地，无有终时，此其道生"

梁冬："寿敝天地"怎么解释？

徐文兵：这些人的寿命不是度百年乃去了，而是与天地等同。

梁冬：这种说法是不是一种文学表达手法？

徐文兵：以前我也认为是这样的，但现在我觉得可能真有这样的人。民间传说里就有个很著名的道家人物叫张三丰，据说他到现在还活着。

梁冬：我觉得，我们没有办法做更深入的考究，但是"寿敝天地"说明一个人有这种气魄。有些时候我们读一句话不光是看字，也会觉得古人遣词是那么优美。"寿敝天地"，一下子就有了超越天地的感觉。

徐文兵："寿敝天地"，就是地球存在多长时间，我就一直跟她活到多长时间。

梁冬："无有终时，此其道生"，就是与天地同寿，没有终结的时候。

徐文兵：这就是我说的道家追求的最高境界——"我命由我不由天"。"寿敝天地，无有终时"，我们只能"高山仰止，景行行止。虽不能至，心向往之"（《史记·孔子世家》）。

梁冬：这个时候我就觉得以前的同事曹景行先生真的是很有文化，人家爸给他起的名字"景行"，多棒啊！

徐文兵：是他们家有文化。所以读到这本书，读到这一段的时候，我们就说，高山仰止，心向往之。这不是咱们这些肉眼凡胎、凡夫俗子能做到的，但是我们可以去表达一下尊敬

▶"寿敝天地"说明一个人有气魄，一下子就有了超越天地的感觉。

▶"无有终时，此其道生"，就是与天地同寿，没有终结的时候。

▶道家追求的最高境界——"我命由我不由天"。

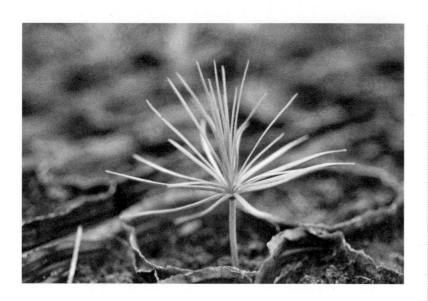

一

切皆有可能。

敬仰之心。

    梁冬：而且这种可能性是存在的。

    徐文兵：让我们无限地向往，觉得活着是多么有希望！一切皆有可能！

    梁冬：我们都能。

12. 真人把握阴阳，至人和于阴阳

"中古之时，有至人者，淳德全道"

▶ 历史上被称作"真人"的人，其实并没有达到"真人"的境界。

徐文兵：历史上被称作"真人"的人，其实并没有达到"真人"的境界，因为他们没有"寿敝天地，无有极时"，或者他们"寿敝天地，无有极时"了我们没有看见。比如孙思邈叫孙真人，他活了一百多岁。

第二个阶段的人叫"至人"，后面有句话"亦归于真人"，很多中国古代的道家达到了第二个境界。第二个境界是什么呢？

梁冬：我来说一下，"中古之时，有至人者"。

徐文兵：就是达到了这个境界的人。

梁冬："淳德全道，和于阴阳"，此处用的不是"把握阴阳"。"调于四时，去世离俗，积精全神，游行天地之间，视听八达之外，此盖益其寿命而强者也，亦归于真人"，就是也属于真人这个级别、属于副处级，所谓副处级其实也是处级。

徐老师稍微给我们解释一下，何谓"淳德全道"？

▶ 道是天地的变化，即自然变化规律。"德"是人的德行、行为。

徐文兵：这个"淳德全道"就涉及到了道德的问题。以前我们反复提到，道是天地的变化，即自然变化规律。"德"是人的德行、行为，如果能做到德符合、接近于"道"的变化，那么就达到了道家追求的最高境界。

▶ 尽可能地、不失真地掌握天地变化的规律，这叫"淳"。"全"就是尽可能地、全面地去掌握规律，让自己所有的思想行为都符合天地的变化。

所谓淳德，就是尽可能地、不失真地淳道。"全"就是尽可能地、全面地去掌握天地变化的规律，让自己所有的思想行为都符合天地的变化。这就是至人能够达到的境界。他不是去提挈天地，不是去影响天地的变化，而是像骑马一样随着马的奔跑起伏，如此去顺应天地的变化。

梁冬：就是说，如果更厉害的真人骑马，他能决定马奔跑的节奏。

徐文兵：他能让马跑、颠，他能决定马的行为的行为。

梁冬：其实跟马的节奏差不多就行啦。所以至人叫"和于阴阳"，真人叫"把握阴阳"。

◀ 如果更厉害的真人骑马，他能决定马奔跑的节奏。

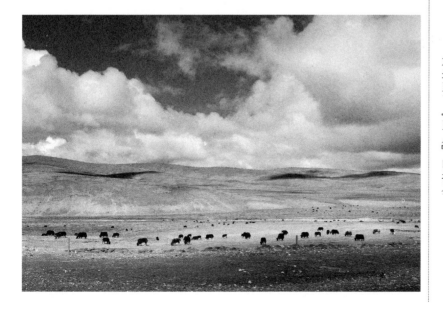

让自己所有的思想行为都符合天地的变化，就达到了『至人』的境界。

319

13.君子和而不同，小人同而不和

"和于阴阳"

徐文兵："把握阴阳"和"和于阴阳"的区别在哪儿？首先是前提不同。

梁冬：和而不同。

徐文兵：孔子有句话叫："君子和而不同，小人同而不和。"就是说，我非要把别人弄成跟我一样，这叫"同"，同化别人。我允许别人跟我不一样，但是我们仍相处得非常融洽，非常和谐，这叫"和"。就好像炒菜，葱姜本来是辛辣的，你又拿葱姜去炒一盘辣椒，这叫"同"。为什么？它们的性质、味道是一样的，都辛辣。相反，当我炒一盘辛辣的东西的时候放点醋，这叫什么？不同，和，但是很好吃。

梁冬：酸辣汤。

> ▶ 醋的酸制约了辛辣的发散，辛辣的发散又平和了酸的收敛，所以这样做出来的饭——和。

徐文兵：醋的酸制约了辛辣的发散，辛辣的发散又平和了酸的收敛，所以这样做出来的东西——和，我们觉得它好吃。

梁冬：和而不同。

徐文兵：虽然不同，但是非常和谐。只有那些幼稚的、思维简单的人才想让别人跟自个儿一样，把别人都改变成他那样的人。

梁冬：徐老师让我想起了一件很有意思的事情，以前有人问我上海和北京有什么不一样？我说你去上海一段时间，会变成上海人；你在北京几十年，却还是你自己，不是北京人。

> ▶ 上海和北京有什么不一样？我说你去上海一段时间，会变成上海人；你在北京几十年，却还是你自己，不是北京人。

徐文兵：但是你在北京呆得很舒服。

梁冬：这就是上海和北京的区别。

徐文兵：现在能做到"和"的人也不多了，都硬撑着要做真人，不是真人却想做真人。什么叫"和"？就是说当敌人强大进攻的时候，我退却，这也是"和"。

梁冬：敌退我进。

徐文兵：如果你不自量力，敌人进你也进，这就叫对着干，"不和"。夫妻拌嘴吵架也一样，丈夫发火了，老婆忍让一下，这叫和；丈夫发火，妻子火更大，这是不和。

所以你看，我们那个阴阳图，它绝对不是平分天下，左一半右一半的，它是阴大的时候阳小；阳大的时候阴小。表面看来不平均，但它绝对是和。

在中国，朋友一起吃饭，大家会抢着付账。但在美国，一起去吃饭，通常付款的时候是ＡＡ制。"咱们一起去吃饭"和"我请你吃饭"是不同的概念，前者是指平均付账，后者就是请客的人掏钱。

比如我说："梁冬，我请你吃饭！"我掏钱。

梁冬：谢啦！

徐文兵：别客气。可能下次梁冬又说："徐老师，咱们一块儿去吃个饭。"就是你掏钱。一年下来算一下账……

梁冬：可能差不多。

徐文兵：差不多还是个平，但是这一年体现出来一个什么？和。

我们现在常说"和谐社会"，请问什么叫"和"？"和"是不一样，"谐"是一样。

"和"允许有不同的生活方式观念，但是不妨碍咱们和平共处，不是说我非得把你干掉。"谐"是什么？共振，共鸣，所谓一个频率，一个声段。所以这个"和于阴阳"，值得我们大家去深入地研究。我觉得现在人很难达到"真人"的境界，但能往"至人"的境界凑一凑。

梁冬：能和于阴阳就很不错了。

◀ 夫妻拌嘴吵架，丈夫发火了，老婆忍让一下，这叫和；丈夫发火，妻子火更大，这是不和。

◀ 阴阳图表面看来不平均，但它绝对是和。

◀ "和"允许有不同的生活方式观念，但是不妨碍咱们和平共处，不是说我非得把你干掉。"谐"是什么？共振，共鸣，所谓一个频率，一个声段。

徐文兵：冬天保暖，夏天别太凉，这也叫和。冬天跑出去受冻，夏天在火炉边烤火加热，那叫同。

梁冬：刚才徐老师您讲的这个"和而不同"真的很有意思。而且它打破了我的一个偏见，很长时间以来，我认为"和"就是一样。

徐文兵："和"的前提是不一样，我们讲五行，五种颜色，它们相生相克，处在一个系统里，非常好。您非要把五行变成一个颜色，把所有的脏腑功能都合为一种，这人就死了。

梁冬：所以夫妻之间还是要有互补的，是吧？

徐文兵：要"和"，别"同"。

梁冬：如果我性情稍微好一点的话，老婆可以凶残一点。

徐文兵：你可以凶残一点。

梁冬：还是老婆凶残一点吧！

▶ 非要把五行变成一个颜色，把所有的脏腑功能都合为一种，这人就死了。

▶ 夫妻之间还是要有互补的，如果老公性情稍微好一点的话，老婆可以凶残一点。

14. "精"是先天的能量

"调于四时，去世离俗，积精全神"

梁冬：什么叫"调于四时"？

徐文兵：这就是我们之前说过的"其知道者，法于阴阳，合于术数"。四时，指四季的变化，即春生、夏长、秋收、冬藏。所谓"调于四时"就是依据四季变化顺应自然生活。

我们可以想想文明的诞生，你看南极和北极，没有太多生物，谈不上文明；赤道太炎热，也没有太多的文明；只有处于北纬40°的温带，这个不凉不热、四季分明的地方，诞生了伟大的文明，比如埃及的金字塔。

看看那些文明古国，巴比伦、希腊、中国等，都处于这个纬度。正所谓地灵人杰，这些四季分明的地方物产丰富，养育出来的人，自然也有非凡的智慧。

可惜的是我们生活在这个四季分明的国度，却不去调，不去适应，还跟它戗着，最后闹得自己成了病人。

梁冬：什么是"去世离俗"？

徐文兵：至人不屑于跟凡夫俗子搅和在一块儿，他们一般远离喧嚣的红尘，在山清水秀的地方呼吸精气，过着隐居的生活。

梁冬：就是做一个令人非常羡慕的农民。

徐文兵：对，不跟你们掺和，不跟你们玩儿。

梁冬：什么叫"积精全神"？

徐文兵：我一般签名送给别人书的时候，都会另外写点儿字，这些字基本都是《黄帝内经》里的话，而且我经常会写到"积精全神"。

◀ 只有处于北纬40°的温带，这个不凉不热、四季分明的地方，诞生了伟大的文明。

◀ 四季分明的地方，诞生了伟大的文明，比如埃及的金字塔。

◀ 至人不屑于跟凡夫俗子搅和在一块儿，他们一般远离喧嚣的红尘，在山清水秀的地方呼吸精气，过着隐居的生活。

▶ 把自己先天的
物质基础——"精"
储存好，这样的
话，你的气才会
足。

　　意思是，把自己先天的物质基础——"精"储存好，这样的话，你的气才会足，气足了以后，你的心神才会得到保全，从而做到敦敏的"敏"。积精全神者，敦敏。虚其心，实其腹；弱其志，强其骨；离中虚，坎中满。

四
季分明的地方养育出来的人，常常具有非凡的智慧。

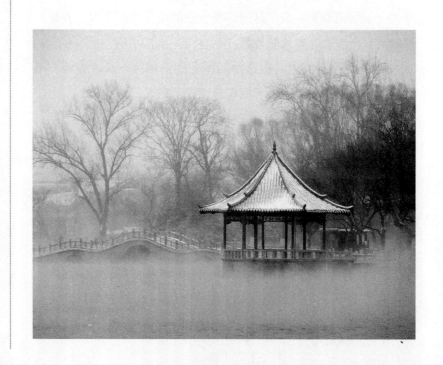

15. 不用奇技淫巧，照样"上天入地"

> "游行天地之间，视听八达之外，此盖益其寿命而强者也，亦归于真人"

梁冬：接下来是"游行天地之间，视听八达之外"。

徐文兵：这句话是"至人"最让人向往的一个状态。很多人可能会问，你没有飞机怎么游？你没有千里眼、顺风耳，怎么看怎么听？这句话就是说，作为一个健康的人，当你达到这种状态以后，是可以出神入化的，你的肉身还在这儿，但是感官和知觉会变得非常敏锐。

有人可能会说，你之前说奇巧淫技不好，但现在有手机多方便多好。我想说，古人不用手机照样能沟通。

梁冬：心神相通，只要你一个眼神肯定。

徐文兵：哪怕没有眼神，就算离得很远，依然是相通的，比如我们经常说的"母子连心"。

梁冬：常常听到有朋友这样跟我说。

徐文兵：那种感应你都想象不到。我们现在把天赋的那么敏锐的东西全丢掉了，以至于我们现在跟人说"你有这个功能"，他都不信："啊？这怎么可能？"

> 我们现在把天赋的那些敏锐的东西全丢掉了。

梁冬：你说别的我不知道，但母子之间的确是有这样的情形。

徐文兵：我妹妹和我妈妈之间就曾发生过这样的事情。以前对这些东西，我就当是封建迷信，全认为是胡说八道。但发生在我妹妹和我妈妈之间的这种沟通，让我觉得原来它是真的存在的。人的神明，就是我们讲的气，它是可以穿越时空的。

> 人的神明，就是我们讲的气，它是可以穿越时空的。

举个例子，过几十年我和梁冬都没了，但是我们的文字还在。它可能在你看过以后还会无止境地往远处走，也许多少年以后某个人又看到了，你说那个人会有什么感觉？

时空宇宙的概念在道家看来，都不是人的一种障碍。你可以不用那些奇技淫巧的东西，但照样能达到这个境界。

梁冬：游行天地之间，视听八达之外。什么叫"八达"？

徐文兵：我们经常说"四通八达"，"八达"指方位。"东、南、西、北"是四方，四方中间又有夹角，所以一共是八个方向。

梁冬：比如"东南方""西北方"等。

徐文兵：插一句题外话，有人希望我能给他诊断、用药，我特别不好意思，因为我没达到"至人"的境界。"至人"是只要病人提供一点信息，他马上就能知道病人患的是什么病，是哪条经络堵了，还是哪儿出问题了，接着就能给出相应的治疗方法。

但我没有这个本事，所以您必须得到我这儿来，经过三部九侯望闻问切之后，才能诊断出病因，给您开方，所以希望大家体谅。

梁冬："此盖益其寿命而强者也，亦归于真人"。

徐文兵："至人"没有狂到"寿敝天地、无有终时"，但是他们会活得很长。

梁冬："此盖益其寿命"的"盖"怎么解？

徐文兵："盖"是原因。就是说，这些人因为能"积精全神"，所以能够活得很长。而且，由于他的精气足，所以他的神明非常敏锐，有"视听八达之外、游行天地之间"的能力。这就是先有物质基础，再有功能，最后达到一种神明的境界。

梁冬：关于什么叫"积精全神"，我突然想起了另外一种比喻。在金融危机之前，巴菲特就把所有的股票卖掉了，他把收回的现金存在银行里。当时很多人都不理解，认为他把钱存在银行里面没什么利息，实在是很浪费。后来，那些买了股票没有及时套现的人全都亏了。自己不亏，人家亏了，此时自己就等于已经在赚钱了。这是不是就叫"积精全神"？

徐文兵：对，没瞎花钱就算挣钱。

▶ 时空宇宙的概念在道家看来，都不是人的一种障碍。你可以不用那些奇技淫巧的东西，照样能达到这个境界。

▶ 由于他的精气足，所以他的神明非常敏锐，有"视听八达之外、游行天地之间"的能力。

▶ 自己不亏，人家亏了，此时自己就已经在赚钱了。

▶ 没瞎花钱就算挣钱。

第十二章
大多数的人都是死于内心的忧患

"患"，上面一个"串"，下面一个"心"，就是心有千千结。

"恚嗔之心"怎么出来的呢？就是你有求于外界而来的。道家讲的是内求，要独立。这种独立首先是指靠自己谋生，不依附于任何人，是生活上的独立。

第二点就是经济上的独立。第三，要达到精神上的独立。在独立、不求人的情况下，你不会产生这种恚嗔之心。相反，如果你不独立，没有这种浩然正气的话，你就会产生埋怨、怨恨或者是愤怒等不良的情绪。大家记住，不良情绪会消耗掉你很多精气。

任何事情发生了，都是可以理解、可以接受的，把可以理解放在第一位，可以接受放在第二位，然后淡然一笑，坦然面对，一切不快就过去了。

经文：

其次有圣人者，处天地之和，从八风之理，适嗜欲于世
俗之间，无恚嗔之心，行不欲离于世，被服章，举不欲
观于俗，外不劳形于事，内无思想之患。

1. 找对自己的好风水

"其次有圣人者，处天地之和，从八风之理"

梁冬：接下来我们说"圣人"，大家常常觉得圣人似乎已经级别很高了，但其实排序是这样的：真人、至人、圣人、贤人，"圣人"只是排在第三位。我觉得只要能做半个圣人就不错了，是吧？

徐文兵："真人"和"至人"都是能影响到天地变化的人，所谓"提挈天地"。

圣人的层次稍差，他是怎么做的？他学得乖巧，他改变不了自然，就顺应自然。他去找适合自己呆的地方，即"天地之和"的地方。所谓"天地之和"就是说天气下降为雨，地气上升为云，圣人会选择去这种四季分明、既不大旱也不大涝的地方呆着。而沙漠、冰寒地带、盐碱地这种寸草不生的地方，肯定不是他们的选择。

另外，圣人还会选择人和的地方。孔子说过，"危邦不居、乱邦不入"。如果一个国家正在打仗，打得一塌糊涂，你去干嘛？躲还来不及呢！如果你是真人，就深入虎穴去改变这个局势，让人们过上幸福安定的生活。圣人没这个力量，他就只能躲开这种战乱、危乱的地方。

以上所讲的是广义上的"处天地之和"；从狭义上来讲，"处天地之和"就是说要应时而动，顺天和，选择适合自己的居处，也就是古代的风水之说。现在人都把风水当封建迷信看待，其实他就是占人的一种朴素的寻找安居乐业环境的一种理论和说法。

> ◀ 圣人的层次稍差，他是怎么做的？他学得乖巧，他改变不了自然，就顺应自然。

> ◀ 圣人会选择去四季分明、既不大旱也不大涝的地方呆着。

> ◀ 现在人都把风水当封建迷信看待，其实他就是古人的一种朴素的寻找安居乐业环境的一种理论和说法。

梁冬：现在有很多的建筑学院也开风水课了。

徐文兵：其实风水对人的心理影响更大。风水师可能没有改变环境，但却通过一些风水理论改变了你的心理。比如说屋子还是这间屋子，但他通过调整摆设，渐渐改变了你的心理。所以我们应该把风水学当成一种人与天地结合在一起的一种心理学、环境学。

梁冬：我们说人与环境的和谐，大家觉得是科学，而说人与天地，他就觉得你有玄虚，所以把握文字真的很有意思。

徐文兵：所以"处天地之和"是一门大学问，是一门讨巧的、乖巧的学问。我觉得我们这些凡夫俗子应该去学一学怎么去找"天地和""人和"的地方呆着。

梁冬：何为"从八风之理"？

徐文兵：就是地理环境。天地之和，重点在天。八风之理就是说我们要看一个地方的风气，"八风"是东南西北再加上那四个夹角。前面我们讲了"视听八达之外"，"至人"能够超乎地理的约束。而圣人呢？他只能看看这儿的风向、风气如何。古代的人有一种望气的学问和本领，那我想问他们是如何望气呢？气是看不见的。

梁冬：可能有些人能看见。

徐文兵：是感觉得到。打个比方，外国领导人来了，看到我们的三军仪仗队。他们看的到底是枪，还是炮呢？都不是，看的是整个军队的气势。尼克松曾专门写文章描述他参观中国军队的感觉，当时解放军穿着那么朴素，就是一颗红星头上戴，革命的红旗挂两边，如此简单的军服，却让尼克松总统看出来一种气势。范增看到刘邦的军队屯在壩上，"吾令人望其气，皆为龙虎。成五采，此天子气也"。

梁冬：《史记》里司马迁是这么说的。

徐文兵：什么叫"望其气，皆为龙虎。成五采"？用检阅

▶ 我们应该把风水学当成一种人与天地结合在一起的一种心理学、环境学。

▶ 凡夫俗子应该去学一学怎么去找"天地和""人和"的地方呆着。

▶ 古代的人是如何望气的呢？

军队来作比，就是能看出这个部队的士气、精神、风貌，有那种不贪小利而要夺天下的气势和气概。在这里，"五采气"是指天子之气。所以范增说不行，我要摆鸿门宴把刘邦这家伙干掉。其实我私底下也觉得这个范增不懂天道，既然望出刘邦有天子气就该赶紧投降。

其实不只是尼克松、范增等人，我们老百姓平时看人，也能看出一个人是喜气洋洋，还是杀气腾腾，或者一脸晦气。

梁冬：范增才不会投降呢，也许他认为自己是真人。

徐文兵：你说对了，他认为自己能改天换地。所以圣人对自己的能力很清楚，既要讲究天地之和，还要顺合于风的变化。

梁冬：风俗，风气。

徐文兵：搞清楚"风"的走向。敏感的人，尽管没见到树叶、烟囱或者旗幡动，他也能感觉到那种能量的流动，他也是在想如何做到"顺"。

圣人的哲学就是什么？顺应，顺应自然的哲学，他不想改变它。大禹治水，发现风到这儿刮不过去，就凿个口儿让它泄出去；洪水到这儿流不动了，就给它移山开地。其实古代的尧、舜、禹就都达到了至人或真人的境界。你想想，在那种年代没有任何大型机械，他靠什么去搬山、填海？去把长江、黄河给疏浚开？那种改天换地的能量是我们现在都不可想象的。

梁冬：是的。不过您刚才说到这个气，让我想起了一个朋友讲的故事。他在一家很著名的管理咨询公司担任顾问。他说自己为企业做管理咨询的时候，从公司走进去，看见前台，然后一直走到老板办公室，一路数着自己的步子，看是二十几步、三十几步、四十几步或五十步，走完就已经知道这个公司有没有成功的机会，如果是很烂的公司他根本不做顾问。

徐文兵：没错。

梁冬：他是做商业管理顾问的，不会像我们一样学习《黄

◀ 敏感的人，尽管没见到树叶、烟囱或者旗幡动，他也能感觉到那种能量的流动，他也是在想如何做到"顺"。

◀ 圣人的哲学就是顺应自然的哲学，他不想改变它。

◀ 在那种年代没有任何大型机械，人是靠什么去搬山、填海？去把长江、黄河给疏浚开？

帝内经》，于是我就问他是怎么做出判断的？他说很简单，第一看前台的女孩子眼神是不是带着欢愉。

徐文兵：待会儿我们还真要讲欢愉。

梁冬：然后在走的过程中，他会看那些员工是愁眉苦脸地上班，还是愉快地工作。

徐文兵：高人！

梁冬：他还会看员工桌子上摆的器物，是不是除了自己的办公用品之外还有些挺有生活情趣的东西，等等。最后，整体的空间感、光线和这些东西、人事整合到一起，他就大概能知道这个公司会有怎样的前景了。

如何最快预测一个公司的前景？

徐文兵：他能说出这些就很不容易了，其实这些都是一种感觉。我也是这样，比如我出去吃饭，进到一个陌生的饭馆，一进去我就能感觉到里面的那种气，有的饭馆会让我扭头就走。

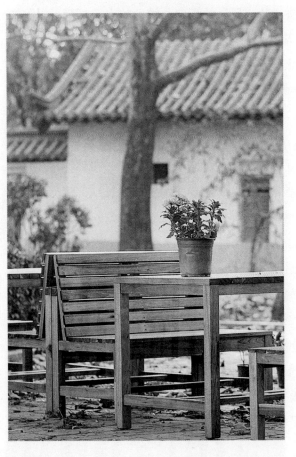

处于任何环境，都有那股影响人的「气」的存在，具有美好正能量的「气」才能让你交到好运。

梁冬：您是如何感受这种饭馆之气的呢？

徐文兵：你进到一个饭馆里面，就会有一种味道扑鼻而来，这是"气"，对吧？然后你得观察那些服务员或者是迎宾接待你或者别人时的步态和举止，你也能感觉到她们的气。做医生时间久了，眼睛比较毒，上下一打眼，就能感觉到很多东西。

梁冬：望闻问切嘛。

徐文兵：所以我说将来如果不做大夫，首先就会选择当厨子。

梁冬：做不了厨子就去当个食客。

徐文兵：去人力资源部当一个工作人员，做面试工作。我们现在看一个人水平如何，都会给他测智力，但我却能看出他的慧力，能看出他背后的那种东西。

梁冬：那股气。

徐文兵：还有情感。很多人是带着一种杀戾、暴戾之气进来的，你公司要招这种人就倒霉了。他那种能量总要找机会爆发的，只不过现在用意识强行压着。

这种能力需要一定的历练。当你达到了"敦敏"的程度时，别人感觉不到的东西你也能感觉到，而且这种"敦敏"是健康人的"敦敏"。好多人是病了、疯了，才有那种异于常人的能力。

比如鲁迅的《狂人日记》里的狂人，他说"赵家的狗又看了我两眼"，那也是"敏"，那个狂人能感觉到狗的眼神也带着力量。

总结一下，圣人"从八风之理"的"理"就是"地理"，就是说圣人会根据风气的变化寻找适合自己的居所，他绝对不在犯冲的地方呆着。

梁冬：就算不能改变天地、不能合于阴阳，起码也要顺应这个节奏。

◀ 做医生时间久了，眼睛比较毒，上下一打眼，就能感觉到很多东西。

◀ 很多人是带着一种杀戾、暴戾之气进来的，你公司要招这种人就倒霉了。他那种能量总要找机会爆发的，只不过现在用意识强行压着。

◀ 当你达到了"敦敏"的程度时，别人感觉不到的东西你也能感觉到，而且这种"敦敏"是健康人的"敦敏"。好多人是病了、疯了，才有那种异于常人的能力。

2.清高不了，就干脆低级趣味

"适嗜欲于世俗之间"

徐文兵：前面我们讲过，"至人""去世离俗"。"至人"不跟普通人一块儿玩，"羞与汝辈为伍"，他自个儿上山呆着去了。为什么上山呆着？你看"神仙"的"仙"字怎么写？

梁冬：一个"山"字加一个"人"字。

徐文兵："山"的反义词是什么？山是凸起的。

梁冬：是"海"吗？

徐文兵：不对，是那个凹下去的物体，山与山之间有什么？

梁冬：谷。

徐文兵：对！你看，一个单立人加一个"谷"念啥？

梁冬：俗。

徐文兵：那"仙人"的反义词是什么？

梁冬：俗人！

徐文兵：完全正确！

梁冬：我觉得我真是白上大学了，不知道哪间小学毕业的。

徐文兵：我觉得我们的小学应该重上一遍。

梁冬：绝对应该！

徐文兵：应该按我们现在这种重拾传统文化的方法，好好认识这些汉字。

梁冬：这会让小学生的父母很自卑的。

徐文兵："至人"是"去世离俗"的。离开喧嚣的红尘，到清静的山上去呆着，呼吸精气。山上的空气新鲜，而且越往上走能量越高。道家有七十二洞天，都是风景极其优美的地方，适合

▶ 我们现在应重拾传统文化，好好认识汉字。

334

人做呼吸吐纳、修道、练丹。

梁冬：现在都被改成了世俗之地。有一些风景名胜还被改造得很恶俗，人声鼎沸。

徐文兵：人造古迹嘛。

梁冬：真是，就搞一些人造巴拿马什么的。

徐文兵：圣人则不那么清高，他跟大家一块儿，所谓"适嗜欲于世俗之间"。我们前面讲过，"美其食，任其服，乐其俗，高下不相慕，其民故曰朴"，这就是普通大众能够追求的境界。

"圣人"有血有肉，有自己的爱好，好喝杯小酒，也可能抽一袋旱烟，也喜欢听个京戏，听个昆曲等。所有作为人的那种爱好，圣人都有，他绝对不把这些摒弃了。而"真人"和"至人"，则把这种爱好当成低级趣味，他们游行于天地之间，达到了出神入化、魂魄离体的那种高超的欢乐境界。

梁冬：我觉得现阶段我做"圣人"就可以了。

徐文兵：我觉得"圣人"是我们努力追求的目标。踮踮脚后跟儿，没准儿就能够得着这种境界。所以一定要"enjoy your life"，"处天地之和，从八方之理"，吃好、喝好，把生活的享受都安排好。

梁冬：吃好、喝好，不让旁边的人难受，也不让他们牵挂。

徐文兵：孔子是非常可爱的一个人，你看人家说什么？"食不厌精，脍不厌细"。孔子对诗、书、礼、乐都深有研究，所以是当之无愧的圣人。只不过后世把孔子刻板地闹成了教条，成了一个死框子，把人家给异化了。真正读读《论语》，看看孔子跟学生们的对话，你会觉得他是一位非常和蔼可亲，有学问、有教养，诲人不倦的长者。

梁冬：我现在逐渐理解孔子的"述而不作"了，就是他认为自己所有的生活原本就是那么随意流淌的。

徐文兵：补充一点，我们后面要讲的"行不欲离于世"其

◀ "圣人"有血有肉，有自己的爱好，好喝杯小酒，也可能抽一袋旱烟，也喜欢听个京戏，听个昆曲等。

◀ 孔子是一位非常和蔼可亲，有学问、有教养，诲人不倦的长者。

实也是"适嗜欲于世俗之间"。行是指他的"作为",是指他可能在这个社会上从事某种职业,甚至可能在某个小的王国、诸候国里担任个一官半职。

梁冬:在单位里做个科长。

徐文兵:你看,孔子在鲁国就当过司寇。

梁冬:"司寇"用现在的话来讲,是个什么职位?

徐文兵:"司寇"类似于现在的司法部长。

梁冬:官还挺大的!

徐文兵:所以他才能杀了少正卯。1972年,我们还小,那时候批林批孔,我觉得挺有意思。因为批林批孔,就印了好多孔子以及儒家学派的著作,还有《三字经》《弟子规》《增广贤文》等,后面标着几个字"供批判用",拿回家以后,我妈却让我把这些文章都背下来。

梁冬:哈哈哈。

徐文兵:好多文章我都背下来了,批林批孔让我知道了孔子。

有一段时间,反对投降派,批《水浒传》,那会儿"四人帮"攻击周总理,说他"架空晁盖"。因为批《水浒传》又印了好多《水浒传》供批判用,我那会儿看《水浒传》痴迷得不得了。人都说少不看《水浒传》,我说少不看《红楼梦》才对。年轻的男人都应该去打打杀杀,是吧?动情太早也不好。

梁冬:我也是在那个时候知道海瑞罢官的,因为海瑞罢官,我们才知道海瑞。

▶ 孔子在鲁国当过司寇,类似于现在的司法部长。

▶ 年轻的男人都应该去打打杀杀,动情太早不好。

3.不良情绪会消耗掉你很多精气

"无恚嗔之心"

梁冬：接下来是"无恚嗔之心"，"恚嗔"这两个字我觉得很有意思。

徐文兵："无恚嗔之心"是什么意思？"恚"是什么？就是心里面充满了愤怒的那种状态。你看，"心腹之患"的"患"，上面一个"串"，下面一个"心"，就是心有千千结。

这个"恚嗔之心"是什么呢？就是怒气的开始。"嗔"是什么？生气以后瞪大眼睛的样子。

梁冬：那为什么一个"口"一个"真"呢？

徐文兵：我也研究过这个问题，还专门请教了一个老师，曾有学佛的老师专门写过文章分析，但是都没有让我觉得特别美好、信服的那种解释。"恚嗔"是怒气的开始，"怒"是憋着怒气，怒气喷涌而出则叫"愤"。

这个"恚嗔之心"怎么出来的呢？就是你有求于外界而来的。道家讲的是内求，要独立。这种独立包括靠自己谋生，不依附于任何人。

梁冬：这是生活上的独立。

徐文兵：第二点就是经济上的独立。第三，要达到精神上的独立。在独立、不求人的情况下，你不会产生这种恚嗔之心。相反，如果你不独立，没有这种浩然正气的话，你就会产生埋怨、怨恨或者是愤怒等不良的情绪。大家记住，不良情绪会消耗掉你很多精气。

梁冬：关键是有些时候，你以为发怒可以伤到别人，其实

◉ 道家讲的是内求，要独立。这种独立包括靠自己谋生，不依附于任何人。

◉ 有些时候，你以为发怒可以伤到别人，其实伤的是自己。

伤的是自己。

徐文兵：为什么会发怒？因为你想不通。

梁冬：不通就会痛。

徐文兵：想不通的人才会生气。生气的人只想着这件事儿为什么会这样，却不想想这件事儿为什么不这样。我在网上看到一个视频叫《赶飞机》，讲的是一位乘客误了点，飞机飞走了，那位乘客就在机场撒泼打滚儿。如果三岁孩子有这样的反应，我们可以理解，但这位乘客是一位都快成老年妇女的人，她这样做就让人无法忍受。

她不接受误了飞机的事实。这种人可能从小就被人惯坏了，一直都是别人等她，别人让着她，一看飞机把她行李卸下来了，她的"恚嗔之心"就起来了，最后变成了暴怒、愤怒。

梁冬：其实我觉得应该对她表示同情，或者说为她感到悲悯。

徐文兵：这个人实在是病得很厉害。她气脉不通，所以才会有恚嗔。任何事情发生了，都是可以理解、可以接受的，把可以理解放在第一位，可以接受放在第二位，然后淡然一笑，坦然面对，一切不快就过去了。

梁冬：如果境界再高一点的话，可以小手指轻轻一拨，化害为利，那就是真人的境界。

▶ 想不通的人才会生气。生气的人只想着这件事儿为什么会这样，却不想想这件事儿为什么不这样。

▶ 任何事情发生了，都是可以理解、可以接受的，把可以理解放在第一位，可以接受放在第二位，然后淡然一笑，坦然面对，一切不快就过去了。

▶ 如果境界再高一点的话，可以小手指轻轻一拨，化害为利，那就是真人的境界。

4. 修行要在红尘中

"行不欲离于世, 被服章, 举不欲观于俗"

梁冬：继续讲，徐老师，这个"被服章"的"被"是念"bèi"吗？

徐文兵：对，这个后来考证是个错解，错解就是，它夹在了"行不欲离于世"和下一句叫"举不欲观于俗"之间。我们就把这个"被服章"去掉，直接看看这个排比句。

梁冬："行不欲离于世，举不欲观于俗"。

徐文兵：所谓"行不欲离于世"就是我们现在说的"大隐隐于市"，真正的圣人，不会跑到山里面去修行，而是在红尘修行。有的人虽然在山里修行，但心里想的仍然是红尘世界。有的人虽然入世，生活在广大人民群众当中，但他们在做一些利己、利人的事情。

> ◉ 真正的圣人，不会跑到山里面去，而是在红尘修行。

梁冬：徐老师，能不能一字一句地讲解一下到底什么叫"举不欲观于俗"？

徐文兵：前面提到过"行不欲离于世"，"行"是行走。"举"是抬头，我们现在经常说"举办"什么活动，也是由这个字引申出来的。"观于俗"的"俗"，说的是广大劳动人民，不是巫，不是有沟通天地鬼神本领的那种有高级智慧的人。"俗"是广大劳动人民遵循的那种朴素的生活风俗习惯。

圣人能接受当地的风土人情，能融入这个社会，还跟大家一块儿生活、工作，但是他的个人爱好、修为，可能和老百姓还是有点儿区别的，不可能完全跟众人一样。

> ◉ 圣人能接受当地的风土人情，能融入这个社会，还跟大家一块儿生活、工作，但是他的个人爱好、修为，可能和老百姓还是有点儿区别的，不可能完全跟众人一样。

比如，二人转是大俗的艺术形式，有人说宁舍一顿饭、不舍二人转。这句话倒不是说二人转多么高雅吸引人，而是指很多人为了听一些带有一些黄色性质、低俗的二人转，就不愿意吃饭了。如果让一个修炼到圣人境界的人去听那种庸俗的段子，去看、发黄色短信，他是绝对不会这么做的，因为他跟大家还是有点儿区别的。

梁冬：圣人的身体在民间，灵魂却在高处。

圣人的身体在民间，灵魂却在高处。

大俗和大雅其实是可以和谐统一的。

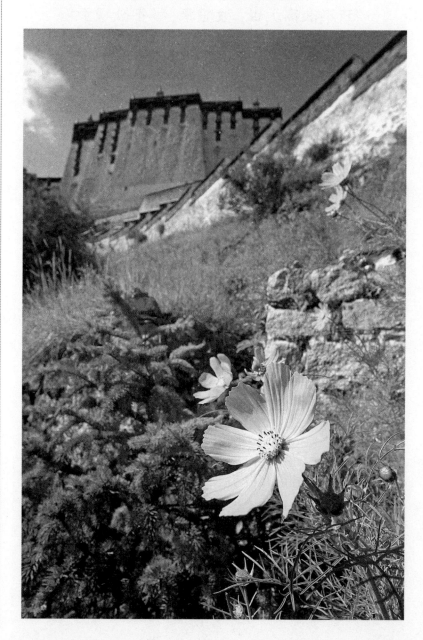

340

5. 想不开的人叫"愚",想不通的人叫"患"

"外不劳形于事，内无思想之患"

梁冬："外不劳形于事，内无思想之患"，这句话大家都应该能理解。

徐文兵：不一定。

梁冬：为什么？

徐文兵："外不劳形于事"，就是说不会为某件事把自己的身体搞得很累。

梁冬：不瞎折腾。

徐文兵："劳"是什么？"劳"是指工作得过头、过度了，身体筋疲力尽的状态。圣人绝对不会为某件事奔波劳累得吐血。而我们现在很多人却追求"劳"。

梁冬：深更半夜去健身房跑步。

徐文兵：打球出一身臭汗，然后一头栽在床上大口大口地喘气，我说这叫作践自己——自虐。

梁冬：比这更糟糕的是运动完之后一头栽到冷水里面洗澡，疯了！

徐文兵：我们说"从八风之理"，他那种行为叫"逆八风之理"。

"劳形于事"讲的主要是身体的劳累，在都市里面，很多人都在摧残自己的身体。下一句是"内无思想之患"。上面说"无恚嗔之心"，下边叫"无思想之患"，"思"和"想"不一样。

梁冬：到底有什么不一样呢？

徐文兵："思"和"想"下面都带"心"，"思"的篆体字

> ◁ "劳"是指工作得过头、过度了，身体筋疲力尽的状态。

> ◁ 圣人绝对不会为某件事奔波劳累得吐血。

> ◁ 在都市里面，很多人都在摧残自己的身体。

"&" 上面是一个"囟门"的"囟"。

梁冬：什么叫"囟门"？

徐文兵：小孩刚生下来时，他脑袋顶上没闭合，还忽闪忽闪的。他后天吃的奶化为精髓填充脑髓，脑袋逐渐长大，头顶上的这个"囟门"就慢慢闭合了。这个"囟"是指脑子，和"心"组合在一起，就是"思想"的"思"。

▶ "思"是既动脑，又动心。动脑是理性思维，动心是感性思维。

所以"思"是指什么？"思"是既动脑，又动心。动脑是理性思维，动心是感性思维。所以我经常跟学生们说，生活在这个世界上，多动脑子少动心。脑子是冷静的、心是热的，任何事情来了，先用理性的分析去考量一下。

接着讲"想"。"思"是自己的心和脑在循环，是考虑自己；"想"是想别的，外面的事情。"思"是不及物动词，"想"是及物动词，我们说"我想你"，不能说"我思你"。

梁冬："我思故我在"，就是得精神内守。

徐文兵：对，反思！

梁冬：精神内守，反思自我内省，我才存在，否则我就不存在了。

▶ 经常要保持心和脑有个交流。脑髓化成了肾精，下降到丹田，化成了肾气，肾气再返到心里面化成了心神，这是一个循环的过程。

徐文兵：经常要保持心和脑有个交流，这是中医讲的。脑髓化成了肾精，下降到丹田，化成了肾气，肾气再返到心里面化成了心神，这是一个循环的过程，叫"思"。想不开的人叫"愚"，想不通的人就叫"患"。这个"患"，我们前面讲过。

梁冬：心有千千结。

徐文兵：心上面堵了一串儿东西，想不通。很多人就是想不通，凭什么这样？他为什么这么对我？我为什么就没被提拔当副处？我为什么就转不了正？等等。

▶ 思想之患开始是个无形的存在，是个念头，时间长了，就开始有气，变成气郁了。

这就是思想之患，而且这种患，开始是个无形的存在，是个念头，时间长了，就开始有气，变成气郁了。

气郁时间长了身体就开始有结了，成了能摸到的有形物质，可能是个良性的瘤，以后可能变成一个恶性的肿瘤。这个肿瘤从哪儿来？人的疾病从哪儿来的？都来自于内在的"患"。我觉得现代人被病毒细菌杀死的少，而被这种内在的结患杀死的很多。

梁冬：所以，有些时候，大家可以摸一下手脚，如果按脚的时候总是有"咯咯咯"的小小结粒，那就说明你身体里已经有郁结了。

徐文兵：老子说过一句话叫"吾之所大患为吾有身，及吾无身，何患之有？"意思是，如果我把身体修炼得气脉畅通的话，怎么可能有患呢？再修行到更高的境界，可以出神入化的话，连肉身都可以不要，那就达到了一个完全自由的境界。

梁冬：这些话，乍一听之下，还真以为你在宣传封建迷信，但是结合了上下文之后，我觉得是有道理的。

徐文兵：当然有。前面讲的是肉体，后面讲的是思想。

梁冬：很多人想不开，其实真的不是道德问题，而关键在于智力问题，他不明白这个事儿，明白了就不会天天那么折腾了。

徐文兵：还有就是慧力问题。

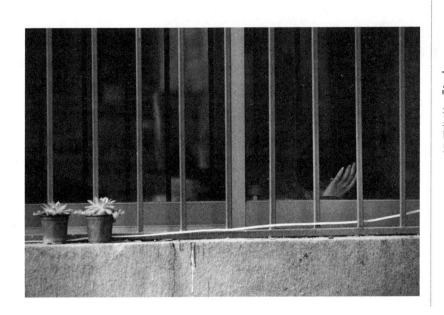

◖ 人的疾病从哪儿来的？都来自于内在的"患"。我觉得现代人被病毒细菌杀死的少，而被这种内在的结患杀死的很多。

◖ 很多人想不开，其实真的不是道德问题，而关键在于智力问题，他不明白这个事儿，明白了就不会天天那么折腾了。

现代人被病毒细菌杀死的少，而被内在的『患』杀死的多。

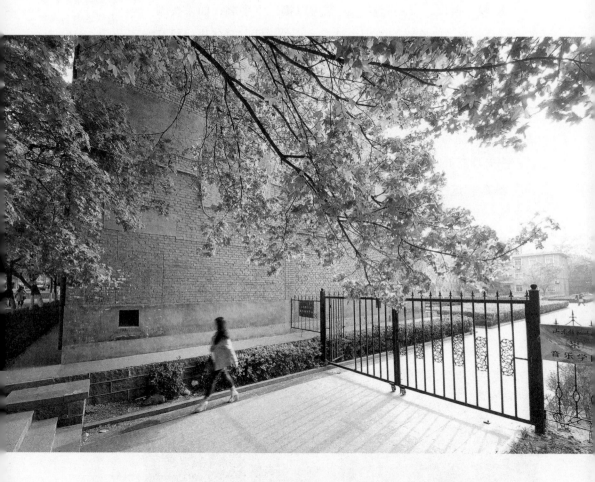

他者即地狱，人跟人没有可比性。你是天造地化出来的这么一个优秀的产物，你有你的个性，你有你的独立性。但是，很多人陷入了集体无意识之中，跟着潮流走，人云亦云。

我们经常把一些客观存在当成了主观感觉，不对！只有人的心神对物质的体会才是最接近真相的，所以大家要相信自己的心。

第十三章
《黄帝内经》是一只金饭碗

我们现代人把自己摧残扭曲，甚至变态近乎病态疯狂，不是为了自得，是为了让他得。

我从小跟母亲一块学中医，做的第一件事就是替妈妈抄很多医书，而且抄的第一本就是《黄帝内经》，这件事让我获益匪浅。

经过了人生的一些挫折、起伏、悲欢离合以后，突然有一天，我又拿起《黄帝内经》，一看，就想流眼泪。为什么？古人都跟你说了，这是怎么回事儿，该怎么应对；如果应对不好就会得什么病，你不依照着做才导致了恶果。

我突然发现，自己这么多年都是捧着金饭碗在要饭。

经文：

以恬愉为务，以自得为功，形体不敝，精神不散，亦可以百数。其次有贤人者，法则天地，象似日月，辨列星辰，逆从阴阳，分别四时，将从上古合同于道，亦可使益寿而有极时。

1. 性生活带来的欢悦叫"愉"

"以恬愉为务"

徐文兵：说到"以恬愉为务"，我特别要讲一讲这个有意思的字"愉"。

梁冬："欢愉"的"愉"，"愉快"的"愉"。

徐文兵：请问"愉"是什么意思？

梁冬：这个学问大啦！我知道很多意思，就是讲不出来，但这个"愉"有愉快的意思。

徐文兵："愉"是"愉"，"快"是"快"，两个字的意思不一样。《黄帝内经》讲"恬愉为务"，是说那种不懂养生的人"务快其心"。所以你不能说"愉"就是"愉快"。

我专门研究过这些带"忄"，还有"心"的汉字，老师教了以后我们都知道它大概是什么意思。比如，"取悦"的"悦"、"愉快"的"愉"、"心旷神怡"的"怡"，似乎意思都差不多。

梁冬：高兴的意思。

徐文兵：为什么高兴？这三个放一块儿有什么区别？这就没人给我们讲了。

梁冬：主要是老师也不太懂。

徐文兵：我专门研究了一下"愉"，它是"忄"偏旁，通心了。这个"愉快"的"愉"金文是"🔣"，上面原来不是个"人"，而是个"△"。

梁冬：是一个人一横，其实就是个三角。

徐文兵：而且这个三角是尖儿冲上的，研究古代汉字就知道，汉字有很多生殖崇拜的符号，三角这个角儿冲上另有意义。

◀ 汉字有很多生殖崇拜的符号，三角这个角儿冲上另有意义。

梁冬：是男性？

徐文兵：对，角冲下的是女性。"俞"上面是个三角，下面左边是个月，什么意思？

梁冬："月"指肉。

徐文兵：本来"月"的右边不是"刂"，而是"彡"。男性，攻击，肉，出水，什么意思？

梁冬：就是 HAPPY！

徐文兵：所以"愉"在古代是专门指性生活带来的欢悦感觉。

梁冬：所以不能随便说我今天很愉快。

徐文兵：如果你真"愉"了的话就这么说。所以《诗经》里面有很多词描写说"愉愉如也"，"愉"是通过性爱方式达到欢乐的那种状态，它不见得"快"。

梁冬：圣人追求大众享受。

徐文兵：一是前面讲到的心安理得、恬不知耻、恬淡虚无，还有就是"愉"。道家由此发展出另一门学问叫"研究房中"。为什么要研究房中呢？因为它为务，把它当成自己的任务。

梁冬：所以我个人还是比较喜欢道家的。

徐文兵：所有人都应该喜欢道家。

梁冬：但是道家常常受到很多来自于外在的压抑。这种压抑其实还是自己内心不够充实和不够有慧力的一种体现。

徐文兵：有的人对于我解释的"愉"有不同意见，觉得难以理解。我再给大家举个例子。古代的字的构造都有同根同源，比如带"俞"的字都有相同的道理。"榆树"的"榆"也带有"俞"，为什么老榆木叫榆树？因为吃完榆树的皮和榆钱儿以后，人会产生欢悦的感觉，然后美美睡一觉，所以叫"榆树"。

梁冬：为什么我们现在没得吃了呢？

徐文兵：因为被人拔光了。古代没有饭吃的时候，穷人就扒榆树皮磨成粉吃，而有饭吃的时候，榆树皮都让人拿去做药了。

你再看故宫的大门，都有门钉，上九横下九竖，共八十一颗。那个门钉用一个汉字来说就叫"窬"，上面一个穴位的"穴"，底下一个"俞"。男性生殖器符号突起的象征，也叫"窬"。

带"俞"的最有意思的一个字是"偷东西"的"偷"，左边一个单人旁，右边一个"俞"，为什么它不发"俞"的音？说文解字上说，"偷"即行苟且之事。

梁冬：所以古代的"偷"，不是一般意义上的偷双鞋、偷根玉米之类的。

徐文兵：在古代，这个"偷"专指"偷情"。所谓"偷情""偷汉子""偷人"，是非正当的苟且，所以叫"偷"。

◀ 在古代，"偷"专指"偷情"。

为什么孔乙己说读书人偷书不叫"偷"，叫"窃"。孔乙己真是个有文化的知识分子，他知道茴香豆的"茴"有四种写法，知道"偷"专指"偷人"。

◀ 孔乙己真是个有文化的知识分子。

梁冬：难怪古人说"妻不如妾，妾不如偷"。

徐文兵：偷不如偷不着。

梁冬：有意思，但那是古代封建的错误思想。

徐文兵：我们研究《黄帝内经》的医学和哲学思想，不应该回避这个事情。这是很正常的，我们不能像宋明的腐儒一样说什么"饿死事小，失节事大"，连做爱的时候，还不说自己做爱，说什么"非为色也，是为后也"，意思是我可不是为了"愉"，而是为了繁殖后代，因为"不孝有三，无后为大。"这些迂腐理论把人拧巴扭曲变态了，真假！

◀ 我们不能像宋明的腐儒一样，连做爱的时候，还不说自己做爱，而是为了繁殖后代，这些迂腐理论把人拧巴扭曲变态了。

梁冬：圣人是以"恬愉为务"，为了给自己的生活带来快乐，他还专门琢磨、研究这件事情。

2. 缺什么不能缺"自得"

"以自得为功"

徐文兵："自得"是我们现代人最欠缺的。很多人说，"我应该怎么做事儿？"我说，你是要做给别人看，还是为了让自己高兴？我们现代人把自己摧残扭曲，甚至变态得近乎病态疯狂，目的是什么？不是为了自得，是为了让他得。

大冬天穿个裙子自个儿冻得瑟瑟发抖，甚至麻木了，为什么呀？让别人看着高兴。别人高兴，她自个儿也高兴。

自得是什么？自己精神独立、经济独立，能够赡养自己。

可我们现在很多人是为名利而奔波，奋斗到死。回过头来仔细想一想，"名"是什么？"名"是别人对你的评价，好名声、坏名声都是。如果你的自我认同、自我评价很高，能够自得的话，还在乎别人说你什么吗？

别人骂你，无所谓；别人把你捧到天上，对你也没有影响，所以你也就不在乎名了。不会别人说你好，你就一下高兴地陷进去；别人说你不好，你就郁闷得要死。

没有自得的人会在乎名，很多人说自己不在乎名，我觉得应该先考察一下，他有没有这种自得的本领。如果没有，他就是在说假话。

梁冬：其实要做到"自得"，不在乎名，真的很不容易。举个最简单的例子，咱们自己也经常在网上搜一搜自己的名字，看看别人怎么评价我们，是吧？

徐文兵：关注别人的评价，并不代表我们一定会被这些评价影响。如果没有这些评价，没有这些人说我们好，我们是不是

▶ 我们现代人把自己摧残扭曲，甚至变态近乎病态疯狂，不是为了自得，是为了让他得。

▶ 别人骂你，无所谓；别人把你捧到天上，对你也没有影响，所以你也就不在乎名了。

▶ 没有自得的人会在乎名，很多人说自己不在乎名，我觉得应该先考察一下，他有没有这种自得的本领。如果没有，他就是在说假话。

就活得不快乐了？如果真的是那样，那咱们就是傻帽。如果咱们在有自我评价的前提下，看到别人认同我们，就会觉得锦上添花。就是年三十儿搂草打兔子，有它没它你都要过年，我们不能因为没这个"兔子"就不过年，就不活了。

有的人刚好相反，你不给我个名分，不给我个什么称号，我就不行了。我对这种人的评价是没成年。

我们做事情都要挣钱，要谋利益，"利"是什么？别人给你的好处。如果别人不给你，你自己能跟天地索取的话，你还会不会在乎别人给不给你？当然不会。

梁冬：建立自我小循环。

徐文兵：所以，我说自我独立、自我宽慰、赡养自己的本事，是每个人都应该具备的。有了这个前提，你再说不在乎名，那我就相信你。

梁冬：否则就是假的。

徐文兵：真假！

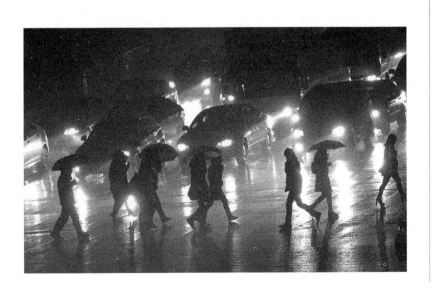

◁ 我们做事情都要挣钱，要谋利益，"利"是什么？别人给你的好处。如果别人不给你，你自己能跟天地索取的话，你还会不会在乎别人给不给你？当然不会。

◁ 自我独立、自我宽慰、赡养自己的本事，是每个人都应该具备的。有了这个前提，你再说不在乎名，那我就相信你。

有的人一生都不是为自己活着，而是为身外人、身外事活着。

3. 他者即地狱，人跟人没有可比性

梁冬：萨特说过："他者即地狱。"我觉得，用您的话来解释这句话，再合适不过。就是说，如果用别人的给予，别人的标准来对自我进行评价，就跟到地狱是一样的。

徐文兵：没错，因为人跟人没有可比性。你是天造地化出来的一个优秀产物，你有你的个性，有你的独立性。但是很多人陷入了集体无意识之中，跟着潮流走，人云亦云。举个例子，一个老师想管这孩子，通常会采用这样的方法：第一，封她当个小组长；第二，奖给她一个苹果。结果孩子为了得到这种名利，就会孜孜以求。有的人一生都不是为自己活着，而是为身外的名利活着。

所以我说脚后跟着地，自己解决吃穿住的问题，剩下的事情以后再说。如果这个解决不了，那就跟蘑菇长在树上一样，一辈子依附于别人。你说怎么自得？

梁冬：什么叫"以自得为功"呢？

徐文兵：我们经常说练功夫，"外练筋骨皮，内练一口气""练武不练功，到老一场空"，这个"功"专指"气"的循环。什么叫自得？我把肾精化成肾气，然后我的肾气去养心神，整个一个小周天，这叫"功"。没这个本事，那只能去打激素了。

梁冬：也就是"可持续的自我发展"。

徐文兵：你天生就有这种能力，干嘛依赖别人呢？只有快死的人，为了急救才打一针强心针，打一针肾上腺素。

梁冬：所以，如果别人不表扬自己，一定要自我表扬，这个就叫做"自我循环"。

徐文兵：关于"自得为功"，我再补充几句。我们刚才说

▶ 你是天造地化出来的一个优秀产物，你有你的个性，有你的独立性。但是很多人陷入了集体无意识之中，跟着潮流走，人云亦云。

▶ 如果别人不表扬自己，一定要自我表扬，这个就叫做"自我循环"。

名声、利益、地位、荣誉等都是名。"自得为功"就是说我自己能生产出生理上需要的所有的东西。比如,"干燥综合症"——眼睛干怎么办?

梁冬:滴眼药水!

徐文兵:人工泪液! 你说的这种眼药水,每天晚上睡觉前要上闹钟,隔 2 个小时就得滴一下,否则第二天眼睛角膜就磨坏了。这叫自得吗?

梁冬:当然不是。

徐文兵:再比如,唾液分泌少,吃东西都得掺水、拌汤,要不然咽不下去。没有唾液了,牙齿也没有得到保护和滋润,结果牙齿碎成一片一片,掉了。这叫自得吗?

梁冬:不叫。也有人工唾液吧? 这种情况还很多,有的女性性交疼痛,因为阴道没有润滑,于是去打一种液体,那跟自身分泌的是一回事儿吗? 感觉一样吗? 这也不是自得。

◀ 有的女性性交疼痛,因为阴道没有润滑,于是去打一种液体,那跟自身分泌的是一回事儿吗?

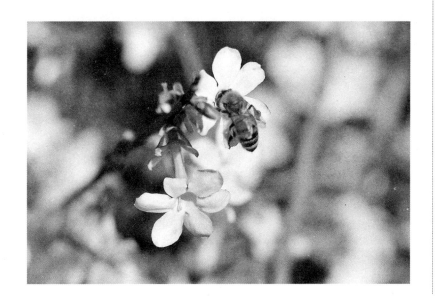

只有最原生态的「自得」,才能给你带来真正的快乐。

▶ 当一个人拥有能够完成生理、心理上的自我修复、疗养的本事时，他就能自得其乐。这是一种很高的境界。

▶ 观察一个人健康不健康，最好的办法就是把他关到一个屋子里呆一天，看他会有什么样的状态。

当一个人拥有能够完成生理、心理上的自我修复、疗养的本事时，他就能自得其乐。这是一种很高的境界。

徐文兵：我们经常说慎独，观察一个人健康不健康，最好的办法就是把他关到一个屋子里呆一天，看他会有什么样的状态。

梁冬：我记得《万象》上面曾经有一个很有趣的事，话说某导演挑选男演员时，发现旁边陪这个男演员来的那个女孩子很有意思，坐在那里，既不瞻天望地，又不看手机，更没有手足无措，她就那样舒服而安静地坐着。

后来这个女孩子成了那个导演的妻子。这个女孩子的表现，让导演感到欣喜。你想想看，如果有一个人约你在西单图书大厦门口等，你还没有到，而她没有浑身毛焦火辣的感觉，只是很舒服地站在那里，独立守神，这就是"慎独"。"慎独"是一种特别优雅的气质。

徐文兵：它是那种非常健康的人流露出来的气质，让人感觉非常舒服。

4.精神千万不能"泄"

"形体不敝，精神不散，亦可以百数"

梁冬："形体不敝，精神不散"，这个"不敝"是指什么？

徐文兵："敝"是坏了的意思。

梁冬：麻痹，腐败。

徐文兵："麻痹"的"痹"跟"敝"不一样。比如，屋顶上的瓦坏了，漏了个洞，就叫"敝"。所以"形体不敝"指的是肉体、肉身没有损伤，也就是不摧残自己的身体，让身体不残、不缺、不伪、不废。

以前有个典故叫"楚王好细腰，宫中多饿死"，说的是后宫的女人为了讨好楚王拼命节食，结果很多人饿死了，这些人的身体就有"敝"。现在很多女性为了凸显身材，穿紧身衣，箍钢筋，把自己的身体勒成那么个条儿，目的是什么？

梁冬：讨好别人。

徐文兵：结果自己闹了个气血瘀滞，这就叫自我摧残。而圣人怎么做？爱惜自己的身体发肤，使它不被损坏、不被摧残。在这个基础上，他们才能做到"精神不散"。

梁冬：您讲"敝"的时候，举了个例子说房顶上的瓦烂了也叫"敝"。那是不是就是说，身体像气球一样，它有孔也就是坏了之后，人的精神就会跑了？

徐文兵：就是泄了。我们有个问题没说完，就是"泄"和"泻"字有什么区别？"泄"指的是无形的"神"和"气"的损失。比如我们说"泄气"了，用的就是"泄"。

梁冬：就是一下子斗志没有了。

▶ 现在很多女性为了凸显身材，穿紧身衣，箍钢筋，把自己的身体勒成那么个条儿，结果自己闹了个气血瘀滞，这就叫自我摧残。

▶ 身体像气球一样，它有孔也就是坏了之后，人的精神就会跑了？

▶ "泄"指的是无形的"神"和"气"的损失。

徐文兵：无形的能量或者是精神的损失用"泄"。"腹泻""一泻千里"针对的是有形的物质。"泄"和"泻"两个字连在一块儿用，也就是"泄泻"，意思是说你既损失了物质，又损失了能量。

梁冬：那我想请问，放屁算是泄气？算是无形的还是有形的？

徐文兵：无形的，你看不见它。古代民俗有句话叫"好汉经不住三泡稀"，就是人拉肚子"泻"了三次之后，整个人就浑身疲软无力，泄了气了。你要是光从物质的角度来说，好像排出的都是没用的糟粕物质，但你没有看到无形的能量的损失。所以古代抢救垂死的病人，第一件事儿是干嘛？

梁冬：不让他大便？

徐文兵：对，堵肛门，用一个软木塞子一样的东西，先把肛门塞住，就怕他泄气，为什么？古代中医将肛门称为"魄门"，意思是魂魄从那儿泄，所以先把那儿塞住。

▶ "腹泻""一泻千里"针对的是有形的物质。

▶ 拉肚子你要是光从物质的角度来说，好像排出的都是没用的糟粕物质，但你没有看到无形的能量的损失。

▶ 古代抢救垂死的病人，第一件事儿是堵肛门。

身体受到伤害，也会造成无形的能量或者是精神的损失。

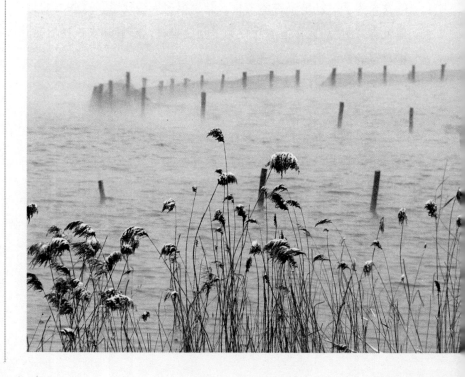

梁冬：是不是放屁太多的人魄力不足？

徐文兵：可以这么说。魄力不足的人是什么样的？你可以趁他晚上睡觉时考察一个人的魄力。因为人睡觉以后，魂休息了，魄在工作，所以到晚上，那些打呼噜的、心跳骤停的或者憋不住尿的人，魄力都不足。

另外，"魄力"也指人的本能反应，它是人的高级神经反射。比如，你的手碰到一个热杯子，你想都不想立刻把手拿开了，这就叫"魄力"。魄力不足的人，恐怕得等手烫熟了才会意识到。

梁冬：我觉得这样的学习真的是太有趣味，太有快感了。

徐文兵：很多人说我们身体是个臭皮囊，臭不臭再说，它的确是个皮囊。这个皮囊如果没有漏洞、不漏精、不漏气、不漏神……

梁冬：它就能绷着。

徐文兵：你就能活着，能达到圣人的境界。如果皮囊破了，里面的精、气、神都漏了，那我们就"年半百而动作皆衰"了。

梁冬：如果是"形体不敝，精神不散"，那么我们能"亦可以百数"，就是说能活到上百岁。

徐文兵：所以要学会用"神"，也就是要按照四季昼夜的变化去调整自己的生物钟和节律。你老跟它戗着，白天睡，晚上熬夜，这就叫"逆"，形体就会"敝"。

◀ 放屁太多的人魄力不足？

◀ 考察一个人的魄力可以趁他晚上睡觉时。

◀ 如果身体皮囊破了，里面的精、气、神都漏了，那我们就"年半百而动作皆衰"了。

5. 聚"神"就能做出很多牛逼的事情来

徐文兵：我们说要"聚精会神"，你把"神"聚到一块儿就好像用一个凸透镜、放大镜把太阳光聚到一个点儿上，能把东西烧着了一样，聚"神"就能做出很多匪夷所思的事情来。

我们现在很多人都相信自己的意识，其实意识不是"神"。"神"是天赋的一种本能，你要学会用它。大家都知道，射击运动员能百步穿杨，有人可能认为这些运动员的眼神特别好，其实不是的。

比如奥运冠军王义夫，他是个近视眼，他能在十米之外看见那个靶心吗？当然不能！那么他靠什么打？他说自己靠的是感觉。感觉是什么？感觉就是用你的"神"去体会那个靶子在哪儿，然后调自己的呼吸，聚精会神地感受。

周围人不能喧闹，不能影响他，然后他会在某个时刻突然射击靶心。不知你注意到没有，足球队的前锋射门那一瞬间，他的眼睛是睁着还是闭着？

梁冬：闭着的。

徐文兵：对，他绝对不是瞪大眼睛看对方的守门员在哪儿，球门在哪儿，哪儿有孔，没有！他闭着眼睛，用"神"的本能反应去体会这些。所以我们说某个守门员神了，如有神助，把所有球都扑出去了，这都是本能，都是用神。这种"神"怎么用？第一，不能让它散掉；第二，学会把它聚集起来。

梁冬：毛主席曾说过"伤其十指，不如断其一指"。

▶ "神"是天赋的一种本能，你要学会用它。

▶ 奥运射击冠军王义夫，其实是个近视眼，他说自己打靶靠的是感觉。

▶ 足球队的前锋射门那一瞬间，他的眼睛是睁着还是闭着？

6. "像"是客观存在，"象"是主观感觉

"其次有贤人者，法则天地，象似日月"

梁冬：现在我们要讲贤人。贤人"法则天地，象似日月，辨列星辰，逆从阴阳，分别四时"，看起来贤人算是 level 比较低一点的。

徐文兵：对，我们经常说孔子是圣人，他的弟子叫七十二贤人，我们就追比圣贤。圣贤都是地位很高的人，他们一般都能活到接近天年的岁数，孔子活到 73 岁，亚圣孟子活到 84 岁。

梁冬：那个时候，84 岁已经很长寿了。

徐文兵：那时候的人夭折率很高，平均寿命才三十多岁，孔子、孟子这些人能活到这么大岁数已经很不容易了。

而且还立德、立言、立功，做了那么多事情，是吧？我们说，孔子是圣人，孟子是亚圣，而追随他们学习的这些学生也达到了贤人的境界。那么，贤人的境界究竟是什么样的？

梁冬："法则天地，象似日月"。

徐文兵：天的变化叫"道"，地形成的变化叫"理"，人制定出来的规则就叫"法则"。

梁冬："法"和"则"有什么不一样？

徐文兵："法"和"则"都是人定的。"法"随天，"则"随地，就像"圆"随天，"规"随地。

梁冬：会不会有另外一种可能，就是"法"随地，你看水是跟着地形走的，"氵"加一个"去"字，水去为"法"。所以，我觉得"法"是不是有可能是跟随这个地形而来的。

徐文兵：这个值得研究，古人"立言"，每个字都是字斟

> 贤人算是 level 比较低一点的。

> 孔子活到 73 岁，亚圣孟子活到 84 岁。

> 孔孟时候的人夭折率很高，平均寿命才三十多岁。

句酌的。

梁冬：力透纸背。

徐文兵：所以这个"法则天地"，就是根据天道、地理的变化来制定人的行为规则——法则。我们平时说的"日出而作，日入而息""负阴抱阳，面南背北"等，都是根据阴阳天地的变化制定出来的，干这些事儿的人是谁呢？就好像有一个具体的实践的人去把这些落实到条文上。

梁冬：对，就是 manager，经理。他干的就是这些事儿。

徐文兵：这个"天象"的"象"很有意思。

梁冬：怎么个有意思法？

徐文兵：请问什么叫"象"？

梁冬："仿效"的意思是吧？

徐文兵："象"是这样的。"象"加一个"木"，就是"橡"，加一个单人旁就是"像"。去看一个画像，用的是"像"。请问"像"和"象"有什么区别？

梁冬：我其实无法回答这个问题。

徐文兵：其实它的奥秘也就在这儿。你看，医生把 X 光片叫什么？

梁冬：叫"像"。

徐文兵：面对着同一个像，住院医生说："这是肺癌。"主治医生说："不是，这是钙化的结核病灶。"然后一群老教授说："这就是抽烟多了，肺纹理纤维化了，有口痰在那儿堵着没排出来。"这三个结论叫什么？

梁冬：叫"象"。

徐文兵：这个"象"是真相，是发自内心的一种唯心的判断，是客观存在的。

"像"是客观存在，"象"是主观感觉。所以面对同一个"像"，大家产生了不同的"象"，那么谁更接近于真相呢？打开

我们平时说的"日出而作，日入而息""负阴抱阳，面南背北"等，都是根据阴阳天地的变化制定出来的。

真相是发自内心的一种唯心的判断，是客观存在的。

肺看看，这是现代科学的研究方法。

所以很多人说，你们中医不科学，应该有证据，我说不管有没有证据，最后都要落实到做出判断的那个人的素质上。为什么我们照了张 X 光片，县医院里的医生没看出真相，拿到省城医院也没看出真相，最后拿到北京去看，终于找到真相了？因为读片子的人的水平决定了谁更接近于真相。

在古代，医疗科技没有现代发达，大夫能看到的客观证据很少，但是如果大夫的素质过硬的话，他照样能接近真相，接近自然。如今，我们可借助的各种设备、器械都非常先进，然而人的素质却下降了，结果，尽管你能获得很多证据，却依然无法找到真相。

有句话叫"相由心生"，一个人是否心地善良，会在面相上有所表现。当然这并不是绝对的，钟馗相貌丑陋，但他正气浩然。这个"象"就是一种无形的、接近于真相的主观的感觉。

梁冬：那这样说"相由心生"这个词就很深刻了！

徐文兵：非常深刻，我们现在都浅薄地把它误读了。"象"是你的心神对物质、对客观世界的一种感觉。

中医讲"望而知之谓之神"，那是什么？一看你，就能得出一个接近真相的结论，这样的人是"神医"。"望而知之谓之神，闻而知之为之圣，问而知之为之工，切而知之为之巧"，就是做医生的四个级别。

那些高明的破案专家，看见一个脚印儿，即"像"，马上就能判断出这个脚印的主人是男的还是女的，身高是多少，体重是多少，等等。这是什么？

梁冬："象"。

徐文兵：真相就出来了。为什么他能得出来？

梁冬：因为他"有心"。

徐文兵：他的心神是经过多年历练出来的敏锐的感觉，这

◀ 在古代，医疗科技没有现代发达，大夫能看到的客观证据很少，但是如果大夫的素质过硬的话，他照样能接近真相，接近自然。

◀ 一个人是否心地善良，会在面相上有所表现。

◀ "象"是你的心神对物质、对客观世界的一种感觉。

叫敦敏。这个脚印可能在我们看来，就只是个脚印，连人家穿的什么鞋都不知道。

一个高明的汽车修理工一听到发动机的声音，就能判断出这个发动机是哪儿有问题了。汽车发动机的声音，大家都听得见，但普通人却无法由此判断出问题在哪儿。

一个高明的指挥家指挥几十人的乐队，谁拉错一个音，他马上就能听出来，而我们普通听众根本听不出来，就算人家拉错了十遍，我们也不知道。

所以很多人挤兑中医说："号脉能号出什么来？"我说你这个蠢货，你号不出来，别人就号不出来啊？

实际上，一位高明的中医，只要三根指头往病人手上一搭，甚至只要往病人手上悬根丝，就能掌握病人的阴阳、表里、虚实、寒热等状况，人家是真相流露在心中。

梁冬：这就叫"八纲辩证"，透过不同的表象，勾勒出一个完整的"象"。

徐文兵：象似日月，就是用自己的心去跟着日月、星辰变化走，然后保持与天地的节奏同步，也就是"天人合一"。

梁冬：我们不得不承认，地球的自转、公转，以及卫星、恒星的运转等，其实形成了一种合力。

徐文兵：这种合力会对生物形成一种影响。

梁冬：这就是为什么有的年份荔枝大获丰收，有的年份荔枝却欠收。因为它还受到万有引力的影响。所以，有些时候我觉得，牛顿在晚年时开始追求更加形而上的东西，肯定是因为他作为一个伟大的物理学家，慢慢地接近了自然。

徐文兵：他的"心"接近了自然。佛家有个挺有名的故事叫"佛头着粪"。

梁冬：什么叫"佛头着粪"呢？

徐文兵：我经常用这个故事来解释我说的"像"和"象"。

▶ 一位高明的中医，只要三根指头往病人手上一搭，甚至只要往病人手上悬根丝，就能掌握病人的阴阳、表里、虚实、寒热等状况，人家是真相流露在心中。

▶ 牛顿在晚年时开始追求更加形而上的东西，肯定是因为他作为一个伟大的物理学家，慢慢地接近了自然。

"佛头着粪"是这样的：有个人好辩论，去参观佛庙，就跟和尚聊天说："佛祖说万物皆有佛性。"和尚说："可不是嘛，佛祖是这么说的。"那个人就接着问道："那鸟有没有佛性呢？"

梁冬：理论上也应该有。

徐文兵：对啊，和尚答说："当然有啊。"那人又道："鸟儿既然有佛性，那为什么往那个佛头上拉屎呢？这不是表现得对佛不尊敬吗？"他其实就是想刁难和尚。

他的理论看似很对，大家都知道人进了佛庙或者佛寺，都怀着一种庄严、肃穆、尊敬之心参拜佛祖。

梁冬：两腿一软就拜了。

徐文兵：人有佛性，会对佛祖恭恭敬敬。既然鸟也有佛性，那为什么要在佛头上拉屎呢？如果你无法解释这个问题，那就有两种可能：一是，佛祖错了，鸟没有佛性；另外一种就是，这个佛像是泥胎木偶，根本代表不了神佛，大家却拿他当偶像崇拜了。这就是说佛庙里立的那个东西是什么？

◀ 既然鸟也有佛性，那为什么要在佛头上拉屎呢？

梁冬：是个"像"。

徐文兵：你面对那个"像"是否起庄严、肃穆、尊敬之心，这就是"象"了。不是所有人看见这个东西都会起那个心的，有些人还想毁佛、烧庙、砸庙呢！可见，你把这个庙建得再辉煌、再漂亮，也不见得就能改变人的内心。在鸟雀眼里，佛头是啥地方？

◀ 在鸟雀眼里，佛头是啥地方？

梁冬：就是一个鸟巢。

徐文兵：就是泥，安全的、没有人骚扰的泥胎木偶，一个可以随便拉屎的平台。但是那个和尚是怎么回答的呢？他说："正是因为它有佛性，它才在佛像头上拉屎，否则的话，它怎么不去老鹰头上拉屎？"那个鸟见了佛很安心，见了能吃它的老鹰便畏、惧、恐。

梁冬：恐慌。

徐文兵：正是因为它有佛性，所以才往这个安全的地方拉屎。所以大家记住，所有的客观的 X 光片、佛像并不能替代真相。面对同样一个 X 光片，不同的大夫看过，能得出不同的结论；面对同样一张 X 光片，同一个大夫十年前看和十年后看，得出的结论也不一样。谁变了？

梁冬：心在变。

徐文兵：心变了，人变了！我们经常把一些客观存在当成了主观感觉，不对！只有人的心神对物质的体会才是最接近真相的，所以大家要相信自己的心。

梁冬：正所谓书中自有黄金屋，书中自有颜如玉。《黄帝内经》里面任何一个字，都有深刻的内涵，细细读来，让人获益匪浅。

徐文兵：对，我们再说一说"大象"为什么用"象"。我去过三星堆——四川广汉的三星堆古遗址，那儿出土了很多青铜面具、祭祀用品，还有玉等文物。它最大的特点是出土了很多象牙，但四川那会儿根本没有大象，更不用说象牙了，这一点让人觉得很奇怪。

而且有立式的巫祭祀的那个像，它叫"群巫之长"，是最大的一个巫的立像。这个立像手里错开拿着一样东西，中间是空的。

梁冬：肯定丢了嘛。

徐文兵：那个东西不知道是什么，但从这个弧度表现来看，还有从祭祀坑里出土的那么多象牙来看，他拿的是象牙。

梁冬：这就问题就来了，为什么真象（相）的"象（相）"和"大象"的"象"都用"象"呢？

徐文兵：我觉得，古代认为象牙和玉一样，能够促进人的智慧的增长或者让人有敏锐的感觉，就是说以玉通神，以象牙接近真相，即以"此象"接近"彼象"。当然，这是我个人的一种观察解释。

> ▶ 我们经常把一些客观存在当成了主观感觉，不对！只有人的心神对物质的体会才是最接近真相的，所以大家要相信自己的心。

> ▶ 《黄帝内经》里面任何一个字，都有深刻的内涵，细细读来，让人获益匪浅。

7. 仰观于天文，俯察于地理

"辨列星辰"

梁冬："辨列星辰"该如何解释呢？

徐文兵：这就说到了28星宿，东方青龙、西方白虎、南方朱雀、北方玄武，根源从哪儿来？源于古人对天象的观测。就是说以我们为中心来看，总是有这四组，一共包括28小组的星星在围绕着我们转，东方的这个星（座）的形状看起来就像是一条龙。

俗语说"二月二，龙抬头"，什么叫"龙抬头"？就是二月二正赶上开春接近惊蛰的这个节气，东方的这个星宿也就是青龙星，它的"龙角"刚刚露出地平线，就好像这个龙要抬起头来，由此中国人就说"二月二龙抬头"。

◉ 什么叫"龙抬头"？

你看，我们的日常生活自然而然地就跟天文接合在了一块儿。据说后来来了一个西方的传教士，他跟中国人讲天文地理，却发现中国的一个农村孩子都懂这些，他就觉得很奇怪，惊叹中国古代的智慧、文明太发达了。东方是一个龙形的星象，南方是一个鸟形的叫"朱雀"的星，西方是白虎星，北方有两组，分为龟、蛇，所以叫"玄武"，这就是我们讲的"辨列星辰"。

◉ 我们的日常生活自然而然地就跟天文接合在了一块儿。

中国人不仅认识到日月变化会对人有影响，而且还意识到了更大范围内天体运行的变化对人的影响。《黄帝内经》里就有专门的几章讲"五运六气"，讲的就是运气的变化。按照天干和地支的排列，不同的年有不同的六淫。"六淫"指风、寒、暑、湿、燥、火，"五运"是指木、火、土、金、水的变化。

◉ 中国人不仅认识到日月变化会对人有影响，而且还意识到了更大范围内天体运行的变化对人的影响。

比如，2009年（己丑年），就是一个湿气太重的年。这些理论从哪儿来的？是贤人将真人、至人、圣人对自己的教海都记载了下来。

梁冬：太惭愧了。

徐文兵：古人仰观于天文，俯察于地理。抬头一看，"臣夜观天象，有克星侵犯紫微斗座""今天晚上有个刺客要进来"等，他把这种天象的变化和人间的变化合起来，形成天人合一，所以做出了这些预测。

梁冬：想起来，我觉得我们现代的一些知识分子，什么硕士研究生、博士研究生都应该很惭愧。

徐文兵：一个个都变成专家了。

梁冬：所谓的"专家"真的是丢脸、很惭愧，连古代知识分子里面级别最低的贤人的水平都达不到。"贤人"能做到的事情，我们现在有多少人能做到呢？

▶ 所谓的"专家"真的是丢脸、很惭愧，连古代知识分子里面级别最低的贤人的水平都达不到。

8. 要想活得精彩，行为和思想必须顺应节气的变化

"逆从阴阳，分别四时，将从上古合同于道，亦可使益寿而有极时"

梁冬：至人把握阴阳，圣人和于阴阳，贤人则逆从阴阳了。

徐文兵：贤人对阴阳的把握比不上真人、至人、圣人，他有时候能跟着节奏走，有时候则有些违背，这叫"逆从"。

就好像我们骑马一样，真正的高手能做到"人马合一"，那就是完全的"从"，跟随马上下起伏的节奏。如果是"逆从"，那就是说有时候还有点戗着，不是一直那么顺。

梁冬：这不是说他不想完全顺，而是因为他的能力还没有达到。

徐文兵：对，能力还没有达到完全把握的地步。我见过几个高手练功，他把一只鸟放在手上，那只鸟飞不起来。

梁冬：什么原因呢？

徐文兵：鸟飞起来时，鸟爪子要蹬一下，借个反作用力。它一蹬，他的那块被蹬的肌肉就塌下去了。

梁冬：鸟踏空了。

徐文兵：鸟一脚踩空了，只好老在他手上来回，想起飞却飞不了。高手修炼到了一定程度，感觉才会如此敏锐。我们现在很多人的感觉很迟钝，比如天冷了，有的人非得冻得不行了才知道天气变了，而那些感觉敏锐的人，甚至能感觉得到阴阳的交替。

所以先得知、才有觉，先知再觉、再自悟，这些都是不同的层次。虽然有点逆阴阳，有点遗憾，但是还不错，起码不是完

> ◀ 我见过几个高手练功，他把一只鸟放在手上，那只鸟飞不起来。什么原因呢？

> ◀ 我们现在很多人的感觉很迟钝，比如天冷了，有的人非得冻得不行了才知道天气变了，而那些感觉敏锐的人，甚至能感觉得到阴阳的交替。

全逆阴阳。

梁冬：贤人只是逆从阴阳，分别四时，大概能把时间分成四大段就行了，是吧？

▶ "分别四时"的目的是什么？

徐文兵：对！"分别四时"的目的是什么？顺应四时寒、热、温、凉等四气的不同变化，让自己的行为、思想顺应季节节气的变化，春生、夏长、秋收、冬藏。

梁冬：说起这一点，我倒是深有体会，就拿我炒股来说吧，有一年冬至日，我正在读《淮南子》，突然感觉应该把股票全部斩仓了，但一时贪心，看到好像还有一点点涨的可能，就没有及时斩仓，结果就被套住了。

徐文兵：要跟着感觉走。

梁冬：要分别四时，契合这个节奏。"从上古合同于道"是什么意思呢？

徐文兵：就是要学习，因为没有修炼到上古真人的那个境界，就要照猫画虎学着人家的样子，去呼吸精气，独立守神，慢慢儿地就能更接近于自然，接近于天道。

梁冬：那么，下一句"亦可使益寿而有极时"该怎么解？

▶ 真人"寿敝天地，无有终时"，圣人可以尽天年，活到百岁，贤人可能活不到100岁，但是他一辈子活得比较精彩，掌握了很多知识、学问，而且自己的生活节奏也和天地同步。

徐文兵：真人"寿敝天地，无有终时"，圣人可以尽天年，活到百岁，贤人可能活不到100岁，但是他一辈子活得比较精彩，掌握了很多知识、学问，而且自己的生活节奏也和天地同步，这就叫"益寿而有极时"。

9.《黄帝内经》讲的是通神的智慧

梁冬：到这里，我们的"上古天真论"就基本上讲完了。我觉得其实很有趣，如果我们要把一本《黄帝内经》讲完，估计也都八九十岁了。

徐文兵：我从小跟母亲一块学中医，做的第一件事就是替妈妈抄很多医书，而且抄的第一本就是《黄帝内经》，这件事让我获益匪浅。第一，通过抄书，我认识了很多繁体字；第二，在抄书过程中，我接触了一些《黄帝内经》的思想。

《黄帝内经》里有一个"病机十九条"，这是学中医必考的内容。它讲的是当人出现一定症状的时候，如何判断阴阳、寒热、表里属性。比如：诸病水液，澄彻清冷，皆属于寒。我印象深刻的是，当时把《内经》抄成了《肉经》，那会儿可能想吃肉，肉欲比较强。

梁冬：多写了一个"人"。

徐文兵：从那时候起，我就开始接触《黄帝内经》，真正读《黄帝内经》确实在是上大学以后。现在回过头来想想，感觉有点遗憾，当时不是像我们现在一样按着书的原样一章一节地去读，而是选读的。

梁冬：好可惜呀！

徐文兵：老师把《黄帝内经》的某些语句、段落摘下来放在一本书里，然后给这一篇起个名，比如叫《阴阳》，讲的时候就说《黄帝内经》某章说："阴阳者，天地之道也，万物之纲纪，变化之父母，生杀之本始，神明之府也。"没有了上下文，没有了那种连贯性。

◀ 如果我们要把一本《黄帝内经》讲完，估计也都八九十岁了。

◀《黄帝内经》里有一个"病机十九条"，这是学中医必考的内容。

梁冬：不能以一贯之的那股气。

徐文兵：就感觉气断了。但是那会儿学的《内经》，是讲"道"，不是讲"术"的，甚至不是讲"法"的。我们当时是中医系，培养的是医生，所以我们就觉得这跟看病好像没有多大关系，于是就好像应付考试一样把这个事放过去了，考试完了，《内经》也就忘了。到了毕业临床实践时，我就更觉得《黄帝内经》没啥用。

但是经过了人生的一些挫折、起伏、悲欢离合以后，突然有一天，我又拿起《黄帝内经》，一看，就想流眼泪。为什么？古人都跟你说了，这是怎么回事儿，该怎么应对；如果应对不好就会得什么病，你不依照着做才导致了恶果。

包括我们现在常见的癫狂、躁狂、抑郁症等，书里都有记载。《黄帝内经·灵枢》里专门有个癫狂篇，人癫的时候叫"抑郁"，狂的时候叫"躁狂"，古人分得很清楚，不像我们现在都合在一块儿说。关于癫狂的描述："癫疾始生，先不乐，头重痛，视举目赤。"书里不仅写得清清楚楚，还说了该怎么治，该用什么药，扎什么穴或者是灸什么穴。

我突然发现，自己这么多年都是捧着金饭碗在要饭。有的人可能会说，我解读的《黄帝内经》跟别人不一样，我想说，我所讲述的内容，其实是最近十年经过了很多事情以后的一种总结。

梁冬：包括临床总结。

徐文兵：我靠看病、讲课谋生，自己静静地在那儿读书的时候，突然就感觉到，《黄帝内经》原来是这么好的一本书。所以我劝大家不要着急，就按我们这个进度你反复读，反复地对照自己的生活去体会。中国人的学问是通神的学问，不是意识学问。就比如说我们听马三立的相声《逗你玩》，明明已经知道结果了，为什么还要一遍又一遍反复地听？

梁冬：玩儿的就是节奏。

徐文兵：它就是能触动你内心的那种感觉。包括我们看京剧，那些传统的京剧故事情节你都知道，可你为什么还愿意坐在那儿一腔一板、一遍一遍地反复听？因为它能调神，带给你另外一个层次上的享受。绝对不是我们现在看电影、电视所得到的那种感官刺激。感官刺激和精神享受是两回事。

曾经有个记者采访我，请我推荐一本书，我推荐的就是《黄帝内经》。有的章节你可能现在看不懂，没关系。

梁冬：不求甚解。

徐文兵：对。找你能看懂的地方看，反复看。你会突然发现，随着你的经历、阅历的增加，那些曾经看不懂的地方，你渐渐都能看懂了，原来那些貌似看懂的地方，你又会有新的理解。

为什么《黄帝内经》叫"经"？"经"是真人说的话。写《黄帝内经》这本书的人，将真人和至人的东西落实到了文字上，这些文字值得我们反复诵读。

所以等我七十多，你快七十的时候，咱俩说："谢谢各位跟我们一块儿读完了《黄帝内经》。"可能很多读者在读的过程中已经仙逝了。

梁冬：已经做真人了。

徐文兵：还好我们还活着，所以这个节奏不怕慢。

梁冬：也就是说《黄帝内经》传播的不是信息，它不是"information"。

徐文兵：绝对不是！

梁冬：而是"wisdom"，智慧！

徐文兵：对，讲的是"慧"的问题。它是改变你的内在，而不是往你脑子里输东西。我经常说："再好的东西给猪吃了，它还是头猪。"对不对？你这个内在 DNA 程序不变，你吃了再好的《黄帝内经》，人也会依然没有变化。我们现在不去修身了，都只是去增加知识了。再好的知识给这种人吃了，也产生不了好

◀ 我们看京剧，那些传统的京剧故事情节你都知道，可你为什么还愿意坐在那儿一腔一板、一遍一遍地反复听？

◀ 感官刺激和精神享受是两回事。

◀《黄帝内经》传播的不是信息，是"wisdom"，智慧！

◀ 再好的东西给猪吃了，它还是头猪。

的结果。

　　所以大家先要安心。如果能在深夜里，在这么浮躁的社会里，静静地读《黄帝内经》，那就说明你的心性还是比较"定"的。

梁冬：我也发现自己有了一些改变，不再像过去一样大声狂笑了。

徐文兵：能有这种心情去阅读，不是去卡拉OK、酒吧，不是去干别的事情，说明咱们虽不能心向往之，也确有这个悟道、尽道、求道之心。接下来就是随着自己的节奏慢慢的、一点点地走。

　　我觉得我和梁冬最可贵的地方，就是我们是自然的。比如我对《黄帝内经》的理解就是发自内心的，我不会在这儿装，不懂的地方我不装懂；懂的地方呢，我就给大家讲一点自己的体会。如果我讲错了，下次我就纠正过来。这样的心理、行为所表达的是一种真的东西，也只有这种真的、不装的东西，才能够引起人的共鸣。

▶ 如果能在深夜里，在这么浮躁的社会里，静静地读《黄帝内经》，那就说明你的心性还是比较"定"的。

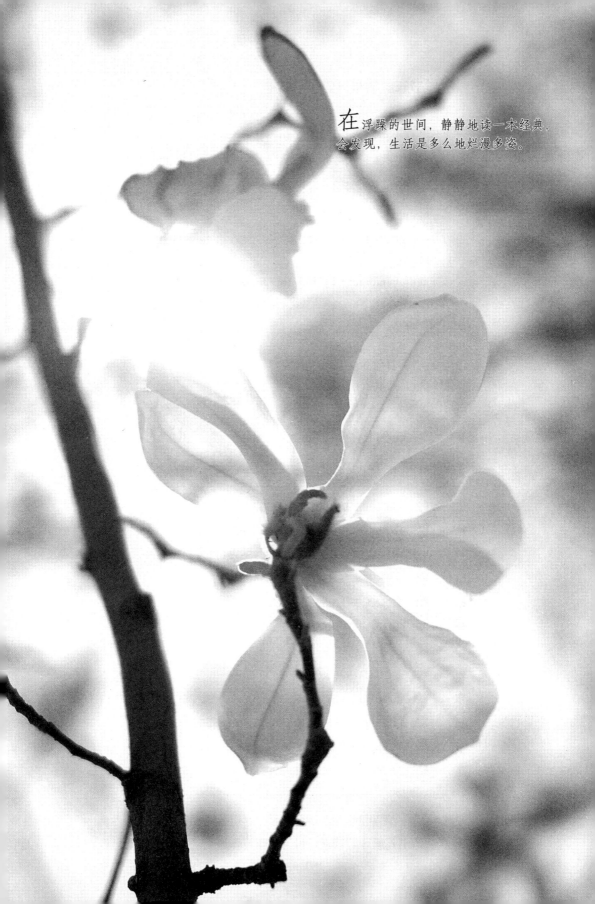

在浮躁的世间，静静地读一本经典，
会发现，生活是多么地烂漫多姿。

图书在版编目（CIP）数据

黄帝内经·上古天真 / 徐文兵，梁冬著 . -- 南昌：江西科学技术出版社，2013.6（2022.6 重印）

ISBN 978-7-5390-4786-7

Ⅰ . ①黄… Ⅱ . ①徐… ②梁… Ⅲ . ①《内经》- 研究 Ⅳ . ① R221

中国版本图书馆 CIP 数据核字 (2013) 第 140875 号

国际互联网（Internet）地址：http://www.jxkjcbs.com

选题序号：ZK2012095　　图书代码：D13032-123

丛书主编 / 黄利　　监制 / 万夏
项目策划 / 设计制作 /　紫图图书 ZITO®
责任编辑 / 魏栋伟
特约编辑 / 马松　蒋珏
营销支持 / 曹莉丽

黄帝内经·上古天真　　　　　　　　徐文兵 梁冬 / 著

出版发行	江西科学技术出版社	
社　　址	南昌市蓼洲街 2 号附 1 号　邮编 330009	
	电话：(0791) 86623491　86639342（传真）	
印　　刷	天津中印联印务有限公司	
经　　销	各地新华书店	
开　　本	787 毫米 ×1092 毫米　1/16	
印　　张	23.5	
印　　数	192001-198000 册	
字　　数	200 千字	
版　　次	2013 年 8 月第 1 版 2022 年 6 月第 23 次印刷	
书　　号	ISBN 978-7-5390-4786-7	
定　　价	56.00 元